THE INVENTION OF SURGERY〔上〕

手術的發明

從對身體蒙昧無知到人體解剖，從細菌理論到抗生素，
從忍痛到麻醉，從救急到常規手術，一段為現代醫學鋪路的歷史

A HISTORY OF MODERN MEDICINE：
FROM THE RENAISSANCE TO THE
IMPLANT REVOLUTION

DAVID SCHNEIDER, MD
大衛・史耐德 醫學博士 ———著　黃馨弘 ———譯

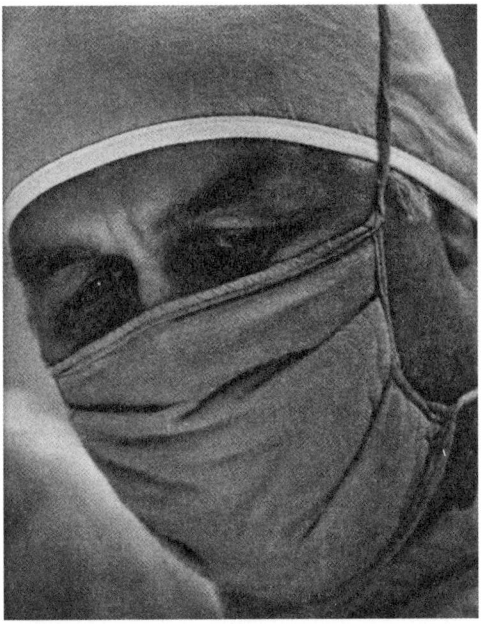

獻給我的父親，獸醫師 J. E. 史耐德

1932—2007

目次

導讀

從蒙昧無知到引領進步的外科手術史

皮國立（中央大學歷史研究所副教授兼所長）

捧讀本書，是新奇且令人眼界一開的體驗。遠古時期，人們茹毛飲血，與自然野獸搏鬥，和部落敵人纏鬥，各種外傷、骨折絕對是人類歷史最悠久的疾病。但在東西方醫療史的發展中，外科似乎都不太受到重視。在中國醫療史的研究中，外科史是長期被忽略的領域，直到近幾年才受到研究者的關注，* 而明清以降的外科醫者，地位更是低下。** 而在西方醫學史中，外科技術在文藝復興以前，同樣未受重視，從事這門技術的人員常常是理髮匠、屠夫之流，與我們今天的認知可謂天差地別。

* 李建民，《華佗隱藏的手術——外科的中國醫學史》（臺北：東大圖書公司，二〇一一）。以及李建民，《近世中醫外科「反常」手術之謎》（臺北：三民書局，二〇一八）。

** 皮國立，〈現代中醫外、傷科的知識轉型——以醫籍和報刊為主的分析（一九一二～一九四九）〉，《故宮學術季刊》36.4(2019)，頁六一～一二〇。另一個有趣的案例是 Yi-Li Wu, "A Trauma Doctor's Practice in Nineteenth-century China: The Medical Cases of Hu Tingguang," *Social History of Medicine* 30.2(2017.05), pp. 299-322.

大衛．史耐德醫學博士（David Schneider, MD）寫的這本書，以西方外科史為主，提綱挈領地梳理從古代到現今外科醫師所面臨的各種挑戰與困境，並分析科學家如何一一突破困境，勇於接受挑戰並獲致成功的因素，讀起來頗讓人有豁然開朗之感。當然，這本書還是有其論述上的重點，細部來說，本書更偏重於十五世紀之後，而大約有一半的篇幅著重在十九世紀之後的發展，且當中更偏重現代世界外科技術之突破。

著名史家羅家倫（一八九七～一九六九）指出：「人事間相互的推動和影響，也和自然界受到動力的支配一樣，越近的力量越大。用一個粗率的比方來說，好像水中抛了一個石子，最近的圈子所受的推動最大，越遠的越淡下去了」「要知道人類或民族過去的來歷和演進、現在的地位和環境，以及他將來的生存和發展，都非研究他近代的歷史不可。」[*]故我認為本書著重近代西方世界的寫作策略，無疑是具新穎性且更為重要的，更何況市面上已有許多西方醫學史或外科史的各種專著或科普著作出版，若再寫一本一模一樣的著作，實在無甚新義。相反地，本書作者本身就是一位經驗豐富的外科醫師，所以對手術過程的描述、專有名詞的掌握，都具有很高的專業度。更重要的是，他以慧眼獨具的專業觀察，發現我們正處在一場歷史變局與革命當中，準確來說，這份創新就是植入物，甚至稱為永久植入物，乃由塑膠、金屬、有機、生物和電子材料製成。

我是一位歷史學者，醫學技術的實際，我並無能力評論。不過，就史學選題而言，這本書是非常有特色的，即使市面上已有不少醫學史著作可供閱讀，但過去對於書寫醫學工程、醫學材料發展史的專書，在臺灣出版界較受忽略，從這一點來看，出版社獨具慧眼地翻譯出版這本書，可以說補充了目前西方醫學史讀物的不足，也提供了國內對醫學工程和生物科技有興趣的讀者，一本極佳的參考讀物。

並且，作者對於歷史關鍵變遷因素之分析也毫不含糊，例如書內對近世西方文明的描述，提到人類對自己的瞭解，透過新發明的玻璃和鏡子的誕生，混雜著地理大發現前後地圖上所呈現的世界觀，不斷複雜化人類的思想，最終使得科學家超越了過往的視界。在這些歷史變遷中的科學或醫學家，例如他對維薩里的描述提到：「外科手術通常是由那些喜歡動手敲敲打打、個性有些奇怪孤獨的天才，以及能帶給人啟發和頑固不群的人所打造的。」非常傳神。不過他能走出自己的路，靠的絕不是只有孤高的奇才，而是還有那個時代思想的解放、人文主義的躍升，還有印刷術的進步和藝術繪圖能力，都使得新的解剖學知識得以廣泛傳播，而且較過往更加迅速，那些手繪圖像可以不斷被複製，顛覆了人們對身體的認識與想像。

作者揭示了西方科學革命的基本精神，不是循規蹈矩，最後考試考第　名。其精神就好比是一種「數學家對哲學家的權威做出成功的反抗，也同時反抗了神學家的權威」。這些新時代的引領者，必須具備豐富的想像力、勇氣、實證精神、挑戰權威的勇氣，打破常規，才能達到創新。讀者細讀此書，當能體會其中深意。

作者雖具有外科醫師背景，但書中並非只專注於外科史的本身而已，作者為讀者貼心的梳理大時代的背景，例如文藝復興、大航海時代和科學革命等史事，以及當中重要的科學家，包

---

* 羅家倫，〈研究中國近代史的意義和方法〉，《羅家倫先生文存》（臺北：國史館，一九七六）二卷，頁五一。

括我們耳熟能詳的伽利略、培根、牛頓等人，這些論述都顯示了現代醫學和科學是並肩同行的，不可能「科學」發展還處在蒙昧時代，而「醫學」就能獨自綻放耀眼光芒。而探究成功與創新的因素，也正是歷史的一大功用，本書提供了西方科學史的脈絡，讓讀者不致陷入只有外科的醫學史當中；在專題論述時，又能兼顧大的時代背景，誘發讀者思考改變與創新的因素，實為難能可貴。

書的後半段，著重論述的是各種醫療器材進步的歷史，並論述了醫療植入物的各種樣態，包括關節置換、放置心臟支架，內視鏡手術和更換心臟瓣膜等植入物手術，約莫到了二十世紀中期以後，它們才逐步發展成為一種穩定的醫療技術，作者稱為「植入物革命」。有趣的是，作者從臨床醫師的視角，毫不避諱地談述這些發明背後所衍生的問題。一個顯而易見的危險就是「故障」，它比任何電子或機械商品故障都要來得恐怖且致命，包括在體內心臟節律器的電池故障或電線斷裂，想到就讓人覺得不寒而慄。如果植入物未正確消毒，患者可能會死於感染，就算零件只是出現小問題，被植入之金屬零件周圍的組織將會發炎、腫脹，最終導致關節周圍的肌肉、肌腱、韌帶或骨骼受到破壞，那種疼痛和破壞力，恐怕還不如當初選擇不要放入植入物吧？個人的閱讀感覺是，明明還未確定安全，怎麼這些故事中充滿了災難性的故障？這可能是醫療史上常見的兩難，新科技往往充滿誘惑又存在危機，大凡顛覆了現狀，自然就不可能毫無爭議。那麼，如何進行風險評估和怎麼收拾善後？就需要先進的醫學專家或醫療政策管理者多加思量。這當中最麻煩的事，恐怕是每位醫師都有其專科之專業知識，但醫療、生物醫材則完全是另一門專業，醫師對醫材的理解和評估，恐怕除了看學術期刊、報告外，大部分可能仰賴醫材業者提供的資料。真實情況如何、誰來評估風險和後續的問題？病患有無被充分告知風險？這些複雜的問題，恐怕每天都在大型醫療院所內上演。

作者對上述這些複雜問題之分析，已超越一般醫療史著作的論述，而引領讀者思索更多現代醫學的實際面向。對照作者所言，在一八六五年之前，任何生病的人，即便是自己一人孤單地待著，都比被醫師「照顧」要來的好，顯見醫者很多時候在面對疾病時的無力感。一百多年後的問題，卻是我們付不起昂貴的醫療器材費用，由於現代醫療保險和醫療器材之批准、審核和補助，往往耗費龐大的資金，現代醫療的一大特色就是非常昂貴，因為更先進且安全的植入物、藥物都非常昂貴，這有時已非科學發展的本體，而是牽涉到複雜的社會、經濟和法律等層面的問題，本書也都有觸及，並誠實看待醫療器材政策的各種缺點。例如，作者點出了美國在植入物登記方面的缺失，以及一些醫療器材製造商間的祕辛，可讓讀者更進入現代醫療的情境當中，值得一讀。凡走過顛簸的道路，必留下可貴的經驗，或許在閱讀歷史後，能更加吸取各式經驗之教訓，從本書中學習到歐美國家怎麼應對這些棘手的問題。

本書還能以醫師的視角，於行文中夾敘夾議，時而抒發自己的感想，時而分享自身或醫界的大小故事，所以讀來頗感趣味盎然，深具臨場感。歷史的有趣之處就在於，若以牛頓為例，今日讀者可以看到牛頓誕生之前時代之蒙昧、牛頓時代的發現與突破，以及現代，那牛頓所不知道的世界，而讀者們竟然就在這場醫學革命之中，穿越古今，讓想像力馳騁，豈不正是讀科技史、醫療史之趣味，願讀者也能享受這種傲世古今的暢快。本書提供了醫藥從業者一本充實人文素養與歷史基礎知識的媒介，也符合一般大眾歷史的閱讀興趣與需求，那對於外科手術既害怕又感到好奇的讀者來說，本書絕對是一本饒富趣味又不失學術價值的著作。

推薦文

宏觀的歷史，精彩的故事

蘇上豪（心臟外科醫師，金鼎獎得獎作家）

讀大衛．史耐德醫師所寫的《手術的發明》一書，雖然剛開始覺得有些吃力，但讀著讀著，就被書中精彩的內容所吸引而不能自拔。

在還沒有介紹這本書之前，讓我先分享一個小故事。

兩性在避孕使用的方法，不管是侵入性或非侵入性，女性始終佔著比較吃重的角色，尤其是在一九六〇年代，美國生物學家格雷戈里．平卡斯（Gregory Princus）發明避孕藥丸之後，便成為避孕方法的主力。

或許有人會問，難道沒有所謂的男性避孕丸嗎？其實在女性避孕丸問世之前，就有一款神奇的男性避孕藥物出現，可惜一件意外壞了它的好事，或許應該說救了日後可能服用此藥物的男人們。

一九五〇年代，美國的生化學家利用老鼠當成實驗動物，想要研究出一款對付寄生蟲的藥物，結果合成了代號 WIN-18446 的化合物。不幸的是，它無法達到應有的治療效果，但觀察這些實驗組的老鼠族群時，科學家發現了滿有趣的事情，就是服用 WIN-18446 的雄鼠，沒有一隻可以讓雌鼠懷孕。

雌鼠的解剖看起來正常，但實驗室人員發現雄鼠身上的精子數目明顯下降，甚至停止製造。不過停止 WIN-18446 的使用，它們的精蟲數目又會恢復正常。

由於當時對藥物實驗的規範相當粗糙，於是 WIN-18446 的研究團隊找上俄勒岡州的監獄，利用那裡的數十名男性囚犯成為研究對象，結果在十二週的時間裡，發現這些男性精蟲數目下降，但身體並沒有什麼不好的副作用。尤其讓他們感到興奮的是，停藥後沒多久，其精蟲的數量能迅速恢復正常。

一切看起來是那麼美好，可惜某位囚犯在服用 WIN-18446 的期間，竟然利用關係偷渡了一瓶威士忌到監獄內飲用，結果在喝酒的當天晚上就出現問題，不只噁心、嘔吐、不停冒冷汗，整個人還神智慢慢不清，送醫發現是藥物中毒的現象。

後來實驗室人員發現，造成這位囚犯身體不適的原因，竟是 WIN-18446 會抑制體內乙醛脫氫酶（ALDH）的作用，讓喝進身體的酒精無法轉變成無害的乙酸，反而變成有毒的乙醛，輕者造成宿醉，重則可能致命，於是一個原本是男性避孕丸的明日之星就此隕落。

或許讀者會問，那就在藥盒上注明服用「此藥不能飲酒或食用含酒精相關食品」的警語不就好了嗎？其實沒有那麼簡單，除了當時的法令沒有這種規定之外，另一個重要的原因是在繁衍後代的過程中，男性的角色並沒有負擔懷孕生子的重要性；換言之，衡量其危險，男性服用藥物與否的風險本益比過大，只是為了讓男性的精蟲數目減少而有致命風險，這樣說不過去。

女性就不同了。因為懷孕在一九六〇年代還算是有風險的過程，如果沒有避孕的措施而懷孕，女性可能會有妊娠毒血、難產等危險存在，因此使用避孕丸避孕，藥物與懷孕的風險本益比是在可接受的範圍。即便是現在，女性避孕丸還是有一定的使用空間。

故事講到這邊，對於喜歡醫療史的人一定覺得讀起來比較舒服，但如果把男女性避孕藥發展史的時空背景加進來，想必又是另外一番不同的景象。因為在一九六〇年代，女權運動方興未艾，女權倡議的人士希望女性對自己的子宮有主導權，所以即便有那麼多副作用，女性避孕丸的推行並沒有遇到女性朋友非常大的阻力；另外，一九六四年醫界同時發表了「赫爾辛基宣言」，特別強調醫療行為對於病人要秉持「知情同意（Informed Consent）」和「不傷害（Do No Harm）」原則，所以男女性避孕丸發展的分野就此產生。

對於歷史事件的書寫，剛剛男性避孕藥的故事叫做「微觀」的歷史寫法，若我把女權運動及赫爾辛基宣言的發展故事也鉅細靡遺地加進裡面，那就等於是「宏觀」的歷史著作，史耐德醫師寫的這本書就是屬於後者。

例如在書中談到哈維的「心血運動論」時，史耐德也旁徵博引了當時的很多故事，像是笛卡爾的哲學觀，以及英國國王亨利八世整合了理髮師與外科師公會的作為，當然還有那個惡名昭彰的杭特醫生如何與盜墓人勾結，得到新鮮的大體來解剖；講到外科麻醉發展時，他更揭密一些當時赫赫有名的醫師，為了替病人麻醉以身試藥，結果最後變成吸食古柯鹼大毒蟲，至於是誰？那就請您買本書來閱讀吧！

所以在閱讀本書時，麻煩不要有閱讀一般醫療史的概念，想輕輕鬆鬆藉由一個故事來瞭解醫學發展的脈絡，因為史耐德醫生宏觀的歷史寫法，會讓你變成像是在看一部電影，而不是在看卡通——喜歡歷史故事的讀者們，期待你們在書裡找到和我一樣的樂趣！

作者序

「史耐德醫師，我是凱倫．蘭伯特，我從伯利茲打電話來。幾年前你曾經為我的肩膀開過刀，而現在我遇到了一個可怕的緊急情況。」電話的那一頭劈啪作響，傳來某個東西裂開的聲音，聽起來像是中美洲一帶。「我和我先生正參加一個生態之旅。大約兩天前，我們在一個滑索公園裡玩，但他的安全帶突然壞了，直接從二十英尺高的地方摔了下來。他的手肘當場脫臼，斷裂的骨頭甚至從他的手臂刺了出來。」

凱倫繼續解釋她的丈夫馬克如何被送進附近城鎮的一家小醫院，但是他入院後四十八小時，她還是無法見他一面。當地醫師已經試著將手肘復位（把關節和斷掉的骨頭對正），但卻沒有進行任何手術。她近乎發狂地求我們將她的丈夫從簡陋的醫務室中救出來，並把他轉送到美國就醫。

第二天，我和我的團隊迅速組織了行動，與當地一家空中救護公司合作，用一架配備護理師的私人飛機，將他加速運往丹佛。並備好一輛救護車在丹佛國際機場與他們會合，直接把他送到我的一級創傷中心，準備在淩晨兩點進行緊急手術。

一整天下來，我都在為最壞的狀況做準備。我很怕已經出現致命的感染，甚至很有可能保不住他的手臂。一切順利的話，我希望我們能盡量減少他後半生殘障的可能，並盡可能保留手臂的功能。當我在術前等候區見到馬克和凱倫時，他們看起來都非常疲憊，面無表情。馬克躺在手術室的推床上，全身穿著白色的手術衣；凱倫仍然穿著印有旅遊公司標誌的T恤、卡其短褲和野外用涼鞋。就在我剛要給他們「曉以大義」，告訴他我會盡最大努力救他的手臂時，馬克像個疲憊的旅客，抬頭看著我，對著我說：

「我很希望今年夏天還能打壘球，所以請不要留下任何傷疤。」

我當場傻眼。我試著重新站好，心裡盤算著有必要好好告知馬克，他現在所面臨的嚴重困境。但我就是說不出口。他把凱倫成功、穩定的肩關節重建手術和他目前的處境混為一談。我說，僅僅一百年前，「開放性骨折」都還有將近八〇%的死亡率，我還試著告訴他，負責固定手肘的韌帶、肌腱和肌肉有多複雜，以及搞定殘破不堪的外傷傷口，有多具挑戰。可惜一點用也沒有。雖然我喜歡馬克這麼樂觀，但我很擔心他並沒有意識到會出現嚴重併發症的可能性，也還不知道他的手臂絕對不會跟以前一模一樣了。

結果奇跡發生，他的手術進行得極為順利。他不但沒有死、沒有失去手臂，甚至（不知為什麼）手臂保留了完整的功能、也沒有留下任何殘疾。事實上，他的疤痕甚至不是很明顯。

在他最後一次的回診（就正好在他要去打壘球比賽前），我們回憶起當時他的狀況有多麼危急，並評估了他最終的預後。這是我最後一次試著告訴他，他其實很有可能會失去手臂，甚至非常有可能在當時就因為這次受傷而死。可是馬克是一名航空工程師（這在科羅拉多州博爾德市很常見），雖然他很聰明，但對現代手術完全不瞭解。好啦，就算是外科醫師，其實也對現代手術並不完全瞭解。所以當我和他一起回想他的狀況，並假設如果在七十五年前發生類似的狀況時會變得如何，馬克非常訝異。現在很常見的骨板、骨內固定螺絲，甚至是抗生素在二戰之前都還沒有發明。

就在沒多久前，甚至幾乎沒人相信細菌的存在。雖然十九世紀中葉，已經發現了第一批的麻醉藥物，但進行手術仍然是件極其危險的事情。直到有幾位醫師和科學家證明，這些四處棲息在我們世界、近乎隱形的微小生物是感染的原因，情況才有所改變。這些知識雖然引發了醫學和外科龐大的變革，但你一定很難想像，這些知識第一個令人振奮的勝利，居然是外科醫師終於被說服要記得在手術前洗手。

從接受細菌理論到發展出抗生素，中間度過了相當艱難的七十年。在這段期間，手術雖然慢慢有所進步，但以現代的標準，還是處處受限且毫無效率。直到一系列相關的發明，例如發展聚合物、電晶體、現代合金和抗生素等技術，以及制訂個人保險和聯邦醫療保險*，才使現代手術具有現在的規模。

而關節置換、放置心臟支架，內視鏡手術和神經外科分流術等植入物手術，約莫到了近五十年才成為可能。僅僅一個世紀前，都還無法想像，現在全世界每年有將近數百萬的植入物，被用在人體上。這是結合了科學、藝術、狂妄、想像力、瘋狂、勇敢和耐心的事情，可謂「植

---

* 譯注：Medicare，為美國聯邦資助提供的健康保險方案，主要為六十五歲以上的退休人士及身體健康有問題或傷殘人士而設。Medicare 也俗稱「老人醫療保險」或「退休醫療保險」）

入物革命」。

現在，市面上已經出版了很多關於手術的百科全書與外科醫師的傳記。卻只有少數幾本書，真的將這些讓世界變得更加現代化的異數與先驅者，重現在我們的面前。我們缺少了一個能將他們串起來的故事，將他們的生命相互交織，並試圖解釋「我們究竟是如何走到現在的」。

在這本書中，我想要講的故事與外科手術的起源有關。在現代史學中，人們開始意識到，真的沒有「孤高的天才」，也幾乎沒有大喊「我知道了！」的時刻。至少在外科手術的領域中，根本不是這樣的。更多的是，這些領域專家在他們的天分被低估時，比我們看得更遠，並勇於挑戰現狀。最終，比其他任何領域都更加改善了人類的命運。以下，便是他們的故事。

前言

生命短暫，醫術恆久；危機毫不停留，經驗不足為靠，決策更是難如登天。身為醫者，不該僅為己之利，也應該為患者、其他醫護與外務人員謀福。

——希波克拉底，格言，第一節

事實是，一個比多數人更瞭解某件事情的人，不管是他的性格或是早期訓練，都必須遠遠超越其他的人。

——蓋倫，《論自然力》[1]

身為一個手外科的新進住院醫師，我多半是待在急性病房和急診室照顧患者，比較少待在手術室。今年夏天非常忙碌，我們收了好幾個「接斷指」（在工廠、鋸木廠或是後院放煙火等意外受傷後，重新將斷指接起）的患者。這些患者被緊急用空運或救護車，從各地送到我們的創傷中心，希望我們能救救他們的手。

就在兩天前，一個年輕的艾美許*男孩在穀倉發生意外，失去了三根手指。這孩子名叫加布里埃爾，今年已經五歲，但還不會說英文：這對於一個在賓州中部、完整保留舊時代簡約生活的封閉社區中十分典型。不止這孩子，他家裡根本就沒有人能與我們好好溝通。我以前也治療過幾位艾美許人和「舊秩序門諾派」的患者，他們都能說上一口流利的現代英文。不過還是有一些艾美許人，並沒有遠離他們一口「低地德語」的方言。

而我今天早上的主要工作，就是要更換加布里埃爾手指上的水蛭。對，你沒看錯，是「水蛭」。雖然這聽起來非常的「中世紀」，但在現代醫學中，水蛭還是佔有一席之地。一旦手部外科醫師完成重新連接手指的艱鉅挑戰（這包含重新對接並固定指骨、縫合撕裂的韌帶、在顯微鏡下接上神經和血管、持續監測動靜脈內的血液有沒有順利地重新流動，以及檢查手指有沒有恢復正常），水蛭就因為牠們能夠分泌水蛭素的特殊能力而為人所用。水蛭素是種天然抗凝血劑，由水蛭的唾液腺分泌，方便牠們更容易吸血。將醫用水蛭附在手指上，可緩解手指的血腫，進而增加手指復原機率。水蛭吸血後會漲大，漲大到極限後，就必須把牠們換成其他飢渴的血蛭，繼續讓牠們吃到飽，好治療腫脹的手指。

當我走進加布里埃爾的房間時，一陣暖爐裡的熱空氣撲面而來，空氣中瀰漫著穀倉中才有的糞便味。為了讓他的手指保持血管擴張，我們將病房的溫度設定在攝氏三十五度。房裡大概有快二十個人，全都是艾美許人；男人們留著標誌般、像林肯一樣的鬍鬚，穿著黑色羊毛長褲、吊帶和白襯衫。女性家屬則千篇一律戴著軟帽，身著遮到腳踝的海軍藍連衣裙。我突然想到，多數艾美許人每週只洗一次澡，厚羊毛的深色衣服、賓州又悶又熱的夏日氣候，加上他們都在農場工作，即便像我這樣一個大型動物獸醫的兒子，也覺得整個房間臭烘烘的。

我帶著一罐全新的水蛭出現，整罐都是瘦小、黑漆漆的蟲狀生物。我靠在勇敢的加布里埃爾身上，他的手上裹了一團比拳擊手套大上三倍的紗布。當我慢慢剝開一層層的白色紗布，我身邊目睹這一切的家屬也靠得越來越近。我似乎是唯一一個在宛如烤箱的七六五房裡全身冒汗的人。鬆開最後一層紗布後，我們所有人都看到了三隻肥大的水蛭，每一隻剛好附在一隻手指上。這些吃飽的水蛭渾身呈深紅色與印度墨黑色，一動也不動，就像吸血吸太多醉倒了一般，看起來就像隨時要爆炸的樣子。我開始輕扯下第一隻寄生蟲，但牠完全不配合。我可以感受到有一波期待掃過身後人群，現在有快二十張臉離我僅有咫尺之遙，一股混合家畜、糖蜜、玉米肉餅與醃製品的氣味向我襲來。我快吐了。

稍微用點力氣，我終於把這小吸血鬼從手指上拔了下來，身後的觀眾邊欣賞邊發出「好欸」的聲音。我又重複兩次類似的動作，他手指上被咬住的地方有點滲血。然後我把手伸進小罐裡，一次一隻，抓出一團沾滿黏液的生物，拖到他的手指上。小生物在稍稍扭動後，就會把自己固定在手指上，緊緊將自己和手指連在一起。加布里埃爾全程沒有任何動作，結束後，我們再次看了彼此一眼。除了簡單的問候外，我們什麼話都沒說。但此時此刻，我們共同經歷了幾千年來的醫學傳統——「放血的藝術」。雖然在美國我們已經不再幫患者放血，但世界上還是有很

* 譯注：艾美許（Amish），為基督新教重洗派門諾會的一個分支，艾美許人拒絕汽車及電力等現代設施，主要聚集在美國賓州，過著簡樸的傳統生活。

多地方所採取的放血方式，甚至可以追溯到兩千五百年前，也就是「醫學」這門藝術剛誕生的時刻。僅僅在一百年前，醫學先祖們做夢可能都沒想到，我們現在可以重新接回手指。但他們對於我們利用水蛭將「壞血」吸出來的概念，肯定深深著迷。

＊ ＊ ＊

塞納河左岸、位於巴黎迷宮一般的拉丁區，有數十座與索邦*有關的建築，其中包含巴黎第五大學。這所大學最大的建築位於梅德辛河畔，是一座十七世紀的柱廊式建築，內有迷人的醫學博物館和圖書館。進到建築物內，就在大廳盡頭，矗立著一個真人大小的石像——一位頭戴面紗的女性從她的臉龐和上半身，輕輕舉起裹身的衣物，露出平靜的面容和裸露的乳房。雕塑的標題是「自然透過科學來揭露」（*La Nature se dévoilant à la science*，英文為 *Nature is revealed through science*）。

在這偉大的學習之地，這座紀念碑恰如其分地捕捉到文藝復興和科學革命的精髓，就如同人類揭露了自然的獨特之美上所覆蓋的不透明面紗。自古希臘的哲學和藝術革命以來已過了好幾個世紀，隨著學習的曙光打破中世紀的黑暗，一種開明的好奇心席捲了整個歐洲。就如同我們的時代一樣，十五世紀是個重新探索、創新，以及通過新科技再造傳播技術的時代。[2] 當時達文西、哥倫布和古騰堡這些人物顛覆了現狀，一如賈伯斯、馬斯克、多爾西**和祖伯格在過去幾十年裡所做的一樣，自然不可能完全毫無爭議。

文藝復興時期是回溯現代醫學起源的大好時機，部分原因在於自希波克拉底時代到十五世紀，醫學都沒什麼變化。儘管西方世界正從千百年來的沉睡中甦醒，但此時「看醫生」仍然沒有太多意義，即使是找到最聰明的醫師，也有極大的風險。正如伍頓（David Wootton）在《惡質醫學》（*Bad Medicine*）中所說，在一八六五年之前，任何生病的人，即便是自己一人孤單地待著，都比被醫師「照顧」要來的好。

所以近兩千年來，西方醫學的兩大支柱——希波克拉底和蓋倫——用他們的哲學思想，能為世間男女做出的貢獻實在有限。可想而知，他們對外科手術也幾乎沒有做出任何貢獻。不過，認識這些醫學之父還是相當重要的——儘管他們只像奧茲大法師，在簾後拉動桿子控制一切——畢竟他們的理論幾乎影響過去兩千年的每位西醫師，所以瞭解這些還是很重要。

我寫這本書最重要的任務，在於探索人們如何理解身體運作、疾病發生的原理，以及二十一世紀的外科醫師近乎神奇地復甦、重建甚至重新想像了「人類是什麼」。我只會花極少的篇幅，提到上古時代的亞洲醫學以及原始部落中口耳相傳的治療方式。雖然古代的巫師可能有令人驚奇的觀點，但這些難解而與知識無關的觀點，並非本書重點。導致現代化外科手術誕生——從建立「科學」這門學問，到發現細胞、細菌、現代化材料與術後的研究等——本質上的突破，才是本書的主旨。

* 譯注：索邦（Sorbonne），為法國頂尖研究型大學，許多著名學者與公眾人物曾於此校就讀。
** 譯注：多爾西（Jack Patrick Dorsey），美國軟體工程師與科技創業者，是 Twitter、Square 的創始人與執行長。

格林布拉特（Stephen Greenblatt）在他的迷人的著作《大轉向》（*The Swerve*）中，提到了史詩詩人盧克萊修斯（Lucretius）一首近乎神話的詩〈物性論〉。這首詩因其洞察力和藝術性而廣為人知，但卻失傳於古代，中世紀從沒有人讀過，只有關於這首詩的偉大故事留了下來，就像羅德島的傳說或巴比倫的空中花園一樣。就在消失一千五百年後，這首詩最終在一四一七年於德國南部的一座修道院，被一位義大利抄寫員和圖書獵人波吉歐（Poggio Bracciolini）發現。

波吉歐在修道院裡待了三週，從古代莎草紙上抄下了七千四百行拉丁文，並帶著他的寶藏回到羅馬。幾十年內，古騰堡發明了印刷機，於是盧克萊修斯的詩集很快被印了出來，分送到整個西方世界。〈物性論〉的發現，讓整個世界走向現代化，它「使世界遠離了充滿天使、惡魔和非物質的因果，轉而專注在現世的物質上；瞭解到人類和世間都是由相同事物所組成，是自然秩序的一部分；讓人願意勇敢地進行實驗，而不怕被上帝忌妒，冒犯到祂所守護的祕密……開始合理地追求快樂並避免痛苦……在現實世界中追尋就已足夠。」[3] 雖然要找到文藝復興時期所有的緣由還有得拚，但這首詩提及的前所未見的內容，肯定有助於世界「轉向」現代化。

為什麼這首詩會如此激進？首先，盧克萊修斯聲稱一切都是由看不見的粒子所組成。他更進一步假設這些粒子都是永恆的（這也將是化學之父拉瓦節〔Antoine Lavoisier〕的基本主張）。哈佛大學哲學家桑塔亞那（George Santayana）認為這是「人類有史以來最偉大的思想」。[4] 此外，這位詩人還告訴我們，人類並非獨一無二的存在，你我都為了生存在進行極為原始的奮鬥；來世並不存在，宗教是殘酷的，而人生最重要的目的是增加幸福並減少痛苦。這在當時是非常激進的言論。當這些斬釘截鐵的主張在中世紀末再次出現，每個人都能理解為何這些詩如此反傳統。如同福樓拜（Gustave Flaubert）所說：「當上帝不再存在，而基督尚未到來之前；介於西塞羅和奧理略（Marcus Aurelius）之間，歷史上有個非常特別的時刻，在那時候，人類只能仰賴自己。」[5] 這段時間的思考，將有助於將占星術轉變為天文學、煉金術轉化為化學，並最終使亞里斯多德的宇宙觀轉變為牛頓的物理學。

希波克拉底的一生和三位偉大的哲學家並行，他比蘇格拉底晚十年出生、幾乎完整度過柏拉圖的時代，與亞里斯多德的人生重疊了十四年。希波克拉底不僅是位醫師，還是著名的作家、文化的支柱、希臘的愛國者和道德學家。「希波克拉底集」共六十件作品，多半來自他與其追隨者（雖然根據某些評估，一半以上不是他們所寫），囊括一些寫了超過一到兩世紀的作品。布拉克（John Block）總結道：「希波克拉底首先給醫師獨立的地位，將醫師與占星者區分開來。希波克拉底將醫療人員定義在醫學領域。」[6] 這些早期的「治癒者」，同時也是哲學家。亞里斯多德說：「研究健康和疾病的原理，也是哲學家的任務。」這也和人們開始著迷於追尋「正確的處方」和良好的飲食有關。「如何找到能保持身體健康，並使之免受疾病危害的飲食，這種詰問很自然就會引導人們去瞭解身體和食物的組成，以及身體各部位的結構、功能和活動。」[7]

古代尋求真理的人們，在對細胞、細菌、基因、癌症甚至身體器官都一無所知的情況下，思考了身體的功能。在這樣的背景下，「疾病」對他們來說宛如謎團，也就沒什麼好奇怪的了。想像一下，在上古世界中，各處的人們被星空包圍、在月亮的陰晴圓缺中尋求意義、思考著太陽的東升西落、潮汐的漲退和風的起伏，此時卻轉向思考我們的身體、仔細檢視人的動作、觀察心臟的跳動、呼吸、甚至排尿和排便的起伏變化，那將能成就多少事情！

穆克吉（Siddhartha Mukherjee）在《萬病之王》（*The Emperor of All Maladies*）中提到，古希臘人「全力發展水輪、活塞、閥門、水閘等與流體有關的機械。這是一場源自灌溉和挖掘運河的水利科學革命，最終阿基米德在他的浴缸裡，發現了與他同名的浮力原理。這種對液壓的執著，也融入了希臘醫學和病理學。為了解釋疾病（而且是所有疾病），希波克拉底也跟上潮流，根據液體和體積，精心設計了一個理論，並將這理論隨心所欲地使用來解釋肺炎、膿腫、腹瀉和血腫。」[8]

希波克拉底與承繼他的學生蓋倫，用四種液體的概念來解釋身體內部的運作和失能。希波克拉底像液壓工程師一樣思考，認為身體中的血管是儲存血液、黏液、黑膽汁和黃膽汁的容器：「在消化過程中，食物和飲水變成了身體的黏液，也就是體液。」特姆金（Owsei Temkin）寫道：「……它們是身體的營養，滋養著身體組織，因此組織的存在要歸功於體液。人體內並不存在火、土、水等亞里斯多德元素，它們是黃色膽汁、黑色膽汁和黏液。」[9] 亞里斯多德的第四個元素「氣」，則是斯多噶哲學（一個人最重要的靈魂或創造力）中的肺，被視為為生命和精神力的載體。

要瞭解希波克拉底在西元前四世紀的邏輯，請記住此刻離英國醫師哈維（William Harvey）對血液循環的突破性實驗，還有近兩千年的時間。古人並沒有血液循環的概念。所謂的血液循環指的是我們從心臟開始，一路穿過主動脈抵達小血管，一直到最窄的血管，也就是毛細血管，再逐漸迴轉到血管壁較薄、血壓較低的靜脈；然後，就像支流慢慢地不斷拓寬，最終匯入海洋，回到粗大的腔靜脈，最後排空返回心臟。如果你正在閱讀本書，你應該已經明白，身體並不只是把血直接「倒進」你的肌肉，你的肌肉也不是不斷有血濺出的肉製容器。相反地，你的肌肉裡到處充滿微小的血管，這些血管小到連肉眼也看不到。我們的身體裡並沒有將體液（統稱希波克拉底的膽汁、血液和黏液）儲存在一起的地方。那為什麼他會這麼推論？

目前認為，亞里斯多德應該是第一個用科學方式解剖動物的人，他的學生戴可利斯（Diocles）可能是第一個解剖人類的人。[10]在上古時代，直到羅馬人下令禁止之前，解剖人體是被允許的。希波克拉底的醫師們本來可以解剖死者，不過這時候還沒有發明防腐和冷藏技術，所以在這些大體的味道變得太可怕之前，要用最快的速度完成。若有一具剛死亡的人體或動物屍體被放在一位古代醫師前，他可能會快速切開屍體的腹部，發現飄著臭味的腸道裡充滿了消化到一半的食物，以及大血管內有呈深紫色的凝結血液。腹腔則被腸子圍繞，有一些腹水，就像溫的蘋果汁。接著處理器官，腎臟、肝臟和脾臟呈現深紅色，充滿膠狀，熔岩狀的血液。而一大顆梨狀的膽囊固定在肝臟下方；切開膽囊，可能會滾出幾顆豌豆大小的膽結石，一些黃色液體會滲出，沾到解剖者的手。胸腔中會發現肺臟與心臟，肺周圍有肺部的黏液，肺葉周邊會有泡沫狀液體，如一塊吸飽茶水的海綿。大體的氣管和支氣管幾乎都會有黏液殘留，相當常見。總之，我們找到了四種體液——血液，黃膽汁，黑膽汁和黏液。由於早期的解剖學家並不瞭解器官的功能，只能仔細研究這些流體，尋求一個統一的「萬有理論」來解釋宇宙中這個最有趣的系統是如何運作。所以當希波克拉底確立並歸納出「四體液理論」時，那一定是可以被稱為奇點的時刻（甚至很可能是基於某具特定的大體所做出的結論）；你說，難道還會有比這更值得深思和熟記的哲學理論嗎？

當個人的體液主導了一個人時，也影響了人的個性和行為。你們一定聽過有四種不同的人格，分別與四種體液有關的說法。在希臘文中，黑膽汁是 melancholia，這也是我們把「憂鬱」的人稱作 melancholic 的理由。一個「冷靜沉著」的人，表示他體內的黏液過多，所以我們用 phlegmatic 來表示。一個躁動不安、笨拙或「膽小」的人，表示有太多的黃色膽汁，我們會用 choleric 來表示。如果患者被血液主導，精神飽滿且性格溫和，就會被稱為「樂觀的」（sanguine），在拉丁文中是「血」的意思。

以下是關於希波克拉底理論在科學革命之前，為何一直佔據主導地位的重要觀察。試想，即使是文藝復興時期最聰明的人，身處在這樣一個毫不科學的世界裡，如果被迫思考身體的各種功能，也很可能對希波克拉底這個有趣的理論毫無抵抗力。但畢竟該理論的科學基礎並不存在，這也導致當時很多醫學治療不但無效甚至危及性命。希波克拉底與他的學生們，為那些他們號稱有效的療法提供了很多解釋，但從未提過那些療法無效的理由。[11] 如果希波克拉底是醫學之父，那麼這樣的父子關係還真是啟人疑竇。我們實在無法確認任何醫學上的成功，與他（或他的追隨者）的理論之間的關聯。

對當時最能接受這些理論的樂天派來說，減少血液的體積是完全合乎邏輯的想法。如果患者「頭腦發燙」，或是生病導致發紅和發熱（用現代的說法，我們會說他「發燒」了），希波克拉底學派的醫師會幫患者放血。最經典的做法就是直接切開靜脈（或稱靜脈切開術），然後用杯子把血吸出來（將杯子抽真空後吸傷口的血）或是用水蛭來進行。「放血」是當時試圖平衡體液的一門古老藝術，也解釋了為什麼有這麼多患者接受放血治療（不過通常因為放血過多而身亡）。回想一下你自己發燒的經驗。發燒時，身體溫度會上升，這其實是身體對細菌或病毒攻擊的全身性反應，現在很容易就能使用科學術語來解釋。不過如果你活在僅僅五個世代以前，你很有可能會被你的社區醫師拉去床邊開始放血。

羅馬帝國起源於西元前三十一年，在統治者奧古斯都的領導下，希臘與埃及合併。奧古斯都統治到西元前十四年，而羅馬成為這個強大而和平的王國中心約莫有兩百年之久。希臘城邦在羅馬統治下被同化，早期的帝王則信奉希臘古典文明。

進入這個相對和平、有秩序的時期後，又誕生了另一位偉大的先輩醫師蓋倫（一三〇～二〇〇）。和希波克拉底一樣，蓋倫來自愛琴海以東，出生在小亞細亞的帕加馬（Pergamum，今土耳其貝爾加馬）。如同希波克拉底的出生島（科斯），帕加馬坐落著治癒之神阿斯克勒庇厄斯（Asclepius）的神殿。蓋倫從家鄉開始接受訓練，一路到士麥那（Smyrna）和科林斯（Corinth），最終抵達亞歷山大。特姆金寫道：「亞歷山卓這座城市的興起，是古代學術、科學和醫學史上的一件大事。從西元三世紀前，直到六四二年被阿拉伯人征服為止，亞歷山卓是發展醫學研究（特別是解剖學）最重要的中心。」如同本書接下來的所有故事，每個時代都會有一個世界性的「科學和醫學教育中心」，「有一段時間，解剖學可以直接在大體上進行研究，直到羅馬法律強制停止類似研究，解剖學就局限在動物解剖上。」[12]

蓋倫經過亞歷山卓的教育洗禮後，回到帕加馬成為格鬥士的醫師。作為一名相當早期的「運動醫學醫師」，蓋倫在執業生涯中顯然沒進行過人體解剖，但他以手術治療格鬥士的過程中，對解剖有了深度的瞭解。後來蓋倫被皇帝奧利略叫到羅馬，在那裡度過他人生的最後四十年，負責寫作、教學和照顧皇帝。

蓋倫不僅是一位具影響力的醫師，他也是哲學家。除此之外，他同時也是科學家、相當熟練的解剖學者（儘管解剖的都是猴子和豬），以及閃耀且多產的作家，以極具教養的希臘風格從事寫作。著作本身是他的象徵，「光他個人留下的作品就有十幾卷，每卷約有一千頁」。[13] 如果亞里斯多德是第一個進行動物解剖、第一個假設人體每個器官分別具有功能的人，蓋倫就是將動物解剖和活體解剖（對活體動物進行解剖）提升到另一個層次的人。西元前三世紀，在希羅菲盧斯（Herophilus）和艾拉西斯特拉圖斯（Erasistratus）這兩位與伊比鳩魯同時代的人物領銜下，解剖學在亞歷山卓興起了重要的教學革命。亞歷山大大帝在他們剛出生時，建立了這個屬於他的城市。這是一個在地中海旁、靠近尼羅河口的邊境城市，周圍被野蠻人環繞著。此時，人們很可能對那些在亞歷山卓定罪的罪犯進行了解剖（聽來很可怕，但很有可能是活體解剖）。詹森（Steven Johnson）描述「這是一種蜂鳥效應，有時候在某個領域單一或一大群的創新，最終觸發了另一個完全不同的領域出現翻天覆地的改變……有時這樣的改變，與政治領袖或發明家的行動有關……」[14] 作為希臘化的前哨站，亞歷山卓這座年輕的城市，是希臘自然哲學家最理想的實驗室，有同化當地文化和領導人物，以及培養國際學生的傳統（傳承自亞歷山大）。往後將近一千年，它是世界上最偉大的學習型城市，擁有世界最大的（莎草紙卷軸）圖書館。結合古埃及的學術文化、希臘哲學的洞察力與經驗主義，加上被征服的波斯和印度人民的貢獻，使亞歷山卓成為最適合蓋倫完成學業的理想城市。

蓋倫的重要著作《論解剖過程》（*On Anatomical Procedures*）是個奇蹟。這是他最後一項重大成就，內容基於他一生對解剖的研究。有人說蓋倫雖然不是解剖科學的創始者，但絕對是當中第一位重要的見證者，而這項成就見證了他的「堅持」。與多數解剖學書籍一樣，《論解剖過程》記載了許多關於骨骼、肌肉、血管和器官的豐富資訊。然而，大部分的內容都基於希波克拉底的體液生理學，所以在今天看來，多半是可笑的內容。但直到維薩里（Vesalius）在一五四三年發表了《人體的構造》（*De humani corporis fabrica*〔*On the Fabric of the Human Body*〕）前，這本書都具權威地位。蓋倫受到如此高的評價，因此就算維薩里要批判這位大師，也不得不踮起腳尖、小心翼翼，才能在他的權威下撒下一顆懷疑的種子。

蓋倫在解剖實驗的領域的確是真正的先驅。很不幸地，這些成就與活體解剖有關。相較於臆測體內的體液是否不平衡，蓋倫成為第一個瞭解各器官功能的人。「透過綁住和鬆開尿管，蓋倫證明尿液從腎臟流向膀胱；他切斷切斷脊髓的不同位置，並描述了相關運動和感覺損失的現象；他將喉返神經綁起（連結大腦與聲帶），然後發現人的聲音會因此喪失並做了紀錄。」這位西元二世紀的自然哲學家，顛覆了好幾世紀以來亞里斯多德學派認為心臟是身體「指揮中心」的理論，反而證明了神經將來自大腦的神經脈衝送往肌肉。

我們為什麼要呼吸？希臘羅馬時期的哲學家並沒有氧氣的概念，卻已開始思考呼吸的作用，並推測有一種叫做pneuma的氣體，是活生生的魂，必須透過吸入來充滿全身。蓋倫認為這種精神上的氣，很有可能源自大腦底部的網狀動脈叢，亦即他所謂的「rete mirabile」，然後通過腦室，也就是大腦中間充滿液體的腔室。正如蓋倫所確立的，神經脈衝源自大腦，腦室的空腔應該就是精神氣的所在位置。往後的一千三百年間，蓋倫所謂的「rete mirabile」，即精神氣的源頭，成為眾人論戰的問題。不過此時，蓋倫正領導一場相當關鍵的革命，定論了人的認知其實源自於大腦。

西元二世紀末，蓋倫走入遲暮之年，「和平與穩定的生活瓦解了，隨之而來是將近一百年的無政府狀態，破壞了文化和經濟生活」。[16] 最終，野蠻人入侵羅馬的領土，瓦解了羅馬帝國。君士坦丁大帝在三三〇年做出一個西方文明最具影響力的發展——將拜占庭（被他改名為君士坦丁堡，即現在的伊斯坦堡）作為他的首都。幾十年來，羅馬和君士坦丁堡一直是羅馬帝國的雙都，但在三九五年，狄奧多西大帝死後，羅馬帝國永遠分裂成西羅馬帝國和東羅馬帝國。直到西元五世紀晚期，羅馬完全淪陷，而中世紀將持續約一千年。

如果你不瞭解為什麼羅馬帝國能在君士坦丁堡（暫時）存活數百年，就無法真正理解西方文明。「當西方走入中世紀，東方的希臘保留了西方社會古老的文化遺產。查士丁尼一世甚至成功收復義大利、非洲和西班牙的一部分，並重新統一了羅馬帝國。可惜統一沒有持續多久。在文化上，上古時代慢慢消失，但東方的政治體系，甚至在六三四年阿拉伯的征戰開始之前，就已成為拜占庭帝國的一部分。」[17] 在羅馬帝國解體前的最後時刻，希臘文化（與醫學）則繼續拓展到整個中東地區，從敘利亞開始，進展到波斯，最後是穆罕默德世界。「好幾位先知的繼任者（穆罕默德於六三二年去世）……是希臘文化的超級追隨者，尤其是醫學。阿拉伯學者對亞里斯多德和蓋倫充滿熱情。」[18] 正如歷史的發展，阿拉伯學者對希波克拉底和蓋倫保持高度信仰，而他們的著作也從希臘文和拉丁文翻譯成阿拉伯文。這些阿拉伯語的書籍保留了古代的智慧，等著在文藝復興時期（一個覺醒的時期）重新翻譯成拉丁文。

智人已在地球上約二十五萬年，但現代人僅僅存在約八千年，相當於三百個世代。你可以拿一張紙，試著在上面寫三百次「曾」，每一個「曾」就代表你的一個祖先，最終可追溯到現代人的共同先祖「亞當」。

至此，我們看到有二百九十五個脆弱的世代，完全聽天由命、受到大自然的摧殘；而有五個世代，幸運地在「良好醫藥」的環境中活了過來；僅僅只有兩個世代，在現代醫學的時代中茁壯成長，我稱這時代為「植入物革命」。希臘羅馬對醫學的主導地位一直持續到十六世紀，最終被一種優雅而簡單的創新所破壞，這種創新徹底改變了人類的溝通能力，使我們對身體運作方式的理解有了些微進步，造成之後大幅的躍進，發明了現代化的外科手術。

第01章 困境

「所有治療骨關節結核的人，一定都知道骨性結核（關節融合）是最令人滿意的結果。沒有任何其他方法可以同時確保永久根治，並避免晚期復發。事實是，我們治療結核病的方法很有限，效果也不彰。最新的分析指出，是患者自己控制了感染。沒有特定的藥物、血清或治療藥物，能夠迅速殺死病原體。（只有兩件事）看來有點用：休息和曬太陽。」

——哈里斯，多倫多，安大略省，一九三五[1]

「尼爾醫師對於使用切除肱骨頭、來治療肱骨近端骨折患者的預後，並不抱持太大的期望。他向達拉奇醫師提出這點後說：『（笑）你怎麼不來做點什麼呢？』」

——羅克伍德醫師

當我聽到米蘭達的肩膀再次脫臼時，我整顆心沉了下去。一年前，我第一次見到她時，就估計她的兩個肩膀已各脫臼了幾十次。米蘭達是名癲癇患者，而且非常容易出現一種特別可怕的脫臼，她的肱骨頭會被迫轉向後方，直到被擠出關節，而非一般肱骨頭被推向前並朝著胸壁方向的向前性脫臼。這類的完全脫臼需要臨床醫師幫忙復位，而且最好是在急診室的深度鎮靜下進行。但仔細想想，幾千年來卻有非常多患者與慢性脫臼和半殘的肩膀共存。

米蘭達這一次的脫臼讓她的心情低落，身為二十五歲的年輕人，她和醫師終於找到一種可以根除癲癇的藥物療法。想要找到適合的抗癲癇藥物，很可能是件棘手的任務，需要平衡藥物副作用與癲癇發作所造成的負擔、尷尬和不便。過去幾個月來，她的癲癇完全沒發作，她甚至開始相信癲癇總算不再來了。但現在她卻待在急診室裡，痛苦且一動也不動地躺在推床上，手抱腹部，沮喪到了極點。她知道接下來會發生什麼事：我們會打上靜脈注射針，用強力的鎮靜劑「把她打倒」，然後我會開始一邊調整她的手，一邊用力拉她的前臂。很明顯地，她對她的癲癇發作比脫臼更不自在，但話又說回來，我現在最重要的工作是幫她把肩膀復位。在人們最低潮時見到他們，然後幫他們回到最佳狀態，是身為外科醫師最大的榮耀。給予他們希望，是加速這個進程的最主要部分，所以我告訴她，會馬上把她的肩膀推回定位；更重要的是，我小心地建議她應該要用手術永遠解決肩膀的狀況，好讓她不再脫臼。她好像從未意識到居然有方法可以治癒她的問題，希望的火花在她的眼裡閃過。她問：「真有方法可以讓我的肩膀不再脫臼嗎？」「是的。」我向她保證，「我們現在能整合各種技術，來解決人們肩膀脫臼的問題。今天我們先搞定這裡的事情，之後可以約在我的診所，好好討論你肩膀的問題。」

米蘭達後來到了診所一趟，與我們一起討論了手術的可能性。經過詳細的說明，她選擇了手術，我們很快處理了她過度拉撐的肩關節囊、磨損的肩關節唇（亦即肩窩周圍堅實的結締組織，負責將肱骨頭固定在對的位置），以及損壞的骨頭表面，讓她的左肩宛如新生。之後的幾個月，她恢復得非常好，兩側肩關節都不再脫臼，更重要的是，她的癲癇也沒有再次發作。現在，她動完左邊肩膀手術的半年後，米蘭達再次回到我的診所，我發現她的肩膀又脫臼了。「她的左肩還是右肩？」我問：「右肩，不是開過刀修好的那一邊。」我的助手克利斯蒂這麼說。

知道她開刀修復後的左肩目前狀態還不錯，我真的鬆了一大口氣。我敲了敲她檢查室的門，然後推門進去，發現米蘭達坐在檢查檯上，我感受到她的緊張。我們其實已經很熟了，但她顯然非常焦慮不安，甚至有些煩躁。

「米蘭達，你還好嗎？」

「我的癲癇又發作了……對不起。」她忍不住說。

我常常看到罹患偏頭痛、癲癇發作、發炎性腸病和其他偶發性疾病的患者，即便他們無法控制這些疾病，但他們還是會不斷道歉。我想，也許是因為他們覺得自己的病與現況有某種因果關係，使他們覺得自己應該為身體狀況欠佳負責。

「最近這次的癲癇發作真的非常嚴重。通常我有一種很強的直覺，會意識到癲癇就要開始了，但這次完全沒有任何前兆。我男友從沒見過我癲癇發作的樣子，對他來說，看到我的臉在抽搐時一團糟的樣子實在很痛苦。你知道，我的朋友有一次把我癲癇發作時的樣子錄了下來，我簡直不敢相信，我看起來有多嚇人。而現在，他也看到了我的這模樣……」她移開了眼神，眼眶裡滿是淚水。

我把手放在她的肩膀上，試著安慰她，「妳知道這不是妳的錯，是吧，米蘭達？」

「我只是覺得很糟糕。當下我還尿了一褲子，不得不穿著充滿尿味的牛仔褲離開餐廳。我真的不知道為什麼我必須經歷這些該死的癲癇。」

「米蘭達，我瞭解這一切很令人難過。看著妳癲癇發作，我也為妳感到難過。這真的很不公平。我希望妳和妳的神經科醫師可以調整妳的藥物，讓妳的癲癇得到控制。我向妳保證我會盡我所能，讓妳的肩膀穩定下來、再也不痛，所以就算妳的癲癇再次發作，妳的肩膀也會沒事。」

在治療癲癇患者的慢性脫臼時，我常會想到那些因癲癇發作而飽受責難、因具有「惡魔特質」或涉嫌巫術而遭人虐待的患者。當癲癇發作時，患者的臉部扭動，看上去就像是在扮鬼臉，然後是痙攣、癲癇發作，讓古人以為有股超自然力量接管了患者身體裡的控制台。當患者的狀況越來越嚴重（懷疑與某種地獄來的力量有關），他們在人間的肉體會被頭痛、各種受傷、舌頭咬傷、混亂和精神疾病搞得心力交瘁。

早期只有極少數的哲學家罕見地認為癲癇發作與地獄無關，而是一種肉體疾病。一直到上個世紀，才出現治療癲癇的方法，也差不多在同一時代，醫師才得以控制肩關節脫臼的狀況。幾乎每一位醫界的先驅者，都會對某些事情的現況感到憤怒。即便到了現代，當和某些背負沉重負擔的患者對話時，我還是會對他們的「dis-ease」*感到悲傷與心煩，而我知道我的醫學先輩們在很大程度上，因自己對病因和療法如此缺乏瞭解而感到自我厭惡。

尼爾醫師（Dr. Charles Neer）瞥了一眼哈里森夫人肩膀的X光片，沒一會兒就認定這位年邁紐約婦女的手臂可能沒得救了。雖然令人沮喪，尼爾醫師卻發現這已是本月第三起嚴重的肩關節骨折，而他對於這些患者完全幫不上忙，真的是一點有用的方法都拿不出來。這使無力感在他冷靜的外在下悄悄翻騰著。稍早，他被叫到急診室會診一位七十歲的曼哈頓老婆婆，她在自己的公寓摔倒，後來被轉到哥倫比亞長老會醫學中心。雖然尼爾醫師知道他所任職的醫院，是世界上最早提供「骨折治療」的醫院，但尼爾醫師也知道若是在一九五一年，他完全沒辦法為哈里森夫人做什麼，既沒辦法動手術，也沒辦法打石膏，就連祈禱可能也沒用。

一直到一八九五年發現了X光，倫琴（Wilhelm Röntgen）徹底改變了骨折的治療方式。透過X光得到骨折位置和「類型」的重要資訊，醫師不再只是盲目地矯正彎曲或破碎的肢體。此外，骨折的各種分級報告，也很快出現在醫學期刊上，這在之後將成為治療的指引。至於身體的每一塊骨頭，很快也都擁有了自己的分級方式，並且通常會以這些分級方式的主要作者來命名。

* 譯注：原文為疾病之意，由字根 dis（失去）與 ease（安逸）組成。

在二十世紀上半葉，雖然治療患者的方式沒有任何進展，但醫師們已開始注意到骨折有某些可預測的模式。

「肩關節手術之父」考德曼（Ernest Amory Codman）是肩關節手術領域的變革者。他在一九三四年出版了《肩關節外科學》（*The Shoulder*），這是第一本專門用來治療肩關節的教科書。[2]考德曼在醫學上推動了許多關鍵變革，包括預後研究、醫院認證、癌症註冊制度，以及肩關節手術的進步。儘管考德曼博士是醫學的先驅（尤其是在肩關節手術這領域），但他卻從未在期刊上發表過任何一篇關於肩關節骨折、關節炎、旋轉肌群撕裂或肩關節脫臼的論文。經歷職涯上的大起大落後，考德曼醫師於一九四〇年去世，享年七十歲；之後飽受戰火摧殘的十年，只零星出現一些關於治療肩部粉碎性骨折的報告。當時這些論文（用英文、義大利語和德語寫成）雖然僅在半個世紀前發表，對現代讀者來說卻是過於簡略，若放在今日，出版的機會根本為零。一般而言，作者的結論是：只要簡單去掉骨頭的碎片，即便是粉碎性的肩關節骨折手術也已經相當成功，剩下那個空蕩蕩的肩窩，則有待一團疤痕組織自行癒合，最終只期待留在外側的「小手臂」*能提供僅有的一點功能就好。這份一九四〇年代的期刊，沒有測量肩關節的角運動、沒有疼痛量表，對於功能的敘述也僅佔了極小的篇幅。

醫學界顯然需要對這樣的患者進行更科學（而不那麼道聽塗說）的評估，而年輕的查理斯・尼爾（暱稱為查理，即日後的尼爾醫師）回應了這個需求。

查理在奧克拉荷馬州維尼塔出生和長大，與他身為內外科醫師的父親（暱稱為老尼爾）同名。他的父親出生於紐約，在聖路易士接受訓練後，到印第安人的領土上從事邊境醫學。這塊區域之後成為了美國第四十六州。老尼爾醫師也同樣是醫師之子。查理有一次回憶起他的父親，說：「他從沒想過我除了當醫師之外，還能從事什麼。」[3]

一九一七年十一月十日查理出生時，奧克拉荷馬州的維尼塔（Vinita）就是邊境小鎮的縮影。奧克拉荷馬州於一九〇七年獲得州的地位，由（西部）奧克拉荷馬州和（東部）印第安領地的許多獨立印第安領土所組成。維尼塔位於奧克拉荷馬州東北部（靠近堪薩斯州和密蘇里州邊境），位於切羅基土地的正中心。當時，老尼爾剛從密蘇里州搬到那裡，開始準備大顯身手。

老尼爾就在城鎮的主要交叉口（威爾森街和伊利諾伊大道），也就是現在的六十六號公路上建立了他的診所。只要稍微搜尋，你就可以找到老尼爾醫師從聖路易士到密蘇里州春田鎮，然後再到維尼塔的路線。一九〇七年，當他還是住院醫師時，曾在《美國醫學會期刊》（*Journal of the American Medical Association*）上發表論文。一九〇八年，他在春田鎮工作。一九〇九年，他在維尼塔開啟自己的事業。查理在一九一七年出生，當年他的父親三十八歲，查理在那成為土生土長的奧克拉荷馬小夥子，同時也是成績不錯的馬術運動員。老尼爾醫師和他的妻子希望兒子能成為一名醫師，因此決定將年輕的查理送上火車，去到位在明尼蘇達州法里博的沙塔克軍校（現為全美冰球聯賽人才的主要培訓地）。他在那裡完成了醫學預科，網球和足球也打得很好。沙塔克的卓越教育，使他為進入達特茅斯學院做了萬全準備。一九三九年，他進入達特茅斯學院

＊ 譯注：小手臂（Flail arm），指手臂截肢後剩下的殘肢，依截肢高度的不同，有的殘肢只剩下一些皮肉，幾乎完全沒有功能，有的還能套上義肢。

就讀，一九四二年從賓夕法尼亞大學醫學院畢業。

一九四三年在費城完成實習後，查理的外科訓練因二次大戰而中斷。與二戰期間的許多醫師一樣，在這段人生暫時停擺的其間中，尼爾醫師在歐洲（喬治巴頓將軍〔General George S. Patton〕領導下）、菲律賓（麥克亞瑟將軍〔General Douglas MacArthur〕領導下）的野戰醫院和日本的一家綜合醫院任職。

一九四五年，尼爾醫師回到美國，這也是他人生中第一次搬到紐約。在接下來的半個世紀，出身鄉村的尼爾醫師住在世界上最繁忙的城市，並成為有史以來最有影響力的外科醫師。他來到紐約時，歐洲在醫學的領導地位逐漸轉弱，他便成為美國本土的先驅者之一。他的論文在所有骨科手術中被引用的次數最多，跟他學習肩關節手術的學生，陸續成為全世界最具影響力的意見領袖。無論是肩關節炎、旋轉肌群撕裂、肩關節脫臼、肩膀僵硬，以及肩膀疼痛的治療方式，都深受他原創性的觀點影響。這一切都始於他勇於點出當時骨科醫師面對嚴重肩關節骨折時，毫無能力可言的真相。

一九四〇年代晚期，尼爾在紐約骨科醫院完成了骨科住院醫師訓練（該醫院將在一九五〇年代初加入曼哈頓上西區的哥倫比亞長老會），他的老師是帶領骨折治療團隊的醫師——達拉奇（William Darrach）、莫瑞（Clay Ray Murray）和麥克勞克林（Harrison McLaughlin）。現代化的骨科分為許多部門：足踝專科、運動醫學專科、一般關節專科、脊椎專科、腫瘤專科、手專科、肩肘專科，以及小兒矯形專科。但在一九四〇年代，由於合金技術和抗生素製造出現了史無前例的重大演進，骨科也經歷了重大轉變，骨折照護成為了骨科的第一個專科。一九四二年，尼爾醫師才剛成為實習醫師，也是青黴素在美國剛開始使用的第一年，就扭轉了開放性骨折（骨頭刺穿皮膚的骨折）可能致命的現象。

在抗生素出現之前，任何手術都極具風險。因此在二戰後，沒有醫生積極地想將某些類型的異物放人體內。無論是植入象牙、骨頭、玻璃、金屬、塑膠還是橡膠的過往紀錄都糟糕透頂：幾乎每一次植入都會導致感染，最終又需要切除。如今我們都知道，骨折和創傷患者幾乎都需要固定骨折部位，但幾個世代以前的人根本沒有這種觀念。就像治療無望的中風患者一樣，骨折患者在能夠下床坐輪椅或站在床邊前，會被要求躺在床上好幾週甚至好幾個月。雖然無法用手術重新組裝骨頭碎片，但當時的骨科醫師先驅們，比古代「郎中」要好一點。既然無法「修復骨折」，那就用沉重的石膏繃帶和令人眼花繚亂的繩索、滑輪、夾板和頭頂框架，來治療平躺在床上的患者。

尼爾醫師剛從太平洋戰爭歸來時，七十歲的達拉奇醫師正準備從外科生涯中退休。達拉奇醫師是當時世界上最優秀的骨折專科醫師，他倆的執業生涯在紐約有短暫的交會。這位資深的外科醫師對尼爾醫師產生了極大的影響。幾十年後，尼爾仍稱達拉奇醫師為「我的首領」。當尼爾醫師還是住院醫師時，他出版了他的第一篇論文〈關節囊內的股骨頸骨折〉，最終這篇論文發表在一九四八年十一月的《美國外科期刊》。這篇論文是與麥克勞克林醫師（當時哥倫比亞醫院骨折專科主任）共同撰寫。這篇長達五頁的論文，回顧了過去十三年間一百三十名骨折患者（一九三二～一九四四）的狀況，並整理出一張回顧資料的圖表和X光判讀報告。一百三十名患者全都患有髖關節股骨頭骨折，並且全部用史密斯－彼得森固定器、金屬板和骨螺絲固定進行治療。這種固定器釘，是由極具創意的哈佛大學骨科醫師史密斯—彼得森（Marius Nygaard Smith-Petersen）所發明。論文中使用了十四張圖表整理了患者簡介、疾病狀態與簡單的患者滿意度等數據。值得注意的是，論文中並沒有現代骨科論文必須要有的預後評估、髖關節的活動範圍和疼痛量表。然而，論文中清晰的推理邏輯，以及論文的格局與結論，展現出他的天分。

這份論文提出六個關於髖關節骨折的結論，如今這些結論已被視為基礎知識：

- 修復髖關節骨折或是復位的最佳時機是……馬上。（拖延手術沒有任何好處）
- 股骨頭外翻導致壓迫性骨折，最好的治療是內固定（指以植入物，如金屬骨釘、骨板、連接桿或骨針固定斷骨，以協助癒合），而且應避免臥床休息。（尼爾醫師認為當骨頭固定後，患者盡快下床能讓預後更好）
- 妥善處理的開放式復位（Open reduction，指以手術切開並將斷裂異位的骨骼移回原位），會比封閉式復位或是盲目地打骨釘，更確實、恢復時間更短，也不會更危險。
- 開放性復位不會增加後續無菌性壞死的發生率。（手術本身不會導致骨頭壞死，骨折才會導致壞死）
- 結果只有在客觀評估後才能知道。（呼應了十七、十八世紀偉大的科學家和外科醫師所說：「不要聽信任何人的話。」）
- 幾乎所有髖關節打骨釘產生的不良結果，主要來自骨釘沒打好之故。（這是尼爾醫師在他的第一篇論文中的最後一句話。他說得很清楚：「技術」很重要）

就在發表這篇髖關節骨折的論文後沒多久，尼爾於一九四九年完成了他的住院醫師訓練。沒過多久，他成為哥倫比亞大學醫學院骨科部的助理教授，服務於曼哈頓上西區的骨折治療中心，處理傷患全身各處的骨折。身為曼哈頓人，有好幾家世界級醫院供他們選擇，而這些醫院都自豪地誇耀著全新的服務，亦即骨折治療。新建好的哥倫比亞長老會醫療中心位於晨邊高地（一九二八年完工），服務區域包括北曼哈頓、布朗克斯區，甚至紐澤西。在喬治華盛頓大橋完工後（一九三一年），還延伸到了哈德遜河對面的衛星城市。

而尼爾來到哥倫比亞醫院的時間正好。在醫學院與大學合併後，校園和橋梁開始陸續建設，而戰後的繁榮剛好為他提供了不斷增加的患者。五十年後，尼爾回想當時的狀況，說：「我在紐約哥倫比亞長老會醫療中心骨科部（一九四六～一九四九），擔任住院醫師進行骨科手術的期間，治療肩盂肱關節各種問題只有一個方法，就是融合手術*或切除，不管是結核、感染和舊傷的處理方式都一樣。當時我對近端肱骨嚴重位移性的骨折脫臼很感興趣，仔細研究了過去治療這種狀況的各種方法……發現可以用開放式復位加上內固定、封閉式復位和移除肱骨頭部等方式來處理。」[4]

當時只有很少的資源能引導身為骨科住院醫師的尼爾，找到治療肩關節骨折與脫臼的方法。就連考德曼長達五百頁的巨著《肩關節外科學》，也都只聚焦在棘上肌肌腱和滑液囊，而

---

* 譯注：指將不穩定的關節前後用骨釘或支架固定，讓彼此融合在一起，增加關節穩定度。

沒有提到任何治療肩關節炎和骨折的有效方法。但沒有人會責怪這位波士頓的外科醫師所知甚少，畢竟他在一九四〇年去世，那個時候還不瞭解青黴素、用螺絲內固定骨折，甚至關節置換這些知識。關於骨折的手術治療，考德曼只說：「即便只是延緩幾週，盡早開刀還是比較好。處理肱骨頭部骨折時的手術技巧，多半影響了患者能否快速且舒適地恢復，但不影響最終的預後結果。在大多數的情況下，回復結果有其自然病程。恢復時間延長或是無法恢復正常功能，多半與手術時的判斷失誤有關。」[5] 書中關於手術的敘述僅只於此，沒有手術技巧的建議，當然也沒有對植入物的任何評論。在一九三四年的時代，這些通通都不存在。

在尼爾擔任住院醫師時，另一本主流教科書是斯坦德勒（Arthur Steindler）的《上肢創傷所導致的肢體畸型與殘疾》（*The Traumatic Deformities and Disabilities of the Upper Extremity*），該書於一九四六年出版。斯坦德勒當時是愛荷華大學骨外科部主任，他出版的這本書是有史以來針對肩關節、手肘和手部手術最全面的技術指南；當然，以今天的標準來說，這本書幾乎沒講到任何重點。例如治療肩關節骨折合併肱骨頭破裂或脫臼的狀況，斯坦德勒的建議是「沿著腋中腺切開，直接穿過皮下組織，大略在組織中分出肱骨頭部，並將其移除」。[6] 以如今的標準來說，這真是難以想像地簡略，而且切除肱骨頭居然是唯一的治療方式。

尼爾畢業後不久，傑斐遜醫學院教授兼骨科主任狄帕瑪（A. F. DePalma），在一九五〇年出版了一本突破性的著作。他的書《肩關節手術》（*Surgery of the Shoulder*）比之前的任何著作描述得更加清楚，還配上豐富的插圖，而且也更加實用。有趣的是，這本書還是沒提到青黴素或其他抗生素，也沒有討論到感染的問題。在這本冗長的大部頭書中，只有幾頁談到了肩關節骨折與脫臼，與其他當時的骨科教科書相比，書中描述肱骨頭骨折的治療方式出人意料地簡陋。狄帕瑪寫道：「即便我們知道移除肱骨頭部會導致明顯的殘疾，但這是無可避免的。」[7]在書的後半部，他稍微修飾了這個說法，說：「但若搭配細心的照顧，還是有可能控制好四肢活動，甚至讓某些活動範圍毫不疼痛。」[8]

尼爾的早期執業生涯中，最權威的教科書都給出了一樣的結論：當肩關節嚴重骨折或脫臼時，唯一的治療方法就是移除肱骨頭部，你唯一能夠做的是認命，微弱地期盼癒合後的手臂要比截肢要來的好。

這時，尼爾醫師來到哥倫比亞長老會醫療中心的十二樓探望哈里森夫人。此時她已住進骨科病房，準備在這一兩天透過手術移除肱骨骨折的碎片。尼爾雖然青年時期就有點禿頭，但體型仍然健壯，背後跟著一群近三十歲沒有實際經驗但又愛吹噓的住院醫師。這一小群醫療團隊闖進老婦人的病房後，尼爾醫師便坐在婦人的病床邊上。哈里森夫人的X光片顯示她的受傷有多嚴重：肱骨上部裂成了好幾塊，肱骨頭部就像斷成兩半的澳洲青蘋果。骨科醫師需向患者解釋她的傷勢有多嚴重，以及相應的治療方案。

「哈里森太太，你的手臂嚴重骨折。肱骨斷成了好幾塊。」

一塊亞麻布將她的手臂懸吊在身上，她的眼鏡破了，其中一邊眼睛在跌倒時撞出了黑眼圈。她看上去非常心力交瘁。

「哈里森夫人，雖然我們無法將肱骨頭救回來，但我們也不能把它直接留在裡頭。我們需要帶您到手術室，劃開一個切口，將裡面的碎片全都清除乾淨。治療妳肩膀的唯一方式，就是取出碎片後，再將肩關節的肌腱縫合，然後封閉傷口。」

尼爾醫師是個惜字如金、思考事情時很安靜的人。他停了一會兒，等哈里森夫人想想他的建議。

「嗯，」她停了一下，說：「所以我會沒事嗎？我的手臂會復原嗎？」

「這恐怕不一定。妳的受傷情況較為罕見，文獻中也沒有太多指引，我覺得術後要將手臂舉高過頭，可能滿困難的。之後穿脫衣服或是在家裡附近活動，可能都會變得比較困難。很抱歉，但我必須告訴妳這個消息，妳之後可能只能用手肘和手腕的力量來移動手臂。」

兩人都沉默了一會兒後，哈里森夫人摀著嘴唇，試著不讓眼淚落下，尼爾醫師繼續說：「這幾年來，我對這個嚴重的問題一直很感興趣，雖然我們仍然沒辦法治好妳的骨折，但我已花了很多時間想要弄清楚怎樣才能做得更好。全世界和我一樣專門處理骨折的醫師，連如何描述這類型的骨折都還沒有共識，也不瞭解這樣的骨折有多常見，以及該做些什麼。現在我想先從瞭解這間醫院的病患開始研究起，這是我非常堅持的計畫。」語畢，住院醫師們陪著尼爾醫師離開病房，趕往骨科部門。

住院醫師們也聽過尼爾醫師的新計畫，簡單來說，就是不斷地翻找自一九二九年以來（也就是自醫院在曼哈頓的晨邊高地附近開業以來），所有在紐約哥倫比亞長老會醫療中心骨科部接受肩關節骨折治療的患者們的舊病歷和X光片資料，並回顧其治療結果。對於這位雄心勃勃的年輕外科主治醫師來說，這可是一項不簡單的任務。他知道要從醫院病歷室挖掘出資料，需要極強的決心。想想病歷室那些發霉的灰色患者資料夾、胡亂塞進架子縫隙的手寫手術紀錄、在頭頂上發出顫震聲的新式螢光燈，還有空氣中油印機墨水的味道。

如同他幾年前發表的那篇討論髖關節骨折的論文，這個回顧病歷的工作需要付出極大的努力，來仔細研究骨折部和手術室的日誌。尼爾希望能評估這二十三年間（一九二九～一九五一）每一個讓紐約骨科醫院顏面蒙塵的肩關節骨折或脫臼（甚至兩者兼有）案例，並瞭解其中有多少與肱骨頭部骨折有關，又有多少是與脫臼有關。換作今天，進行這項計畫的年輕主治醫師，會請他的醫療紀錄部門設定ICD-10的代碼（國家標準診斷代碼，如S42.241A為右近端肱骨嚴重骨折），然後資訊部門就會在幾分鐘內找出所有該類別中的患者名單，結果就可以拿到一張表格，上面記錄了患者的人口統計資訊和醫院編號。有了這些細節，善於挖掘數據的人，就能在任何一台電腦上建立資料庫，並連結醫院的電子醫療紀錄和影像軟體。相反地，尼爾醫師卻得像考古學家一樣，翻閱一本有著不透明封面、大小有如咖啡桌的日誌，上面有以手寫方式條列每個患者的紀錄，包括他們的名字、出生日期和骨折的狀態。

當時，只要沒在照顧患者，他就埋首於醫療中心開業以來每一份肩關節骨折和脫臼患者的病歷中。他並沒有把那些一樣是肩關節骨折但狀況較輕微的患者名單列出，因為他知道大多數的患者即便不動手術，也恢復得相當好。此外，他也記下那些肩關節曾脫臼的人，但他並沒有進行更深入的評估。尼爾醫師想要尋找的，是那些同時經歷過肱骨近端粉碎性骨折和肱骨頭部脫臼這種地獄組合的患者。

透過翻閱病歷這種繁瑣的工作，尼爾逐漸找出他想要的患者。經過好幾個月的病歷審查，他和他的助手在過去二十三年的紀錄中，總共找到一千七百九十六名醫院肩關節受傷的患者。

其中一半以上的患者（五一．二%，即九百二十一名）肱骨頭骨折，七百八十四名患者肩膀脫臼（佔醫院所有患者四四%），七十一名患者結節粗隆部骨折（肱骨頂部的大凸起，即旋轉肌群附著處）。在哥倫比亞長老會醫院治療的所有患者中，只有二十人是近端肱骨骨折合併脫臼，佔所有肩關節創傷患者的一．一%。換言之，每年只有不到一名這樣的患者會是尼爾第一篇肩關節論文的目標。但他的這篇肩關節論文，最重要的影響就是說明這二十名患者對當代治療的反應有多糟。

一九五三年三月出版的《美國外科期刊》刊登了尼爾、布朗（Thomas Brown）和麥克勞克林撰寫的〈肱骨頸部骨折合併肱骨頭部脫臼〉。[9]論文中提及的患者平均年齡為五十六歲（作者描述為「介於青年與老年人之間」），而典型的受傷過程是從直立的高度跌倒。關於治療，只有兩個案例選擇了封閉式治療（非手術）作為最終治療。有三個案例試圖透過手術挽救肱骨頭，並將骨頭碎片拼回去。只有一名患者的醫師，試著將他的肱骨融合到肩窩上。

在這二十名患者中，有十六人接受了肱骨頭部切除手術。其中有些患者的部分肌肉和肌腱，被縫在斷裂的肱骨骨幹頂部，這跟車禍後用膠帶把汽車後照鏡重新黏回底座沒什麼不同。在論文結論部分，作者總結了預後追蹤的平均時間和患者滿意度，並寫下一句深刻的話。他總結道：「一旦切除了肱骨頭，無論有沒有進行重建手術，患者的肩窩—肱骨關節活動度就只會剩下大約五至二十五度。」

若一個普通患者將手向上舉高，評估者會寫下「雙手各能舉起一百六十度」。但在這篇一九五三年的論文中所提到的患者，幾乎沒有足夠的力量稍稍將手提離身體。換言之，他們的肩關節最終受到破壞，這也被稱為融合肩。

僅在幾個世代之前，慢性結核病和創傷席捲了許多像紐約這樣的城市，居民們受到重創，斷肢殘體非常普遍。但不知為什麼，這十九名切除肱骨頭的患者中，有十四人「對自己的現況感到滿意，能維持一般性的日常生活，沒有明顯的殘疾」。但尼爾與他的同事還是勇敢提出了不同意見，他說：「儘管如此，切除肱骨頭後，被局限的關節活動範圍和疲勞痛，代表將損壞的肱骨頭部置換為假體作為肢體活動的支點，有其重要意義。」

在論文的最後一段，即期刊第二百五十七頁處，出現一個閃亮的金屬物體，上面的圖說寫著：「我們正在研究最新的關節置換術。」論文結尾處斷定：「置換假體邏輯上似乎可行，在處理肱骨頭部嚴重損害的案例上也已證實具有一定的價值。但其真正效果仍有待進一步確認。」

這就像你的手上雖然握有愛迪生的燈泡，但卻沒插上插頭，當下你搞不太清楚你讀到的是什麼。但是隨著時間過去，外科醫師們開始意識到誰才是史上最重要的肩關節外科醫師，而他又是怎樣在他的第一篇肩關節論文中，讓我們一瞥了未來的樣貌。這不僅是改變了肩關節手術，而是徹底改變了「所有的」關節手術。將外來物植入體內的可能性，自此打開工程師、生物學家和外科醫師的想像力，並帶來人類史上最劇烈的改變，即「植入物革命」。

第02章 紙張、先知和印刷機

我一直都很難記得今天是幾月幾日。我在週六早上來到醫院，準備在醫院的小咖啡廳與同期住院醫師見個面，並「過一次患者名單」。我們會一起看過手上的患者註冊本，並分配當天的手術工作。作為新進住院醫師，我知道大多數最爛的「鳥事」都會是要由我本人在這週末去搞定。由於手外科團隊正在創傷中心待命，我知道我接下來的六十個小時，會是相當可怕的一場硬仗。只要有一通電話傳來任何一點壞消息，整個週末值班可能就毀了。結果，我才正拿著我的鬆餅和清單要準備坐下，我身上的呼叫器就響了，要我立刻趕到創傷站。

我的第一個患者遭摩托車撞傷，主要的受傷部位集中在右手臂。他的右手現在根本就是一團亂七八糟的開放性骨折：肌腱跑了出來、血管有氣無力地跳動著、甚至還有一塊像是小狗耳朵的皮瓣。我光看一眼，就知道幫他開刀至少需要好幾個小時，而我美好的一天才剛開始不久。後續又有更多手部受傷的患者陸陸續續抵達急診室，就算到了晚上，這痛苦的情形一點也沒有消退的跡象。到了週日早上，我本來差點有機會稍微睡一下，但有人被切貝果的刀子劃到，急診室又叫我下去會診。創傷患者一波又一波，永無止境地流入急診室，而我最主要的工作就是穩定並評估患者的狀況，並讓傷患準備接受手術。如果沒有其他要在急診室留觀的理由，我就會把患者上報到手術室，要求手術支援。

週日深夜，就在我已被榨乾、一整個週末幾乎都沒闔眼時，一個二十四歲賓州中部的木材廠工人，被空中救護直升機送了進來。他右手的四根手指從指根位置完全被鋸斷，龐大的鋸片把所有手指都攪爛了。我們能做的就只是進手術室把切口清乾淨，之後再慢慢弄出一個「手套手」，讓他的手像高爾夫球桿的頭一樣。稍後，他的家人開車過來。你知道的，要開口向家屬說明這樣一個無法轉圜的狀況、沒有任何神奇手術可以挽救他的肢體時，總是相當困難。不過，這是一九九六年時的狀況。

之後我一路從週日晚上，迷濛到週一早上的晨會，之後還要去手術室幫忙關節置換手術。我一路都沒什麼睡，只能不斷壓抑我的疲勞。很少人知道，當你真的累到極點時，大腦會當機，全身的痠痛會深入骨裡。本來即便沒什麼睡，我還是能表現得不錯，但連續五十個小時沒睡後，我的習慣和意志力都消磨殆盡，就連保持清醒都需要非常、非常集中精神才有可能做到；還要保持腦筋靈活，根本是不可能的。

就像吃壞肚子時超級想吐，或是被鏡子裡的陽光閃得頭暈一樣，即便我的肉體明明就已經極度疲勞，腦子還是繼續咬牙撐著，這表示我很有可能會在一瞬間崩潰。對，立刻倒地的那種。每次打瞌睡時，都很像被公車撞到一樣，頭折了一下後便反射性地突然醒來；肺部覺得自己快吸不到氣；兩條雙腳像是在夢遊仙境中踩不到地板一樣搖搖晃晃；手臂幾乎需要扶著什麼才能穩住。在我擔任住院醫師期間，這種看似嗑藥之後與底層大腦的混戰（讓身體休息，尋求安慰、渴求，除此之外……沒了）也常發生在手術室裡（是的，甚至當我們在開刀時）。但奇蹟似地，我還是撐過了今天馬拉松式的連續手術。現在，當我回想起整個週末發生的事情時，我發現自己最不該做的，就是回想起那個失去右手手指的伐木工。

佩萊格里尼醫師（Dr. Pellegrini）是我的部門主任，我每一分鐘的生活都在他的掌握之下。我開始回想起每一集《急診室的春天》和每一部關於外科住院醫師的電影，雖然裡頭總是過度誇大主任對住院醫師的嚴厲，卻嚴重低估了老闆的權力和年輕醫師的無助不安。就在此時，我在五樓遇見了佩萊格里尼醫師（我們都叫他「大老闆」），還有總醫師伍德（Jeff Wood），他們已經知道患者的家人現在通通在他的房間裡。走在烏漆墨黑的走廊上，我是唯一三天沒睡覺的人。有一晚，我也像現在這樣沒什麼睡，我真的在走下空蕩蕩的醫院走廊時直接睡著，結果撞到旁邊的扶手，最後像個小流氓要回家一樣，搖搖擺擺地走著。現在，老闆就在我旁邊（多了點腎上腺素）的壓力，讓我不得不好好站著，滿腦子卻懊惱地想著，我居然沒有在週六早上多帶一些襪子和內衣來換洗。我非常確定我現在臭得像個值班後的實習醫師，我那穿了三天的內衣臭得像沼澤，而冒汗的雙腳正陷在毫無支撐力又潮濕的襪子裡。這讓我更想立刻飛奔回家、倒在床上呼呼大睡。

我們這個三人團隊在病房與患者和家屬見面，我們試著分析現況，告訴他們在這次的事故之後，患者的人生將完全改變。他也瞭解現實的狀況，身為藍領工人，他的未來永遠結束了。然而身為外科住院醫師，我真的希望此刻我能更有同理心，但此時此刻，我只不過是心理學課堂上一個嚴重失眠的案例。我只想躺下！躺下！其餘的都不關心！我不關心任何人（我很慚愧）！我甚至想著，這傢伙就是為什麼我整晚都沒睡的理由！患者家屬也都是工人階級，全身散發香菸、油炸食品和潮濕的黴味，他們試著瞭解情況，聽完後便頭低低地接受了現實。我們都同意明天再做一次手術，進一步清理他手上剩下的木頭碎片。

走出病房後，我深深嘆了好大一口氣，我決定直接回家。結果在黑暗的走廊裡，我聽到患者的父親在叫我，希望我給他一分鐘。我雙手緊握，知道自己可能會突然暴怒：「現在是怎樣！我們能說的都已經說了啊。」

他的父親身穿破舊的法蘭絨和工作褲，腳踏一雙沾滿泥巴的紅翼靴並留著一頭油膩膩的頭髮，停頓了一下。我敢說他只有五十歲上下。他猶豫地說：「對不起，浪費你的時間，但我有一個問題。」拜託……行行好吧……快點！我在心裡對著自己說。

看著這位父親皮革般、顯然被太陽荼毒過的皮膚，以及乾啞的嗓子——很顯然，他是個多年的老菸槍並且整天在外工作。但他善良的眼神裡卻透露出一種近乎卑微的禮貌。「我不是一個聰明人，我知道我搞不懂你們醫師在做的事情，但……」他退了一步。我等著他繼續說，而我的身體因為過度疲勞，正痛得要命。「我已經四十三歲，我活夠了，現在看到我的孩子因為手毀了，再也沒有未來，我真的感到很痛苦。」

他伸出自己那雙粗糙的手，每根手指都因為多年勞累變得又粗又厚，他輕聲問我：「請問，能不能把我的手指切下來，放在我孩子的身上？」

五千年前，在南美洲、非洲和亞洲，各地的原始人在沒有相互交流的情況下，同時建立了收成野生棉花、紡成棉線、編織成各種布料的流程。[1]正如貝克特（Sven Beckert）在《棉花帝國》（*Empire of Cotton*）中美妙的說明：當棉花升級成為布料之後，便推動了工業革命與後續的國際貿易、資本主義與奴隸貿易，並意識到棉花是一個非常理想的多用途材料。俗話說：「成功有許多父親。」這句話的意思可能只是在說，有很多發明家把他人的創新功勞當成自己的；以另一種方式來解讀，這句話強調了一個事實，那就是幾乎所有的發現和發明，都會在同一個時間、發生在許多不同的人身上。[2]不管是飛機、燈泡、科學理論（演化、相對論、微積分）、衛生紙或是皮下注射針都是如此。「科技大躍進」意味著某些偉大的點子在此刻來到全面爆發的時刻，同一時間在各個地方，等待著某人來收成。

人類的思想為什麼會同步發展，某種程度上可用「路徑依賴」（*path dependence*）的概念來解釋。這個概念的意思是，創新會沿著某種特定而可預期的過程發生。「就像在發明鋼鐵、水泥、電力、電腦並瞭解核子物理之前，開採鈾礦實在不太可能」。[3]就像「時間機器」這種超越時代的發明，聽起來好像很棒，但創新通常需要配合正確的時機並匯集所有必要的成分。演化生物學家考夫曼（Stuart Kauffman）創造了「鄰近可能理論」（*adjacent possible*），解釋生物系統如何透過漸進且不耗過多能量的方式變化，演化成更複雜的系統。[4] 詹森（Steven Johnson）在《創意從何而來：讓好點子源源不絕的七大模式》（*Where Good Ideas Come From*）中將「鄰近可能理論」的概念應用在科學、文化和科技上。他認為，「鄰近可能理論」是一種未來的倒影，隱藏在此刻許多的事物之中。這個理論就像一份如何重塑「現在」的指引……而每個可能的新組合，都會為「鄰近可能理論」又帶來新的組合。[5]

就像你手上的這本書，就其本質而言也是在討論「鄰近可能理論」。仔細想想，外科手術的發展總是遵循一個很簡單的模式：一旦強化科學家和醫師的連結，就會促進各種發現和交流。很快地，就會有一小群的研究者開始瞭解人體的運作方式，接著醫師們會在十九世紀學會如何從細胞的維度來解讀疾病，二十世紀的外科醫師也才能發現疾病的解方。每一個階段的進步（還有相關的微小進步），都有賴於前一個時代的突破。

例如，一般人一定會覺得訝異，現代醫學第一個重大的改變，其實是印刷機的發明。印刷革命（被稱為「文明史上不可分割的一部分」[6]）是許多科技相互組合的經典案例，要整合這些科技需要強大的洞察力，才會使印刷機成為可能——而這樣的洞察力，可能與你預期的不太一樣。

過去三萬年中，無論環境因素（例如冰河時代？）是否有影響我們的祖先強化彼此之間的社會連結，語言和藝術都確實出現了關鍵性的發展。但一直到近五千年前左右，人類才出現書寫文字，這意味著自人類存在以來有將近九九．九％的時間，完全沒在進行寫作。在文藝復興時期「科學」被發明之前，人類在征服疾病時面臨的最大障礙，就是無法與廣大的知識份子分享知識新知。要向住在遠方城市的研究者傳達新資訊，若使用寫在莎草紙上的手抄稿，效率會非常低落。無論是要讓醫療發展更加蓬勃，或是想讓某些外科手術成真，我們都需要（用賈伯斯第一次介紹 iPhone 的語氣說）一種突破性的通訊設備。

大約在西元前三千年，也就是書寫被發明後沒多久，埃及人就用一種到處都有的莎草，巧妙地做出天才般的發明。在種植馴化作物之前，整片濕地上都是莎草叢——這種泛著祖母綠、成簇生長的植物之內部構造極其特殊，將改變之後好幾千年的社會發展。莎草紙在整個地中海地區被廣泛使用，但埃及卻壟斷了莎草紙的生產，除了死海古卷之外，只在埃及發現過莎草紙的遺跡。

亞歷山卓圖書館由馬其頓的希臘人托勒密（Ptolemy）創辦，而托勒密於西元前三世紀成為埃及的統治者。該圖書館除了位於主要的文化中心和港口外，還靠近莎草紙製作中心。「在亞歷山卓港停泊的每艘船，都會被搜查有無寫了文字的物品，任何被發現的物品都會被複製一份送到圖書館。托勒密想要任何主題、詩歌或散文作品，三個世紀後，圖書館成為擁有七十萬份卷軸的寶庫。」[7]

帕加馬（在小亞細亞，亦即未來蓋倫的老家）的統治者，希望在同一時代也建造一座宏偉的圖書館，但托勒密意識到彼此之間的競爭關係，拒絕送莎草紙到安納托利亞*。據普林尼（Pliny）說，帕加馬人因此被迫進行創新，創造出一種既耐用、薄又供應充足的新型書寫工具，這項發明被稱為 *pergamum*，由浸泡在石灰、刮擦後乾燥的動物皮製成。這些牛羊皮會被放在拉撐架

* 譯注：安納托利亞（Anatolia），又名小亞細亞或西亞美尼亞，是亞洲西南部的一個半島，如今位於土耳其境內。

上，經過進一步刮擦並用石頭撫平，最終打造出的產品非常薄，在適合的保存環境下有不錯的柔軟度，也不易老化。

在所有歐洲的語言中，都保留著Pergamum這個單字，即英文中的「羊皮紙」（parchment）。羊皮紙的三個主要來源是綿羊、山羊和小牛，其中最好的材料是牛皮（vellum），特別是由小牛製成的皮（其中最昂貴的是胎牛皮）！世界各地仍在使用羊皮紙，用來製作特別的手稿（例如複製一份真正寫在「羊皮紙」上的文憑）、高級藏書和精裝書等。

就在耶穌誕生後不久，羅馬人將原本寫在一片片木板上的《法典》（*codex*），換成了羊皮紙的版本。莎草不再是適合的替代品，重複摺疊和縫合只讓莎草紙做成的書脊變得脆弱。[8]羊皮紙版本的《法典》與基督教的興起有直接關係；所有在埃及發現的早期基督教檔案都寫在木板上，而同時代異教徒的檔案幾乎都以卷軸形式存在（拉丁文*volumen*就是卷軸的意思）。與莎草紙不同，「羊皮紙幾乎可以在任何地方製作，並在各種氣候中保存完好。但與製造莎草紙一樣，製造羊皮紙也需要密集的勞動力，而且相較於莎草紙，羊皮紙甚至更貴，需要多達兩百隻羊才能做成一本書。（使用羊皮紙）代表這份檔案很重要，希望能傳承下去。」[9]

古騰堡（Johannes Gutenberg）於一四〇〇年左右出生在格多的美因茨。美因茨在凱撒去世後不久，就成為了羅馬的駐軍地；到了十五世紀，已發展成為一個重要的小鎮，是歐洲學習猶太文化的中心。在此之前的幾十年間，瘟疫席捲美因茨，正如那時代的典型反應一樣，人們把這一切災難怪罪到猶太社區頭上（他們被說是「毒藥」），也因此有數百名猶太人在城市廣場被活活燒死。這場瘟疫讓美因茨的居民從二萬人減少到六千人，[10]也讓萊茵蘭人（Rhinelanders）急著尋找代罪羔羊，並逃離此刻極為腐敗的教會。

古騰堡的家人一直都在當地造幣廠鑄造帝國的硬幣，他對這種用來交易的東西太熟悉了，連同鋼字和模具等等也非常熟悉。「令人驚訝的是，古騰堡打從童年時代起，就與那些在鋼上刻字母的人為伍，而字母解析度至少是現代雷射印表機的六倍，或者六十倍。同一時間，西吉斯蒙德國王（King Sigismund）授予美因茨鑄造帝國硬幣的權利，隨後需要製作一組全新的設計與一套鋼板字。」[11]

因此在十五世紀初，製作印刷機所需的每個零件，都聚集在這個萊茵蘭人組成的小鎮。例如，壓制滾筒就是由龐大的木螺絲和曲柄手把所組成，自古以來被用來製造葡萄酒和萃取油，當時常用來把紙擠乾。對於製作獎章、硬幣、盔甲和裝飾品的工匠來說，鋼字也是常見的東西。紙張在幾個世紀前就已經從中國進口，墨也是紡織製造商常用的東西。時代只需要一個創新者，就能將所有零星的點連結起來，發動一場革命。

古騰堡在金匠的家庭中長大，因此他知道要把每個字母一個一個刻出來有多麼辛苦。即便是很有經驗的鋼字師傅，一整天也只能做一個鋼字，但平均每一頁需要三千次的刻印。[12]所以一個工作坊大概需要十幾名鋼字師傅工作一整年，才足以製作出足夠的鋼字來列印一個頁面。「這完全是一場噩夢，在經濟上毫無效率，一點也不實際，比起中國人，工作效率低了十倍。」[13]但其實古騰堡最重要的創意，並不是讓鋼板變得可以移動或是可以更換鋼字，他最具突破性的貢獻，其實是製造出可重複使用的字塊模具。

製造可回收的模具，就不需要在字母被鑄造後，每次都將整個版拆開。兩個方塊以L形綁成一個矩陣，由一個鐵製彈簧將這兩塊分開的方塊壓在一起，這種斜接的排版方式，還能讓同樣大小的字在視覺上更整齊。因此，古騰堡造就了媒體革命，此時印刷的流程變成：製造鋼字、排成矩陣、手工拼模，然後就可以壓印。至此，他改變了世界——但並不是像人們一般以為的他「發明」了印刷機。古騰堡最重要的貢獻是發明了一種快速製作的範本，以及使模具可被重複使用的方法。

古騰堡是位奮發努力的資本家，但他並沒有從他的發明中獲利。事實上，他去世時幾乎沒什麼錢，甚至沒有什麼人認識他。他做的事情，只是不斷對墨水、壓印和紙張進行實驗。來自核果瘤的化學物質（黃蜂幼蟲在橡樹上形成的球體）與煙灰、油和水混在一起後，就能做出適合印刷的墨水。他針對紙張與動物脂肪的比例也進行了修改；古騰堡和他的團隊調整了紙張溼度，使紙張溼度能達到最佳狀態，從鋼字版上好好吸收墨水。現在他終於完成了他的傑作——印刷版的《聖經拉丁文通俗譯本》。

在任何一個角度來說，這本書都絕對是一部傑作。「對於這兩本共一千二百七十五頁的大部頭聖經，古騰堡既要保留手抄本的美感，又要在重製的精準性上超過手抄本。雖然這很可能是場媒體革命，但當下又不能看起來太具革命性，否則就沒人要買了。」[14] 雖然這在當時是一種全新的寫作形式，但由於中世紀的抄寫工人實在非常精準，這本全新的印刷書籍很可能比不上一部宏偉莊嚴的手抄本。

最終，古騰堡成功了。雖然他展現了驚人的才華與毅力，但他卻把所有東西出讓給他的夥伴和同事，自己則只度過稍稍遠離窮困的生活，並終生保持默默無聞。在出版這本偉大的書之後，他迎來了另一場革命——宗教改革，這場改革永遠讓基督教一分為二。[15]

當你想到十四世紀的歐洲對知識的好奇重新覺醒時，若只想到文藝復興時期的藝術家以及贊助他們的梅迪奇家族，那可就太簡略了。就科學面向而言，這次復興的重點源自於對古典思想的懷舊，很大程度上，與我們從某些原本沒想過的地方再次發掘了這些古老文字有關。

在拜占庭的查士丁尼大帝（五二七～五六五）統治期間，地球上沒有任何人能夠猜到，僅僅一個世紀內，就會有一股新勢力在阿拉伯半島和地中海地區東方崛起。這股勢力的發起者會將各氏族和部落整合起來，並引入一種全新的宗教，用單一語言來統一尼羅河和阿姆河*之間的地區，並激發他們保護古代學者對科學和數學的知識。這位先知以前是孤兒，甚至很可能是個文盲。[16]他在麥加出生，如今這個村莊已是世界級的宗教中心。也是全球穆斯林每天祈禱時面向的目標。

穆罕默德於西元五七〇年出生時，麥加就因為擁有黑石（據說是亞伯拉罕帶來的隕石），早已是一個宗教聖地。在穆罕默德成為領袖之前，這裡每年都會宣布休戰，好讓交戰的部落可以聚集在麥加，敬拜他們的神。尤其重要的是，由於麥加在穆罕默德出生時就已是一個聖地，每年伴隨朝聖而生的商業體系已經相當發達。

穆罕默德在統一該地區的部落和氏族、說服他們拋棄異教信仰方面，表現出超人的領導才能和天分。他成功創建了第一個全伊斯蘭的核心社會，[17]這個以沙漠小鎮的夢想家為中心的敘

---

* 譯注：阿姆河（Oxus），為中亞水量最大、最長的內陸河。

事，產生了自己的宗教與文化，不但保留了希臘文化，並在之後幾個世紀當中促進許多新的科學發現。

伊斯蘭學者納斯爾（Seyyed Hossein Nasr）說：「就像原產於這片土地的乳香，能夠飄香到羅馬帝國和中世紀時期的歐洲一樣，阿拉伯的精神香氛，對伊斯蘭人來說是神聖的，無論遠近的穆斯林都能感受到。」[18] 進一步說明的話，就是伊斯蘭重燃當時世界對古代的好奇心，保存並翻譯了古人的作品，搭起文藝復興的橋梁，讓西方世界在從羅馬淪陷到科學革命的一千年間，並不完全是知識沙漠。希臘科學的成就不但被保留下來，甚至在伊斯蘭的某些機構以及歐洲的大學中有所改良。[19] 阿拉伯半島也被暱稱為阿拉伯乳香半島，保留了歷史上使用香氛來掩蓋腐肉惡臭的習慣，這就如同來自伊斯蘭的知識份子，也為中世紀帶來一股新鮮空氣，可謂「智識上的香水」。

穆罕默德於六三二年去世，當時阿拉伯大部分的地區都已皈依在他的伊斯蘭神權統治下。在幾十年的動盪後，遜尼派和什葉派兩大分支就此建立，阿拉伯的第一個世襲王朝——遜尼派倭馬亞王朝，也於西元六六一年建立於大馬士革。倭馬亞人掌權了近一個世紀，並在這段期間將勢力擴展到北非、西班牙和中亞大部分地區。「一統過去被拜占庭治理的領土，使得這些地區開始學習希臘科學。也有部分的希臘文化學習來自於波斯，這是因為他們的統治者在伊斯蘭興起之前，就相當歡迎希臘學者，而當時新柏拉圖學院才被皇帝查士丁尼一世關閉不久。基督教避之唯恐不及的希臘文化，卻成為伊斯蘭教的豐厚養分。」[20]

西元七五〇年，阿拔斯帝國推翻倭馬亞王朝後，伊斯蘭迎來了黃金時代。阿拔斯帝國的統治者，在底格里斯河上建造了一座新的城市，也就是今日的巴格達，它在當時成為世界上最大的城市。阿拔斯人從一開始就希望能融合波斯文化，而波斯人當時所崇敬的正是希臘文化。當阿拔斯帝國的穆斯林擁抱希臘哲學、醫學和科學（若不是詩歌和戲劇的話）的同時，其實也接受了來自埃及、中國和印度等其他地區的古老智慧，自此發展出一個豐富且複雜的社會，他們的帝國在教育和科學上取得了進步，成為連結希臘哲學家與早期文藝復興革命者的中間人。

馬蒙（八一三至八三三年間的哈里發）派遣了代表團到君士坦丁堡購買希臘手稿，進而開始了世界史上最偉大的知識轉移：自醫師伊沙克（Hunayn ibn Ishaq）起，奠定了持續翻譯的傳統，之後他的兒子和侄子，也將柏拉圖和亞里斯多德、蓋倫、希波克拉底的作品，以及歐基里德、托勒密等人的數學著作，全都翻譯成阿拉伯文。歷史學家希蒂（Philip Hitti）將當時穆斯林學者在知識上的大幅成長，與停滯不前的歐洲進行了比較，他說：「當東拉希德（al-Rashid）和馬蒙（al-Mamun）*鑽研希臘和波斯哲學時，同一時代，西方的查理曼和他的領主們則沉迷於將自己的名字寫得更美的書法藝術。」[21]

阿拉伯文化的黃金時代從八世紀跨越到十三世紀，是自亞歷山大大帝以來，這個遼闊地區第一次在政治和經濟上達成統一。「消除過去分裂該地區的政治障礙，意味著來自不同地區和種族背景的學者，可以開始旅行並互相交流。」[22] 阿拉伯的科學將隨著伊斯蘭，從庇里牛斯山

* 譯注：阿巴斯王朝第五任哈里發拉希德（統治期間：七八六～八〇九）和他的兒子第七任哈里發馬蒙（Al-Ma'mūn，統治期間為八一三～八三三）的執政時期，是阿拉伯帝國的盛世。

脈傳播到巴基斯坦。當時甚至無論是非洲人、西班牙人、波斯人還是阿拉伯人，大家的共通語言都是阿拉伯文。

由哈里發馬蒙所創立的智慧之家*，成為了當時世界的學習中心。在這之前，亞歷山卓曾是知識之都，用當地生產的莎草紙保留了許多希臘和羅馬手稿。而巴格達則成為哲學和科學研究的新起源，所有文本都轉成阿拉伯文，抄寫在當地製造的紙上。[23] 智慧之家早期內化的其中一種知識，便是採用印度的數字系統（一～九）以及十進位系統與「零」的概念。花拉子密（al-Khwarizmi）則導入一種用阿拉伯語表達抽象公式的系統（令世界各地的高中生聞風色變的東西，他稱之為 *al jabr*，即今日的代數）。阿拔斯穆斯林吸納了全世界的各種知識，包括煉金術、數學、科學和法律。隨著伊斯蘭的圖書館蓬勃發展，歐洲的圖書館相形見絀，中世紀西方的科學和文化發展開始停滯不前。

在阿拉伯文化中最早的典型人物是肯迪（Yaʿqūb ibn Isḥāq aṣ-Ṣabāḥ al-Kindī，或拉丁文中的阿爾金杜斯），出生於巴士拉（今伊拉克南部）。他是阿拉伯貴族的後代，又被稱為「阿拉伯的哲學家」。肯迪是一個非常博學多聞的人，對於翻譯亞里斯多德、新柏拉圖主義者、希臘科學家和數學家的著作而言非常重要。

另一位重要的中世紀時期醫師是波斯出生的學者，名叫拉齊（al-Razi，拉丁文為 Rhazes），他在巴格達完成訓練。拉齊不但進行翻譯，還描述了天花與麻疹；最重要的是，他很有可能是第一個跳出來挑戰蓋倫的權威和不可質疑性的人。例如：拉齊認為發燒只是一種身體的防禦機制，而非體液失衡的問題。他的貢獻相當驚人，他是一個「不斷積極進行實證試驗，挑戰這個被古老先賢廣泛接受的理論的思想家，不僅於此，他也對該領域做出了獨創性的貢獻」。[24]

另一位波斯出生、說著阿拉伯語的學者是伊本・西納（ibn Sina，常被稱為阿維森納〔Avicenna〕，九八〇～一〇三七），被廣泛認為是希波克拉底以來最偉大的醫師。阿維森納聲稱在十歲時就背誦整本《古蘭經》。他也是個博學多聞的人，在哲學、科學和醫學主題上的著作非常多。他因撰寫《醫典》（*The Canon of Medicine*）而聞名；這是一部大部頭的醫學百科後來翻譯成拉丁文，並成為西方接下來幾個世紀的經典著作。直到十七世紀前，《醫典》是歐洲所有醫學院（蒙彼里埃、波隆那、巴黎）的主要教科書。[25]「一九一三年，奧斯勒爵士（Sir William Osler）認為，阿維森納是『有史以來最著名的醫學教科書之作者』。奧斯勒補充說：作為一名臨床醫師，阿維森納同時也是政治家、教師、哲學家和文學家，是成功醫師的原型。」[26]阿維森納是「中世紀權威的源泉」，[27]或許也是伊斯蘭世界豐富的文化啟蒙當中最偉大的代言人。

智慧之家以西三千英里處是安達盧西亞，即現在的西班牙，被穆斯林稱為安達盧斯。穆斯林對西班牙的統治最終在一四九二年結束，但貫穿了伊斯蘭的黃金時代，並催生了至今豐富的文化、科學、語言和建築的傳統。

宰赫拉威（Abu al-Qasim al-Zahrawi），以拉丁名「阿爾布凱西斯」（Albucasis，九三六～一〇一三）而聞名，在科爾多瓦附近出生和長大（祖先來自阿拉伯的安薩爾部落），被認為是中世紀最

* 譯注：智慧之家（阿拉伯語為بيت الحكمة，羅馬文為 Bayt al-Ḥikmah），也被譯成「智慧宮」，是阿拉伯帝國阿拔斯王朝時期，位於現今伊拉克巴格達的一所圖書館及翻譯機構。

偉大的外科醫師。「在當時不良的醫學理論下，外科的負擔比起其他醫學分支要少很多，因此阿爾布凱西斯試圖將醫學從哲學和神學當中分離出來。」[28]《醫學寶鑑》（*Al-Tasrif*，約於西元一〇〇〇年左右完成）匯整了將近五十年臨床實踐的經驗，收錄了歷史上最早的手術器械圖片。五百多年來，這本手術百科全書是所有歐洲大學的標準參考書。阿爾布凱西斯說：「我所知道的一切，全歸功於我刻苦地閱讀前人所留下的著作、努力理解前人的想法，並力求科學；我也添加了我這一生的觀察和經驗。」如果阿爾布凱西斯用阿拉伯文寫下這本傑作，那這本書又是怎麼變成拉丁文的？

康斯坦丁．阿非坎納斯（Constantinus Africanus，意為非洲人康斯坦丁）於一〇二〇年出生於突尼西亞的凱魯安，這是一個靠近地中海海岸的城市，當時已是伊斯蘭重要的學術中心。康斯坦丁首先在突尼西亞學習醫學，之後前往巴格達、敘利亞、印度、衣索比亞、埃及和波斯等地旅行（想想當年那時候，這是多麼令人驚訝的壯舉）。在返回迦塔奇（今突尼西亞）的路上，康斯坦丁途經義大利薩勒諾（那不勒斯附近），當時該地被認為是歐洲領先的醫學教學中心。但康斯坦丁不為所動，直接回到了突尼西亞，覺得自己永遠都不會再回到薩勒諾。然而幾年後，他被懷疑施了巫術而遭到流放。作為一名狂熱的藏書人，（穆斯林）康斯坦丁隨身攜帶他的藏書寶庫，包括阿拉伯文版的古希臘作品、伊斯蘭醫學主題的書籍、國際醫學進階培訓內容，還有他的多國語言能力。

康斯坦丁參考了（好吧，有時是「抄襲」了）阿拉伯的醫學知識，並完成一些拉丁文醫學書籍，包括手術、預後、臨床醫療、泌尿道、腸胃道疾病和醫療器材的論文。他最著名且最主要的著作是《疾病》（*Liber pantegni*），這是拉丁文中第一本最完整的醫學教科書。[29]康斯坦丁在撰寫《疾病》的期間皈依了基督教，在蒙特凱西諾修道院（Monte Cassino monastery，位在拿不勒斯和羅馬之間）擔任本篤會僧侶，並在人生最後的十年裡，致力於用拉丁文編寫醫學教科書。

康斯坦丁的生平象徵了世界正在發生的變化：一個來自地中海的穆斯林，不但皈依基督教，還將阿拉伯文的書翻譯成拉丁文，預言了義大利各省回歸基督教的管轄、拉丁學派將佔上風，以及西方將主導醫學教育。薩勒諾將被稱為「世界上第一所醫學院」（雖然希臘人、埃及人和阿拉伯人可能並不同意），有些人認為康斯坦丁是點燃文藝復興的穆斯林。

在這場翻譯運動中的第二個主要人物，是克雷莫納的傑拉德（Gerard of Cremona，一一一四～一一八七）。相較於康斯坦丁以局外人的身分，將來自外部的作品和語言帶人拉丁文化，傑拉德則以局內人的身分（出生於義大利克雷莫納，也就是帶給我們斯特拉迪瓦里琴*的城市），離開義大利，前往當時仍由科爾多瓦哈里發控制下的托萊多（Toledo）。托萊多是一座充滿各種手稿和圖書館的城市，有阿拉伯文的經典古書，也有偉大的阿爾布凱西斯的新作。[30]接下來的四十年裡，傑拉德翻譯了關於數學、代數、天文學、哲學和醫學的各種論文。甚至可能有「第二位」克雷莫納的傑拉德特別熱衷於醫學翻譯：這在當時的翻譯學派中很常見，當談到古代的學術著作時，通常都會有許多作者參與貢獻。「傑拉德翻譯的大阿拉伯醫學百科全書，例如阿維森納的《醫

* 譯注：斯特拉迪瓦里琴（Stradivarius），指義大利斯特拉迪瓦里家族製作的弦樂器，這些古老的樂器被認為是史上最好的弦樂器。

典》，打開了西方醫界學者的視野，讓他們意識到醫學是一種理性的科學，可以以有邏輯、講求方法的方式進行研究，這對於我們理解哲學和自然秩序打下了良好基礎。」[31]

康斯坦丁的著作與托萊多的翻譯成果，激發人們對學習的興趣，這種學習動力在歐洲已沉眠了近千年。穆斯林讓紙變得普及，加上這些現在被翻成拉丁文的古書，助長了知識的覺醒。一直到十五世紀，整整一千年當中，手抄的法典被視為標準的書寫格式，所有的西方書籍都是用手工複製的。[32]抄寫員經常聚集在寺院的經文館，並在首席書法家的緊密監督下，複製這些宗教文本。直到古騰堡做出創新之前，製作書籍的過程都極其乏味且成本高昂，在圖書生產過程機械化之後，大大開啟了傳播新思想的能力。

「文藝復興時期是歷史上少數自我發現的時期，而非事後才由歷史學家予以定義。」[33]任何充滿好奇心的靈魂都會明白，這是一個獨特開創的時代。橫跨歐洲活躍的連結性，使得許多偉大的心靈接觸到經典作品和其他學者的洞見。反過來，相互接觸的專家們展開討論，激發出不同的意見，並廣泛引發了對於當局的批評。

自此，十五世紀起透過師傅傳承給學徒的這種緩慢資訊傳播方式，被永久改變了。希波克拉底和他的學徒們，在兩千五百年前建立了醫學與外科的根基。蓋倫則在基督教發展初期延伸了這些著作，他的權威性在歐洲僅受到些許挑戰，但在伊斯蘭智慧之家只佔了些許地位。拉丁文的譯作引入了許多論文，誘發了學術發展，促使薩勒諾大學、波隆那大學、帕多瓦大學、巴黎大學、蒙彼利埃大學和牛津大學的崛起。十四世紀中葉，此時君士坦丁堡落入土耳其人手裡，教堂被改建為清真寺，印刷機釋放出無數的見解、觀察、占星表、哲學詰問、宗教爭論、政治批評、對人體的各種思考（包含人體的型態、器官的功能與失能），以及需要進行手術的時機。很快地，世界上第一本偉大的、由機器印刷的醫學教科書，將在一五四三年由一位年僅二十九歲的天才精心製作而成。而這本書，將永遠改變醫學和整個世界。

第03章 維薩里和《人體的構造》

我盯著爸媽書房裡的書架，試著決定接下來要看《世界百科全書》的哪一卷。我父親是大學裡的獸醫，雖然我們家沒有很多錢，但我的家人和一九七六年的許多人一樣，決定「投資未來」，買一套家庭百科全書。對我來說，這是世界上最偉大的發明，有厚達二十二英寸的各種資訊，而且還按照字母順序排列、濃縮成書。就如廣告上寫的一樣，它形成了一個觸手可及的知識世界。珍藏系列寄來的那幾天，我花了好幾個小時翻閱這些書，讀著關於阿巴拉契小徑、國會榮譽勳章和世界旗幟等資料。

我伸手去拿第八卷，也就是書背上有字母H的那一本。我沒有特定目標，只是看看有沒有能吸引我注意力的東西。當我坐在向日葵圖案的帆布沙發上時，我用拇指翻過一頁又一頁，四處看看有什麼有趣的主題。翻到最後幾頁時，我的目光鎖定在幾頁的特殊頁面上。這幾頁不像其他頁面用的是閃亮的紙，而是四張透明塑膠片，每一張代表人體的某個層級。

第一個人形沒有皮膚覆蓋，眼睛看向左側。在他身體右側，接近書脊的位置，胸部、腹部、右臂和腿上的肌肉完好無損，而左側只有胸廓。我仔細在他的肺和腸子間看來看去，相當著迷。翻到下一頁，我看到前方的身體部位，現在整個胸廓和肌肉都清晰可見。第二頁的前面只顯示左手臂的肌肉，但卻暴露出肺、肝臟、胃和腸道，每一個的表面看起來明亮、帶點潮濕的樣子。每個器官都有編號，在旁邊淺藍色的框框中，有著相對應的說明。再往下翻，令人驚艷地，書上畫的是大腦，而且是放在頭骨裡的樣子。

第三頁畫的是肺臟、心臟、大血管、胰臟和腎臟。我前後翻來翻去，想要記住器官的編號和它們的位置，但我不確定它們之間有什麼關係，但總覺得這些器官各有功能。最後一頁大半是骨架和神經，當我翻到最後一頁時，我看到身體的背面。當我發現編號一五九的肌肉叫做臀大肌（gluteus maximus），不知為什麼很興奮，大概是因為唸起來有點像是小孩子被禁用的單字。

我盯著這些圖片，還是搞不懂食物是怎麼從嘴巴送到胃裡的。附注裡的文字寫著，食道會作為輸送液體和嚼爛後的食糜管道，直到小腸吸收這些食物微粒，胰臟的消化酶進一步分解這些食物微粒，剩下沒分解或被吸收的則會進到大腸，在大腸中水分被抽走，最後留下「廢物」。我小學時的腦袋實在想知道，這所謂的「廢物」跟「糞便」是同一回事嗎？

在這本百科全書裡，只有這裡有這樣專屬的插圖，似乎是在對我說，人體是整本百科全書中最重要的主題。我對其他主題雖然也有興趣，但這些解剖圖絕對是我的最愛。事實上，我經常會想到這些圖，有事沒事就會翻翻這些印在塑膠片上的圖譜。

十五世紀，古騰堡發明了印刷機、君士坦丁堡被土耳其人攻陷、揚胡斯*和聖女貞德被送上火柱燒死、美第奇家族取得了權力、哥倫布發現新大陸、猶太人在審訊期間被驅逐出西班牙，以及「發現」一詞則初次被發明出來。

當一四九二年十月哥倫布偶然發現新大陸時，他甚至無法用任何單字來形容「遇到一個未知世界」這件事。哥倫布用西班牙文和拉丁文記錄了他的航程，但只有葡萄牙文有*discobrir*（發現）這個詞。在十四世紀後期之前，寫書的人需要耗盡心思才能傳達「發明」（*invention*）或「發現」（*discovery*）的概念，因此總是採用「一種過去從未存在的新技術」的說法。[1]

伍頓（David Wootton）在《科學的誕生：科學革命新史》（*The Invention of Science*）一書中，做了一個假設：

> 一四九二年，發現美洲後創造了一種新事業，讓許多聰明人可以投身於發現新的知識。這種事業需先達成某些社會與科技的條件才能存在，例如可靠的溝通方式、共通的專家知識，以及具公信力且可以處理衝突的專家團體，這些團體包括製圖師、數學家，再來是解剖學家，然後是天文學家……[2]

* 譯注：揚胡斯（Jan Hus），捷克基督教思想家暨改革家，曾任布拉格查理大學校長，為宗教改革的先驅，被天主教視為異端。

因此，「發現」這個概念總離不開「探索、進步、原創性、真實性與新穎性」，而這些都是極具文藝復興晚期特色的產物。[3]

哥白尼（一四七三～一五四三）是普魯士天文學家，提出了日心說（即把太陽放在太陽系的中心），很幸運在「有許多重要變化的數十年間，以現代人無法察覺的程度，改變了當時所有書中『既有的數據』。如果對這些變化進行更深入的研究，將有助於解釋為何在十六世紀末之前，在行星繪製、地球測繪、同步年表、法律制定和書目編排等系統上，都同時發生了革命性的變化。」[4] 這些觀星者理解到，天堂也可以用圖表和表格來描述，從而啟發了早期的解剖學家（亦即畫出人體「地圖」的人），用類似方法來描述人類的解剖圖。

雖然隨後花了整整一個世紀，印刷界才將遠古哲學家的手稿同步轉為書籍，但書中製作精良的圖表更加強化了作品。然而，佛羅倫斯出版商願意出版亞里斯多德的哲學著作是一回事，讓十六世紀的學者重溫人類史上最權威的醫師作家蓋倫的作品又是另一回事。一五四三年，人類史上兩本最偉大的著作出版，一個是哥白尼極具開創性的手稿在他去世那年於紐倫堡出版；另一個則是由二十九歲卻敢勇於挑戰蓋倫的維薩里所撰寫的解剖書之出版；他的書《人體的構造》將為醫學教育的復興打下基礎。

在一二〇四年君士坦丁堡戰役中，十字軍（受教皇啟發，並由威尼斯提供後勤支援）掠奪了古城中的所有寶物並帶回義大利半島，其中包括藝術品、雕塑、貴金屬和古代手稿。這些來自君士坦丁堡和其他被征服地的古代哲學家作品「使一些人開始明白，曾經有個時代遠遠超越他們自己的時代，那是一個強調人性而不是靈性的時代。因此，現在空氣中出現一種新的人文主義逐漸被察覺，人們開始強調思想自由，而不是中世紀哲學家與神學家要求的無私順從。這種人文主義激發了對人類潛能的探索，以及特別是在文學、哲學和各種藝術形式中表達人性的需求。」[5]

一四五三年，君士坦丁堡向土耳其人投降，來自東方的基督徒大規模西遷，成為歐洲重新覺醒的重要因素。義大利和西班牙的翻譯中心出現新的拉丁文作品（譯自阿拉伯文），拜占庭人卻把他們的希臘手稿帶到義大利城邦。而同時期的古騰堡正讓活字印刷臻於完美。

西元十五世紀，一小群工匠逃離君士坦丁堡、前往威尼斯。幾十年來，威尼斯人一直擁有拜占庭大部分的權力，以此建立了精密的船舶、交易網路、會計系統和銀行體系。前往威尼斯的藝術家和技術人員當中，包括了一群玻璃製造商，突然之間，他們發現自己置身在世界上最偉大的商業貿易中心。彩色玻璃的製作打從羅馬時代就開始了，但拜占庭工匠卻把玻璃工藝提升到前所未有的高度，推出一種新的奢侈品。不過，在威尼斯這樣的沼澤地，玻璃製造商因容易造成「鄰里火災」而不受歡迎，[6]因此他們穿過瀉湖搬遷到穆拉諾島上。在島上，他們建立了一個稱為「玻璃島」（今日仍生產精緻玻璃）的創新中心，成為了工藝的典範。

詹森（Steven Johnson）這樣描述著玻璃製程的重大突破：

> 經過多年的反覆試驗，嘗試不同的化合物後，穆拉諾玻璃製造商安傑洛．巴羅維耶（Angelo Barovier）採用富含氧化鉀和錳的海藻，先將其燃燒產生灰燼，然後加入熔融的玻璃中。當混合物冷卻時，創造出一種非常清晰的玻璃。巴羅維耶認為，這岩石晶體堪比石英的清晰，

為之震撼，便稱之為「水晶」。這正是現代玻璃的開始。[7]

令人驚訝的是，現代化的透明玻璃將促成幾個關鍵創新，而這些創新將推動現代科學的誕生，並決定文藝復興的誕生。在意外製造出透明玻璃後，也將（幾乎）意外製造出鏡面和彎曲玻璃。這些鏡子和小透鏡，會在下個世紀以難以想像的方式，徹底改變醫學和科學。

一旦威尼斯人發現了製造玻璃的技術，下一個更大的挑戰就是製作一塊大型平板玻璃。如果你知道玻璃傳統的製作方式是從吹玻璃開始，而且在壓平時需快速冷卻，你就會知道這並不容易。對來自遠方的原物料（包括來自埃及的草藥和從地中海貿易夥伴來的沙子）進行實驗後，他們居然製造出前所未有的優質玻璃。為了製造更大的玻璃板，他們將玻璃吹入圓柱體後，將熔融的玻璃切片鋪平而成。早期的鏡子是在冷卻後的玻璃背面塗上一層銀，但玻璃與金屬收縮係數之間的落差容易使玻璃碎裂。因此，穆拉尼人進行了創新，混合水銀和錫，在減少玻璃破裂的可能性之餘，同時保持一樣閃亮而高度映射的表面。[8] 鏡子在當時仍是相對奢侈的物件，但文藝復興初期於威尼斯和佛羅倫斯等地，鏡子已相當普遍，成為日常生活的一部分。「在各個層面來說，這件事帶來的最驚人啟示就是：在鏡子出現之前，所有人度過一生，卻從未清楚看過自己的臉，只能偶爾在水池或拋光金屬上，看見自己那零碎、扭曲的目光。」[9]

自此，十五世紀中葉出現了一系列的發展，從而注定整個社會即將迎接天翻地覆的改變。短短幾十年內，盧克萊修的詩作〈物性論〉在德國一座修道院被重新發掘、威尼斯發明了水晶般清澈的玻璃和先進的鏡子、君士坦丁堡落入土耳其人手中（原本保存在此地的希臘手稿則流入義大利），而古騰堡發明了活字印刷。傳統上認為，個人主義誕生於西元一五〇〇年，[10]顯然與鏡子的發明和歷史上第一幅自畫像出現有關。芒福德（Lewis Mumford）在《科技與文明》（*Technics and Civilization*）一書中寫道：「自我意識、反省以及與鏡像對話，都環繞著新事物的發展而來。」[11]這是人類第一次可以清楚看到自己的時刻；而隨著人物成為焦點，財產權和法律慣例都開始繞著個人運作，而不是家庭、部落、城市或王國等過去的集體單位。[12]十五世紀中葉，新的個人主義和人文主義將迫使各種天才將目光轉向內在，探索心靈和身體的動機，隨後的哥倫布案例，則發現人體結構中的複雜連結。當黑暗時代逐漸消逝，我們內部的思想和身體組成變成值得探索的沃土，而那些把目光轉向人體的探險家們，發現他們對於擺在面前的新大陸其實一無所知。

大約在西元前一五〇年，也就是大概介於希羅菲盧斯（Herophilus，希臘解剖學家）和艾拉西斯特拉圖斯（Erasistratus，古希臘解剖學家）活著的這段時間，亞歷山卓進行人體解剖的數量開始減少，這也預告這座醫學院、這座曾是世界上最先進的科學研究中心，走向滅亡的開始。西元三〇年左右，亞歷山卓併入羅馬帝國，由於法令和一般異教徒的宗教情懷，導致禁止人類解剖。[13]正如我們所知，蓋倫（一二九～一九九）即便從未解剖過人類大體，也沒做過病理解剖，卻成了無可質疑的解剖學權威。他的研究只以動物為基礎，包括穀倉裡的動物或是巴巴里獼猴。

八世紀到十三世紀，禁止人體解剖的禁令一直持續到穆斯林的知識統治時代，當時只有零星幾例第一手解剖學研究。「伊斯蘭的解剖學知識，只不過是披著穆斯林外皮的蓋倫，」[14]大阿拉伯的譯者不過是重複蓋倫聲稱的理論罷了。奇怪的是，當時若有十字軍戰士在遠東死亡，為了方便將屍骨帶回家鄉，會將他們的大體肢解、煮熟並清理骨頭，這些做法日後成了人體解剖復興的基礎。

義大利半島重新對學習醫學產生了興趣，先是在薩勒諾，後又在波隆那和帕多瓦，激發年輕研究人員進行了第一次人體解剖，完全忽視一二九九年博尼法斯八世頒布的詔書禁令。該禁令「並非反對人體解剖，而是反對用滾水將那些遠離家鄉（為了要埋葬在自己家園）的大體煮熟的做法……教皇從未發表任何明確反對解剖的聲明，儘管似乎有一些過度狂熱的地方教會，透過詮釋或曲解教義來反對這種做法」。[15] 聲稱教會禁止解剖是完全不正確的；諷刺的是，反而是羅馬異教徒頒布了這類法律禁令。這些法律一直延續到西元一三〇〇年代，直到他們的義大利後代發起強力的挑戰，才推翻了這些法律。

來自義大利波隆那的醫師盧茲（Mondino de Luzzi）於一三一六年成為中世紀第一位重要的解剖學家，出版了教科書的經典《解剖學》（*Anatomia*）。這是近代第一本專門講解解剖學的書，即便盧茲仍然重度依賴蓋倫的著作，但這本書多數的內容顯然都是根據他自己的解剖經驗而來。《解剖學》是本簡單、明確且有系統的書籍，是未來兩百年所有解剖學家的指南，對於激發整個歐洲對醫學的好奇心相當有助益。就這樣，波隆那大學成為人體解剖和研究的第一個復興基地。[16] 這股復興風潮始於一三〇〇年代，很快就蔓延到帕多瓦、威尼斯和佛羅倫斯。在一五〇一年之前，又延伸到錫耶納、佩魯賈、熱那亞和比薩。雖然當時天主教會把許多行為認定為有罪（尤其在十四世紀和十五世紀），但正如他們所說，教會從未禁止人體解剖。

對解剖學的理解日益增長、人文自覺的提升，以及藝術表現力變得更豐富，這三件事能在義大利文藝復興時期同時存在絕非僅是巧合。十六世紀初，波提切利、達文西、米開朗基羅、拉斐爾、杜勒和提香並存，相互競爭，偶爾還會合作。一五〇二年，貝倫加里奧（Giacomo Berengario）被任命為波隆那大學（位於佛羅倫薩和威尼斯的正中間）的外科與解剖學主任，並將成為盧茲的繼任者，並撰寫了《評論》（*Commentaria*，一五二一）這部近千頁的大部頭（印刷革命後這本書才有出版的可能）。貝倫加里奧是第一位「不迷信過往權威的醫師，不管是蓋倫還是穆斯林都一樣」[17]，他對人體結構及各種功能相當有自信。最重要的是，他對藝術的愛好很認真，甚至擁有拉斐爾的名畫《講道中的聖施洗約翰》（*John the Baptist. Commentaria*）。《評論》是第一本整合（儘管較為粗略）論文與插圖的解剖書，而貝倫加里奧是「第一個對解剖插圖的真義有不少好點子的解剖學家」[18]。

雖然此時外科手術仍是不得已的極端做法，多半是戰場上不得不進行初步急救的手法，不過一旦我們對身體的運作方式有更多的瞭解，外科的浪潮就要來臨了。隨著印刷機問世和木刻印刷變得更加精緻，全新的科學研究方法誕生，這位年輕的解剖學家兼外科醫師所需要的舞臺已搭建完成，他將寫出有史以來最偉大的書籍。

維薩里（Andreas Vesalius）一五一四年出生於比利時布魯塞爾一個社會地位極高的家庭。他的父親（安德列斯）是神聖羅馬帝國的藥理學家，祖父是馬克西米連三世的御用醫師。皇室成員若需四處視察，維薩里的父親就會隨著皇家列車到處移動、隨侍在側，很少待在家裡。維薩里是菁英教育下的受益者，一開始待在布魯塞爾，後來到附近的魯汶度過青少年時期。青少年時期的維薩里在魯汶大學的城堡學校學習哲學（例如亞里斯多德和藝術），精通希伯來文、希臘文和拉丁文。由於家族都在醫學領域從事研究，他也就順理成章選擇了醫學院就讀。一五三三年，維薩里前往巴黎展開習醫之路。

維薩里進入在巴黎的醫學院就讀，期望在四年內獲得學位。現在回想起來，一個學士學位要求做四年的研究工作實在驚人。如果是現代的外科醫師一定會問：他們到底在研究什麼，為什麼需要花這麼長的時間？要知道，當時並沒有顯微鏡，所謂的「生理學」（對於身體各種動態變化的研究）、「病理學」（從器官和細胞維度思考疾病的研究）和「微生物學」（研究細菌和病毒）完全未被發現。外科手術還非常原始，可能就像我們今日在婆羅洲一個還停留在石器時代的村莊裡看到的那樣原始。我們只能猜他們當時學習的蓋倫和希臘式醫學，裡頭充滿了各種哲學觀念和謬誤。維薩里在巴黎待了三年，但在獲得醫學學位前就被迫離開，詳細的故事我後頭會說。

在維薩里來到這座光之城（巴黎的別稱）之前，理髮師、外科醫師和內科醫師還在為誰比較權威、誰比較有名爭吵不休。禁止人體解剖的長期禁令，導致醫師對任何形式的解剖研究都不感興趣。由於解剖學研究與外科手術關係密切，因此醫師們幾乎毫無動力對身體進行認真的研究，當然也不會想要碰大體。身為現代讀者的你一定都知道，現在所有的內科醫師和外科醫師，無論專科是什麼，彼此都是在醫學院的同學。但在中世紀，內科醫師和外科醫師不在一起受訓。外科醫師學會獨立於醫學院之外，自行接受培訓。理髮師則幾乎沒有接受教育，完全不用學習拉丁文（當然，也不用學希臘文），只是偶爾接受內科醫師和外科醫師的指導罷了。理髮師會先聚在修道院，在那裡學會如何為中世紀僧侶進行剪髮禮的儀式。過去近一千年來，理髮師成為使用剃刀的專家，能同時提供理髮、剃鬚和希波克拉底式的放血服務。在英國，理髮師於一五四○至一七四五年間與外科醫師的工作重疊，直到後來才只替人刮鬍和理髮。理髮店外掛著的旋轉彩柱，是現在唯一遺留下來、會讓他們想起過往曾經為顧客放血的物品。

就像中世紀的牧師對教區居民行使控制權一樣，「使用拉丁文似乎一直與古老的權力和控制有關……學會拉丁文，等於擁有瞭解深奧祕密的鑰匙」。[19] 經過多年的緊張關係，終於在一五一六年於巴黎達成協議，順利解決醫療階級的問題。自此，內科醫師保留了他們自吹自擂的頭銜，至於外科醫師則接受了相對從屬的地位。與巴黎人不一樣，法國的內科醫師並不會模仿更先進的波隆那人和帕多瓦人捲起袖子、親自進行解剖和研究，而是盡可能地不觸摸大體，在外科醫師進行實地解剖時，只會高高在上地待在高腳椅上為學生講課。

十五世紀，當外科手術在義大利某些城市取得一定地位時，北邊的歐洲國家，如法國、德國和英國，對外科醫師的尊重還是遠遠落後於內科醫師。外科學會（如現代的商業公會）由外科醫師和理髮師共同組成，在日後制定會員規則和各種標準上扮演了重要角色。理髮師／外科醫師的手藝類似於希臘羅馬時期的「手術」，僅限於處理基本的骨折固定、刀劍造成的外傷，以及從中國傳入的火藥造成的新型傷口。

十四世紀和十五世紀的歐洲戰場正見證火藥的全新力量，槍炮造成的「爆炸傷」前所未有的嚴重。帕雷（Ambroise Paré，一五一○～一五九○）是理髮師／外科醫師之子，從未上過正規醫學院，最終成為四位法國君主的外科醫師。帕雷是第一位偉大的法國外科醫師，徹底改變了戰場上傷口的治療方式，加上他使用法文而非拉丁文寫作，也讓他變得更有影響力。文藝復興初期的醫師發現自己在面對槍傷治療時無能為力，因為這種傷口比人類過去遇到的任何傷害都嚴重得多，因此照護患者的工作都留給理髮師／外科醫師。在牛頓之前的時代，很難理解是火藥推動彈片所傳遞的能量，而非碎片中的「毒藥」造成如此嚴重的傷害。達維戈（Giovanni da Vigo，一四五〇～一五二五）是教皇朱利葉斯二世的外科醫師，在一五一四年和一五一七年的論文中，認為槍傷是「火藥毒害使然」，應該仿格鬥士戰鬥傷口的古老治療法，用熱油燒灼來對抗毒藥。大家應該可以想像，熱油的確有助於止血，但也因為如此，才會讓這位研究創傷的醫師誤解，以為這樣能治療創傷。但實際上，這樣做不但會擴大傷害的範圍，還會造成進一步的創傷。不幸的是，達維戈的作品產生了一定的影響力，導致戰場上的外科醫師都聽話地向爆炸傷患潑熱油。

帕雷在他一五七五年的大作《外科學》（*Oeuvres*）中，詳實描述了他在一五三六年都靈圍攻期間所遇到的危機。有一晚，在一場可怕的戰鬥後，帕雷所有配給的油都用光了。他的紀錄寫著：

> 最後，我所有的油都用完了，不得不把蛋黃、玫瑰油和松節油混在一起，製成類似的東西。那天晚上，我根本睡不著覺，我以為一早起來，我就會看到一堆因為沒有塗上油而中毒死亡的傷患；所以天才一亮，我就起床去看望他們。出乎我意料的是，我發現那些使用混合敷料的患者不太覺得痛，傷口也沒有腫脹或發炎，一整個晚上相當平和。至於那些澆上油的傷患，我發現他們不但發燒、劇烈疼痛，傷口周邊也腫脹不已。自此以後，我再也不使

用這種殘忍的方法去處理因大炮、槍枝而受傷的可憐人。

帕雷偶然發現了一種更好的方法，意外進行了一項比較性研究。更重要的是，他發表了自己的結果，與那時代學術界的權威意見正好背道而馳。隨後，他將大大影響早期的外科手術——推廣截斷血管時的縫合法、認為截肢後應使用義肢，並就分娩管理做出重大改變。大量印刷書籍的技術正好在此時發明出來，使帕雷得以出版他的著作。之後你會在歷史上不斷看到，戰爭是孕育醫學進步的肥沃土壤。

維薩里於一五三三年進入醫學院（同年帕雷來到巴黎主宮醫院，這是世界上最古老的醫院，就在巴黎聖母院旁），接受當時一般的醫學訓練。當時蓋倫式的教學內容還是主流，維薩里上的解剖課還相當原始。在此，維薩里展現了高度的好奇心（且近乎病態地持續了一輩子），換他做解剖的時候，他認為如果（在巴黎求學時）只跟著教授的指導，「沒有親手做解剖，就只和同學一起看著理髮師毫不熟練地向我們隨便展示幾個器官，並搭配膚淺的解釋」，那他根本不會成功。[20]正如我們在歷史上一次又一次看到的，外科手術通常是由那些喜歡動手敲敲打打、個性有些奇怪孤獨的天才，以及能帶給人啟發和頑固不群的人所打造的；而維薩里就是這樣的人。他多次參觀了巴黎的亂葬崗，在腐爛的大體和被蟲啃噬得乾乾淨淨的骨頭間翻來翻去。當他回憶起自己在墓地裡的這段漫長時光，他僅說「常被許多凶惡的野狗嚇到」。[21]

隨著神聖羅馬帝國查理五世與法國法蘭西斯一世之間爆發戰爭，維薩里也因為佛蘭芒人的身分而與法國為敵，無法繼續待在巴黎，被迫返回布魯塞爾。他很快就進入位在魯汶的醫學院，並在該地四處尋找可以解剖的大體。在魯汶城的城牆外，維薩里和一位醫師朋友在搜尋被處決罪犯的骨頭時，偶然發現一具掛在絞刑台（用來絞死罪犯的倒L形架子）上的大體。他檢查大體之後，得出結論認為大體曾被燒稻草的煙燻烤過，肉也已被鳥啄食。他觀察到剩下的骨頭只被乾掉的韌帶拉在一起，他如此回憶：

我發現大體已非常乾燥，沒有潮濕或腐爛的地方。我利用這個意外的大好機會，在（朋友）的幫忙下爬上木樁，試著把他的股骨從髖骨上拉掉。就在這時，他雙側的肩胛骨和手掌掉了下來，一隻手掌上的手指、雙側髕骨和一邊的腳掌都不見了。我偷偷地分批將腿和胳膊帶回家（頭和軀幹留在原地），甚至一整晚都沒回到城裡，這樣才能把被鐵鏈扣住的胸廓弄下來。我真的很想在半夜就把這些骨頭處理完畢，即便獨自待在屍體之間都行。我爬上架子，花了很大的力氣、毫不猶豫地把我想要的部位拔了下來。

維薩里用滾水軟化韌帶和軟組織後，切掉了韌帶和軟組織。他繼續記錄著：

最後，我偷偷將所有骨頭煮過，讓這些骨頭更合乎我在做的事。清洗過後，我搭建了這副保存在魯汶的骨架。」[22]

在魯汶短暫停留後，維薩里前往義大利帕多瓦，那裡有世界上最好的醫學院，也就是帕多瓦大學，在那裡接受期末考試。帕多瓦大學近四百年的學術文獻告訴我們，維薩里「自學得很好，經過嚴格的考試後，他毫無疑問地順利通過」。[23]令人訝異的是，維薩里畢業隔天就被任命為外科與解剖學系的主任。儘管他在四年內輾轉待過三所大學，但他讓教授們印象深刻，而帕多瓦大學也顯然正在醞釀一些特別的事情。

一五三七年十二月，就在畢業後的隔天，這位新任的解剖學與外科手術主任，就對一名十八歲的男性進行解剖，而這場解剖將持續十八天之久。維薩里將遵循盧茲建立的流程進行解剖：從腹腔開始，然後是胸腔、頭頸部、大腦，最後是四肢。對觀眾而言，最大的改變是維薩里幾乎擔任了所有角色，同時進行解說、展示，還親自解剖。作為一位有名的外科醫師，他從高高在上的解說椅上走下來，完全靠自己、拿著手術刀進行大體解剖。他不再需要重頭研讀盧茲或蓋倫，因為他對他們的作品已瞭然於心。就在二十三歲生日之前，他為學生引入一種新的教學裝置，來張貼圖片和表格。他是一位真正執著於知識轉移的教授，一年之內，他就出版了第一本書《解剖版畫》（*Tabulae Anatomicae*）。書中的插畫打破了傳統，反映維薩里的觀察和想要傳達給讀者的內容，對於加深記憶很有幫助。《解剖版畫》在威尼斯印刷完成，有六幅大型木刻解剖插圖，尺寸為十九乘以十三．五英寸。在這本一五三八年出版的書裡，出現第一個暗示蓋倫有所矛盾的敘述。維薩里在蓋倫的描述中發現前後不一致的地方，於是這位年輕的解剖學家開始了自己的計畫，拒絕接受過去的權威說法，直到自己做出的研究證明確有其事。

兩年後，維薩里修訂了另一位解剖學家的著作《崗特的解剖學研究中心》（*Institutiones Anatomicae*），並用來作為解剖學課堂和解說用的課本。老實說，這本書大多數內容是抄來的，維薩里則負責重修原作者寫的內容，並在整本書中隨機增加一些內容。維薩里願意修訂其他作者的作品雖然聽起來很奇怪，更糟糕的卻是維薩里在這本書中的文字和插圖，將會在之後被其他出版商一字不漏地抄走。

一五三〇年代後期，維薩里開始對蓋倫進行全面的分析，用希臘文對他的解剖敘述進行詮釋和學術上的評論。維薩里越來越明顯地認識到蓋倫的理論並不完美，於是在巴黎和魯汶某些教授的鼓勵下，並借助新的印刷技術以及文藝復興初期義大利北部大幅提升的藝術繪圖能力，他開始發起一項龐大的工程，用以挑戰蓋倫的權威。在進行研究時，維薩里與同樣二十多歲、曾前往帕多瓦學醫的英國人凱烏斯（John Caius）成了室友。凱烏斯曾就讀劍橋大學，當時正在岡維爾學院就讀中。目前認為，正是凱烏斯協助維薩里翻譯希臘文的工作，但相較於維薩里，凱烏斯反倒更傾向於還原蓋倫的說法。歷史學家歐麥利（C. D. O'Malley）就說：「雖然凱烏斯和維薩里身處同個世代，當時解剖人類的方式和解剖科學卻已開始改變，然而他心裡還是更認同上個世代醫學人文主義者所認為的：蓋倫已掌握所有醫學問題的關鍵。並且認為從希臘的文本中準確使用拉丁文翻譯出來，是他們能帶給醫學界最珍貴的事物。」[24] 凱烏斯稍後將返回倫敦，並成功拯救岡維爾學院的財務危機，一五五七年學院借用他的名字，成為現在劍橋大學著名的岡維爾凱烏斯學院。

維薩里在帕多瓦和鄰近波隆那的工作都很忙碌，眾多學生因他的教學和解剖能力慕名而來。「很顯然地，只要是維薩里進行校外講學的地方，就會出現一波搶奪大體的浪潮。」[25] 剛埋葬的市民和罪犯是維薩里和他的「解剖」迷的養分。近來有份報告認為「帕多瓦某個僧侶的情婦突然去世後，被帕多瓦學生從墳墓裡搶走，進行公開解剖。透過效率極高的系統，他們先從大體上剝下整個皮膚，以免被僧侶認出來」。[26]

維薩里挑戰了他過去被灌輸的傳統知識，成為史上最瞭解人體的人。在航海大發現時代，航海家繪製了南美洲、非洲、印度和東亞的海岸線圖，而維薩里也有類似的探索計畫。他大大改善了人類對自己的瞭解，並希望能用最棒的方式來傳遞這些知識。

撰寫《人體的構造》的計畫是在一五四〇年初，正巧在他二十五歲生日之後開始。維薩里原先計畫讓《人體的構造》成為解剖與瞭解人體的指南，不過這並不是一本讀者自行閱讀就能全面熟習身體的書，而是專門寫給醫師的指引（出版時還搭配總結式的簡易讀本《人體的構造摘要版》給醫學生使用），裡面按步驟配著插圖，描述解剖所需的工具、煮沸並清潔骨骼的技術，以及分離出每塊肌肉、關節、器官和神經的過程。他有時會在帕多瓦的家裡，獨自一人待上好幾週進行寫作和思考。維薩里至少花了一年時間為《人體的構造》完成文字撰述，這本書的最早版本中還附有依維薩里親手繪製的插圖製成的木刻版畫，但最後《人體的構造》中的所有插圖都是由專業藝術家繪製的。印刷革命賦予維薩里和他的插畫團隊「複製的力量」，當時他所有的前輩都還在寫「一次性」的書籍，不但書中文字必須用手抄寫，每次重畫的圖案在複製好幾次之後，品質也會迅速下降。

維薩里早期的作品中，就已暗示了蓋倫的知識體系前後不一致，也缺乏實體解剖經驗的問題。在《人體的構造》中不再只是暗示，而是幾乎忽略了這位大師。在《人體的構造》的簡介中，維薩里申明：

在帕多瓦的這座全世界最著名的大學中，因為解剖學與外科學有關，所以我上過這堂課；我全身心投入在人體結構的研究中。我在這裡和波隆那都經常進行解剖，摒棄了學校荒謬的傳統。我展示和教學的方式幾乎完全沒沿用古人的做法。

然後，他引用了包括蓋倫在內的解剖學之神，並批評了他們的追隨者：

對於一個認真關心解剖的人來說，他們（早期的解剖學家）似乎對人體解剖的興趣並不大。他們如此堅定地依賴那些來自蓋倫、但自己並不確實瞭解的內容，其他人也未能好好地進行解剖。他們將蓋倫的內容極度精簡到令人髮指的程度，卻從沒想過要稍稍脫離他的理論（如果他們有試著瞭解他的話）。

這些強而有力的話語，竟來自一位年僅二十八歲的年輕學者。但隨後他在簡介中態度較為軟化：

此刻我並不打算批評蓋倫的教學內容有誤，輕易誤導了解剖學的教授。我更不希望打從一開始就被認為要背叛作者的所有好東西，刻意輕忽他的權威。[27]

用馬克・安東尼（Mark Antony）的話來說：「我埋葬了凱撒，並非是為了要讚美他。」*維薩里接著引述兩百多個蓋倫在「人類結構及其使用和功能」上完全錯誤的例子。他想傳達的訊息已越來越清楚：國王已死，讓我們永遠緬懷他。

在本章前面，我們有提到帕雷，有些人認為他是偉大的首位外科醫師。可以說因為維薩里強調熟練地使用雙手，才將外科手術從卑微的理髮師／外科醫師提升地位。在《人體的構造》一書中，維薩里對那個忽視「解剖最主要工具就是雙手」的人感到難過。「也因為如此，（醫學需要動手的地方）都被歸入完全不受醫學這門藝術與學科約束的普通人手上。」[28] 在古代，早期的醫師運用飲食、藥物和雙手這三種方式進行治療，而維薩里時代的醫師卻「比古代醫師還要退化，把烹煮和準備患者飲食的部分交給護理師，將藥物的搭配留給藥理學家，把使用雙手治療病人的機會留給理髮師」。[29] 維薩里雖然出身富裕家庭，卻希望與患者有更親密的接觸，即便這意味著需要把手弄髒甚至惹得渾身臭味。古代醫師「致力於治療複雜的關節脫臼、骨折、外傷，並治療被標槍、飛鏢和其他戰爭相關的傷害」，[30] 維薩里希望醫師仍用雙手來治療患者，「就像希臘人取悅神祇一樣。並且要忽視現在那些（鄙視使用雙手進行解剖和治療患者的）醫師們的耳語」，[31] 雖然帕雷治療戰傷的方式更聰明、使用了更優雅的方式處理被切斷的血管，但維

* 譯注：本句話出自莎士比亞的名劇「凱薩大帝」的第一句台詞。原文為「朋友們、羅馬人們、同胞們，把你們的耳朵借給我。我來埋葬凱撒，並非是為了要讚美他」（Friends, Romans, countrymen, lend me your ears. I come to bury Caesar, not to praise him.）。

薩里同時重振了對人體的研究以及運用雙手的重要性，這讓他成為外科史上最重要的人物。

在寫好解剖書的文字部分後，最後一步就是製作插圖。維薩里親手繪製的精彩畫作，透過雕刻的木頭塊，轉印到大量的紙張上，成為今天我們大多數人看到的樣子。藝術大師提香（一四九〇～一五七六）從出生、生活到去世，都待在威尼斯共和國。在提香極為多產的一生中，他曾在威尼斯經營一間工作室；人們認為《人體的構造》中最美麗的插圖，可能就是來自這個工作室裡某位年輕的天才。插圖分為四個類型，包括介紹型的插圖、標示肌肉的人體、填充圖案的大寫字母，以及精美的解剖圖。這所有的精美插圖都會先畫在紙上，然後進行將圖案反轉並刻在相同大小的木塊上的艱鉅工作。木塊通常是用梨木做的，在處理好紋路後會用溫熱的亞麻籽油揉過，然後仔細地由雕刻師刻上想要的內容。在完成方塊後，維薩里給瑞士巴塞爾的印刷商寫了封信。他之所以選擇巴塞爾的希臘文教授奧波里努斯（Johannes Oporinus），是因為他相當注重細節，並有極高的生產價值，而在學者間享有盛名。這封信和所有的木塊於一五四二年九月，透過阿爾卑斯號上的一個木箱，從威尼斯運抵巴塞爾。奧波里努斯和他的團隊（在維薩里的說明下）花了幾個月的時間整理手稿和木塊，到了一五四三年夏天，終於印出第一本書。雖然大多數用於印刷的木塊被回收或扔掉，但用來印製《人體的構造》的木塊卻保存了好幾世紀，中間甚至弄丟過幾十年。有傳言說木塊被藏在慕尼克大學圖書館裡，經過一番研究後，它們於一九三六年在圖書館閣樓的一個大柱子裡被完整發現。[32] 不幸的是，這些木塊都在二次大戰的轟炸中被摧毀，什麼都沒留下來。

在《人體的構造》中有兩張大型圖。第一張圖在書名頁，第二張則是維薩里本人的畫像。

書名頁的圖片是有史以來最偉大的木刻圖像，其視角、清晰度、構圖和對技巧的掌握度根本就是奇蹟，看起來簡直像是一幅畫，實在很難想像一位雕刻大師怎麼能胸有成竹地雕出這張圖？這張圖描繪了公開解剖的場景，一群人（我數了數至少有八十五人，還不包括大體、一隻狗和一隻猴子）擠在解剖桌周圍，而維薩里正在展示大體的內臟。它讓人想起拉斐爾於一五一一年完成的《雅典學院》（*The School of Athens*），事實上，圖像的右側有一個人，有點像是拉斐爾的《柏拉圖》（*Plato*，按傳統模仿了一五一九年離世的達文西），只是在這張圖中，他並沒有像柏拉圖一樣指向天空，而是側向大體。這是維薩里的理想投射嗎？正如天文學家測繪天空一般，解剖學家測繪的是我們的身體嗎？

標示肌肉的人體則填滿了整張紙；事實上，在目前少數幾本原版的《人體的構造》中，這張圖甚至比封面還大，被折疊成略比封面的三分之一大。在這些大幅畫作是大體在活動中的駭人樣貌，雖然被去除了皮膚，但並非毫無生氣，臉部則痛苦地扭曲著。接續幾張圖解剖的程度越來越深，連接的肌肉也越來越少。標示肌肉的人體，身處在一片田園景象，在高山上歇息，背景是威尼斯鄉村，教堂和村莊建築在地平線上點綴著整個畫面。

段落首字放大的排版貫穿全書，提供了每個段落之間一種談不上詭異但有些奇特的插曲。每個新段落的首個大寫字母，過去以手工裝飾，但在印刷技術出現後，便有效率地使用木塊翻印出來。將近三分之二的字母會被作為首字母使用，每個字母都繪製成讓小男孩或天使惡作劇地參與盜屍、煮骨頭、製造骨折的事端；尤其可怕的，是在活豬上做實驗。[33] 這些圖案都是為了提醒我們，我們的祖先忍受了可怕的時代，才讓後代子孫從中受益匪淺。

這些解剖圖是這本書最主要吸引讀者的亮點。在給奧波里努斯（Oporinus）的信中，維薩里鼓勵他「漂亮且迅速地」將所有東西印出來，並盡可能「正確而優雅地」使用這些木塊。這是這些圖片有史以來，第一次正確刻上對應的文字。讀者可以跟隨維薩里的文字引導，在閱讀文章的同時，一邊檢視插圖中對應的細節。此外，邊框上有數字和字母交互引用著其他圖片。維薩里在書中許多方面都展現了前所未有的創新，在視覺上帶來令人驚豔的教學體驗，有時也挑戰了一千五百年來的權威體系。數百頁的文字和插圖，將人體及其功能以驚人且可理解的方式呈現出來——維薩里有時在思索生理和器官的功能，有時則在挑戰蓋倫的想法。當然，他顯然完全沒碰觸關於上帝、邪靈和靈魂藏在身體何處的猜想；要知道，還要好幾百年後，高倍率顯微鏡的發明才揭開了細胞的祕密及其相關功能。

維薩里說：「我知道，由於我還年輕，現年二十八歲，因此我的成就還不夠權威，加上我經常指出蓋倫的謬誤，對那些從未過來看我進行解剖的人來說，這些謬誤是站不住腳的。」與他的預期相反，他的作品很快就受到人們讚賞，而他將以解剖學家和外科醫師的身分聞名至少兩百年。

我承認自己是個死忠的書迷。手裡能拿著這樣一本難能可貴的無價之寶，實在是三生有幸。經過好幾個月的溝通、與檔案庫館員確認我的身分，並完成必要的表格後，我終於進入了倫敦衛爾康圖書館（Wellcome Library）的特殊檔案室——我研究一五四三年出版的《人體的構造》的日子終於到來了。我把背包和筆（稀有書庫不准帶筆進去）放入儲物櫃，在安檢處掃描了學者身分證明後，我來到世界上最偉大的醫學圖書館頂樓。儘管我已做好一切準備，但還是有些擔心自己一路來到倫敦，最後會不會被拒於門外？我最後一封電子郵件的來往對象是檔案庫館員羅斯，當我通過最後一道安全門進入神聖的內部後，他立刻出來迎接我。「史耐德醫師嗎？歡迎來到衛爾康檔案庫，我們一起看看《人體的構造》吧！」

我坐了下來，意識到他已做了不少功課，在網路上對我做了些研究，以確定我沒有仿冒誰的身分來到這個神聖的地方，然後對這些珍寶做出不敬行為。當羅斯再次出現時，他拿著一本十六乘上十一英寸的超大綠皮書。我整個人被書的尺寸給迷住了——是真品欸——它看起來就像是書界的一頭野獸。充滿光澤的綠色皮革外觀，肯定只有不到一百年的歷史，我立刻想知道原本的封面長什麼樣子。這本書被放在檔案桌上，在打開它之前，要舉行某種清潔儀式，以確保氣氛莊嚴且心懷敬意。由於羅斯和我以前沒有一起打開過這樣一本罕見的書，我很確定他希望能確保我會好好照顧這個珍寶。畢竟世上目前只有大約一百本《人體的構造》的複本，而眼前的這本甚至還是原版。

《人體的構造》就這樣躺在我面前，封面是闔上的。羅斯和我開始使用海綿塊和白色帆布沙包，搭起一座小山。典藏一本書，旨在盡可能小心地處理書中每個頁面、保護書背、最小程度地翻閱，以及不要發生任何意外。羅斯一次又一次地把書放在傾斜的黑色泡沫支架上，讓書能自然打開。這位館員總覺得右邊的支撐不太夠，於是又在支架上加了一個沙包。經過幾分鐘的修整和擺位，我們終於準備好要打開這本書了。

光是盯著其中一頁，我就快被書本邊緣微弱的彩色線條感動到快要昏厥過去。它們看起來是手工繪製，而且幾乎遍及每個頁面。我手中的這本是一五四三年的初版，這表示維薩里很可能親手處理過這本書。這本書雖然已有四百年歷史，書況卻依然很好，沒有斑點，邊緣也沒有一絲磨損。

我想繼續看書中的一個大插圖，便翻到書的後半部。我看到一張摺頁紙。令人震驚的是這張紙非常大，裡面詳細畫滿了身體各條靜脈和動脈插圖。我小心翼翼地沿著底部，把整張紙攤開。只要想到這張靜脈和動脈圖竟來自一片木製的雕刻版，就覺得非常驚人。解剖結構上還標有幾十個字母和數字，而紙上空白處則密密麻麻地用拉丁文寫滿血管的名字。我真的像中了邪一般看傻了眼。

翻回書的最前面，我遇到那張赫赫有名、標示著肌肉的人體圖，然後又在後面的好幾頁看到解剖的過程。一頁翻過一頁，肌肉變得越少的模樣都被清清楚楚畫了下來，就像我心愛的《世界百科全書》中印在塑膠片上的插圖一樣。這一切全都始於這本書，因為這本醫學教育與藝術巨作敢於批評蓋倫。維薩里戴上防護長手套後宣布，他要用自己的雙眼去觀察，並透過研究，由自己證明什麼才是真的。在接下來的一百年間，這樣的決心生根發芽，點燃了一場科學革命。

第04章
科學崛起

「讓我們抱持希望……人類將迎來春天，一系列相互較量的發明，將在某種程度上征服或克服人類的需求與困境。」

——培根，《偉大的復興》，一六二〇年

「他們一開始的目的，不過是滿足於呼吸自由的氣息，期盼能安靜地交談，而不過度沉迷於那個慘澹時代的激情與瘋狂。」[1]

——斯普拉特，《皇家學會史》，一六六七年

一七一五年的倫敦，一個陽光明媚的春日早晨，一群年輕科學家聚集在全世界最偉大的聚會處，這裡全都是極具好奇心的人。幾週前，天文學家哈雷（Edmund Halley）發表了一個大膽的聲明。在仔細查看星圖、計算了太陽和月亮的路線後，他以誇張的語氣預測四月二十二日早

晨倫敦將出現日全食。他試著誘惑這些天才們說，到時歡迎他們來到皇家學會（現在的鶴苑飯店）與他一同見證奇蹟的時刻。

談到古代的觀星者如何預測日食，早有各式各樣稀奇古怪的故事。通常這些預言指的是幾個月、頂多幾年內的事。而且日食其實並不那麼罕見，這樣的預測也因此並不那麼大膽。但哈雷（這位皇家學會成員可以接觸到才華洋溢但個性古怪的牛頓）卻邀請這一屋子的天才於特定時辰在老城區集合。自西元一一〇四年以來，倫敦就沒出現過日全食，近六百年來，也沒人做出什麼預測技術上的突破。當時大多數的英國人甚至還相信女巫、狼人、獨角獸和魔法，即便學者間已接受了日心說和新數學，但對一般人來說這些都沒什麼實際用途。

日全食是存在於聖經中的事件。對於那些足夠幸運在萬里無雲的日子目睹日全食的人來說，幾分鐘的黑暗實在非常神奇。是的，神奇的近乎魔幻。我們也曾是凝視天空的馬雅人，與我們的同胞肩並肩地深陷在行星、星辰與月亮的漩渦當中。

哈雷不但計算了路徑，甚至還發表了他的預測圖。他希望藉由公開這個特殊事件降低人們恐慌的程度，並擴大收集大不列顛群島和整個歐洲大陸的數據，予以進行計算。

哈雷僅靠著手中的鵝毛筆和紙，花了好幾週的時間回顧「自然哲學家」在過去幾十年當中生成的數據。在一六六二年之前，學者間並沒有共享科學資料的習慣，但《自然科學會報》（*Philosophical Transactions of the Royal Society*）改變了一切。哈雷從多年的天文紀錄中收集數據，然後藉由努力的工作，發現日全食即將到來。邀請函都已及時發送出去，富裕階級的知識份子也在破曉時分戴著假髮、身穿西服馬甲到克萊恩廣場。

克萊恩廣場是倫敦市中心弗利特街旁的一條狹窄小巷（在倫敦變成現在的金融大城前，倫敦市中心到處有這種圍起來的畸零地），剛好位在一六六六年倫敦大火受災區的邊界，那場大火幾乎吞噬了整個倫敦的核心區域。在克萊恩廣場盡頭的建築物就是皇家學會的會議廳，科學史就是在這裡隨著時間一點一滴被鍛造出來的。

在日食來臨前的幾個小時，你看不到月亮正在接近太陽。整件事情最容易被注意到的（特別是在今天這種陽光明媚的日子裡）是輻射熱減少；空氣會在無雲無風的狀態下怪異地急速冷卻。日食在倫敦天亮後不久開始（剛過早上八點），一小時後，也就是上午九點之後，日全食發生。接下來整整有三分鐘，黑暗籠罩倫敦，一切正如哈雷所預測的，在他預測的時間發生了。由於許多天文學家和科學家都已經準備好他們的設備和紀錄裝置，因此在這時刻對月球表面和整個月球也進行了不少重要的觀測。

那天位在克萊恩廣場的幸運兒們，他們的內心會有多開心呢？是的，但他們對於哈雷，比起說是讚嘆或敬畏，更多的是感激之情。那些聚集在一起的人們，必定陶醉在他們新發現的預測能力中，但更重要的問題是，難道有什麼我們無法預測、體驗和征服的事物嗎？

伍頓（David Wootton）總結道：「科學革命的基本精神，就是它代表數學家對哲學家的權威做出成功的反抗，也同時反抗了神學家的權威。」[2]

亞里斯多德哲學的基本原則是：宇宙是永恆不變的，[3]但卻有許多天文學家如哥白尼、第谷和克卜勒，已用肉眼觀測到爆炸的恆星，甚至預測了行星的運動。伍頓認為，第谷的新星（兩顆在八千光年以外，因熱核反應融合在一起）就是科學革命開始的標記。這不是革命的原因，卻是起義開始的標誌。亞里斯多德全心全意致力於解釋世界如何組成（土、氣、火和水四個元素），第谷則費盡心思收集數據，繪製了複雜的星圖。這場革命的領導者，將利用測量儀器、數字、數據表和計算，取代複雜的對話與看似聰明的伎倆。簡而言之，他們想用數學解釋自然和整個世界。[4]

幾週後，當伽利略於一六一〇年四月在布拉格出版《星際信使》（*Sidereus Nuncius*）時，克卜勒急著想消化伽利略所看到的一切。這本書在書名頁中宣稱伽利略是來自佛羅倫斯的紳士，目前在帕多瓦擔任數學教授。在書裡，伽利略用 PERSPICILLI 這個單詞（有透視、聰穎的意思）來形容他的望遠鏡。

在這本書的開頭，四十六歲的伽利略描述了他的望遠鏡是如何製造出來的。一六〇九年五月，也就是書出版前的十個月，伽利略收到消息，有一名荷蘭人用鏡片和管子建造了一台望遠鏡。經過一番思考，伽利略決定放低身段，去瞭解望遠鏡的製作原理，之後深入了折射理論，想要嘗試發明類似的儀器。沒過多久就成功了。他準備了一根管子，一開始用的是鉛管，在管子的末端安裝兩個玻璃鏡片，兩片玻璃鏡片一側是平面，其中一片另一側是凸起的球面，另一個則是凹面。[5]

正如在我們一再看到的，科學領域的突破總源自於一個像是修補匠的人，他願意修修補補並堅持不懈地專注於手頭問題，並親自參與工具、儀器和測量設備的製造。穆拉諾研發了透明玻璃，隨後荷蘭和德國又對曲面玻璃的製造過程進行了改良，這是讓望遠鏡變成可能的第一個創新。伽利略本人則打磨了鏡片，讓每一片玻璃的大小和形狀臻於完美，將只能放大三倍的望遠鏡，變成能夠放大二十倍的設備，而能用於天體觀測。他總共製造了兩百多片鏡片，最終擁有十台望遠鏡，放大倍數至少為二十倍。[6]

伽利略意識到他的觀測儀器具有軍事功能，於是接洽了威尼斯的參議院和首席地區長官。在威尼斯聖馬克大教堂的鐘樓裡，伽利略展示了用望遠鏡比肉眼觀測更優越的地方。一六〇九年八月二十一日，伽利略向首席地區長官展示了一艘原本觀測者看不到的船。在使用放大十二倍的望遠鏡後，就能清楚看見威尼斯潟湖中可能具有威脅性的船隻。首席地區長官對於能提早發現敵艦、增加海軍優勢相當滿意，在給予伽利略一份豐厚薪水之外，還任命他為帕多瓦人學的數學教授。

伽利略在帕多瓦待了十八年（一五九二～一六一〇），一五九九至一六〇二年間有三年，他和英國人哈維（William Harvey）都同時待在帕多瓦大學。在十七世紀初的這個義大利大學城裡，這兩人成為科學巨人，同時引領了各自的領域：一個將成為史上第一位物理學家、觀測天文學家和實驗科學家；另一個則將成為世界上第一位生理學家，解釋血液如何在我們的血管裡循環。伽利略和哈維個別代表了這時代最好和最差的境遇——伽利略是最後一批被羅馬宗教調查法庭審判的科學家，只因他相信日心說，而在他的晚年被軟禁了整整十年。哈維則因為成為國王詹姆斯一世的御醫並獲得牛津醫學博士而聲名大噪。

「霍布斯（Thomas Hobbes）在一六六五年曾寫過一段文字，認為哥白尼之前，天文學不存在；伽利略之前，物理學不存在；哈維之前，生理學不存在。」[7] 哈維和伽利略都以機械思維來理解星球的軌道和科學革命；他們對衛星移動、血液循環、物體移動的軌跡與速度的想法看似激進，其實都受到簡單的歐氏幾何所限制。

科學革命已然啟動，但我們迫切需要的是一個驚天動地的想法，亦即用數字來描述和預測世界。就在伽利略去世同年，倫敦北部一個小村莊裡，牛頓誕生。這位失去父親的早產兒將成為有史以來最偉大的天才，透過發明定律和微積分來重新思考我們的世界。

一六一〇年，倫敦成為北海的主要港口，擁有二十五萬爆炸性成長的人口，享受著伊莉莎白時代英國文藝復興的成果。莎士比亞、本強森（Ben Jonson）和約翰唐恩（John Donne）這樣的文學巨擘把持著中央舞台——環球劇院上演的《馬克白》，讓觀眾欣喜若狂（儘管現場三千名觀眾沒有廁所可用）。位在美洲大陸新世界的詹姆士鎮正在建設當中、國王詹姆斯一世剛開始興建阿爾斯特種植園，他還授權將古代的聖經經文翻成英文，並以自己的名字命名。

十七世紀的世界相當脆弱，歐洲的都市人「相當容易生病、遭受肉體上的痛苦，甚至提早去世……預期壽命才三十多歲。」[8]瘟疫、流行病、饑荒、過度擁擠、嚴重貧窮和衛生條件差，意味著倫敦不但有精彩的詩歌，排泄物也「不容小覷」。在新機構不斷開張的同時，過時骯髒的傳統也繼續存在。

伽利略於一六一〇年三月出版《星際信使》後沒多久，消息就傳到了格雷律師學院。該學院是倫敦「四大法律學院」之一，數百年來律師（英國的訴訟律師）和法官協會的總部一直都設在倫敦市中心，外觀是石頭和磚砌的建築（類似常春藤盟校的宿舍）。即使在今日，如果觀光客在學院附近的街區閒逛，仍有可能遇到戴著白色假髮、身穿紅色長袍的律師，正要前往附近的法院。就像在華爾街附近，會遇到一身霸氣西裝的年輕經紀人一般；在麻省總醫院附近，可能會遇到一臉沒睡、沒刮鬍子、剛值完班要回家的住院醫師。穿著確實會「造就」人，而不只是對他們貼上標籤。

《星際信使》發表的消息，也傳到了這個律師和法官需畫白臉、戴假髮的世界。在伽利略的世界裡，他如超新星一般閃耀；但對培根（Francis Bacon）這位住在格雷律師學院的政治哲學家來說，這位義大利天才更像信使一般，帶來了重要訊息。培根雖然從未進行過任何科學實驗，但大多數人認為他是經驗科學之父。

培根於一五六一年出生在泰晤士河畔一座石製豪宅裡。身為一名神童，他十二歲就進入劍橋大學就讀；他的早熟，讓他的肖像畫師把自己的座右銘「若我只能畫他的思想」，直接寫在畫布上。他的才華讓他的一生享有盛譽。培根是位沉思者、科學好奇者，以及「對許多領域充滿熱望」的思想家。[9]他同時是專業律師、政治家、幕僚和皇家顧問，他也強烈地缺乏安全感並為了晉升持續奮鬥。

培根「服膺在伊莉莎白和詹姆斯一世的領導下，活躍的公僕經歷被政治事務和法律改革所佔據。在一六一八年擔任大法官，直到被指控貪腐才蒙羞下台。晚年，他寫了大量關於自然哲學、政治和歷史的書籍」。[10]他大多數的作品是在晚年時完成的，而當時他幾乎已被所有朋友、妻子甚至國王給遺棄了。

在他偉大的三部著作中，最後一部甚至是在他死後才出版的。培根審視了我們進行思考的方式。當時許多大學走不出亞里斯多德徒勞無功的泥沼，對於創新無能為力。更糟的是，他們的中心思想源自亞里斯多德的「第一原理」*，因此不大可能質疑亞里斯多德學派的結論。「培

* 譯注：第一原理（First principle），為希臘哲學家亞里斯多德所提出的邏輯概念，即一個無法省略與違背的最基本命題或假設。

根遠離這些既有知識，認為它們不利於發現新事物，對於改變世界毫無用處。」[11]

隨著製圖師從無到有畫出新的大陸，而我們的太陽系發現了新的行星與衛星，博學深思的心智對於全新的現實變得開放。文藝復興晚期的特點就是開放性，「發現（真理）的概念，與探索、進步、獨創、真實和新穎的思想密不可分。」[12] 幾世紀以來，學習僅限於整理亞里斯多德提出的假設內容，最多只是對於亞里斯多德知識體系的評論，幾乎沒有創造新的知識。培根意識到這種世界觀高度的局限性，在《學術的進展》（*The Advancement of Learning*，一六〇五）和《大更新：新工具論》（*The Great Instauration, New Organon*，一六二〇）中認為「這種邏輯無助於現今的科學發現或是創造新的科學」。[13]

培根認為當時發現知識的方式有極大缺陷，便著手提出一種發掘新真理的方法論。這種有組織的方法論，將讓科學方法發展出來，亦即未來的科學家會將猜想變成假說，然後進行系統性的觀察和測量，從而得出結論。最終，根據實驗結果發展出通用理論，進而產生新的假說和新型實驗的方法。當時沒有人比培根更強調方法論的重要[14]（比笛卡爾還強調），也是培根引入了詮釋的概念。[15] 那些古代的、非科學的、神祕的（甚至超自然）占星藝術和煉金術，將套用科學方法轉變為現代天文學、物理學，以及套用科學技術的化學。不過，一直要到十九世紀末，即整整一個世紀後，醫學才會徹底擺脫希波克拉底和蓋倫的影響。

在批評上個世代的哲學家時，培根「將經驗主義者比作螞蟻，只知道『四處收集東西拿來使用』；又將理性主義者比喻為蜘蛛，『用自己產生的物質製造蜘蛛網』。與這兩種生物相比，蜜蜂既從花園和田地收集各種物質，又『憑著自己的力量改造和消化』。他認為，哲學研究這事，就像在模仿蜜蜂」。[16] 難以想像，這種深刻的見解，竟出自一位沒有受過科學教育、不瞭解數學，也沒有管理過任何實驗室的人。不知為何，他深信未來科學會有更多發現，會發現更多新的行星，並形成更多新的想法。他當然不可能想到人類未來會發現微積分、電力或載人飛行，但有趣的是，他卻想像人類會發明一種新型藥物。

一六二七年（隔年他就去世了）在他最後未完成的作品《新亞特蘭提斯島》（*New Atlantis*）中，培根「對科學的未來發展有令人驚訝的想像」。[17] 他總結說，人類其中一個偉大的成就是「延長生命，並某種程度地恢復青春、延緩老化、治療不治之症，以及減輕疼痛」。[18] 為了達成這個目標，必須開發出顯微鏡、瞭解細菌、重整化學知識，並建立整套流行病學。疫苗和預防醫學將在未來幾個世紀產生深遠的影響，但如果要「返老還童和減輕疼痛」，人類還需要一系列的突破，才能迎來植入物的革命。培根預測，未來社會將由和藹的哲學家領導，科學家將擔任要角。他夢想建立一所新的學院，一個偉大的研究機構，「一個科學機構，能對自然奧祕進行深入的研究」。[19] 事實上，這位法官描述的就是現代化的研究型大學。此時此刻，在聖奧爾班（St. Alban）戈勒姆伯這座用磚塊和石頭砌成、遠離倫敦外圍的豪宅裡，生著溫暖的柴火，整個房間被燭光照得通明，培根夢想著建立一所新的大學和一種全新的思維方式。如今，戈勒姆伯的這棟豪宅躺在廢墟中，想要抵達這個有將近四百五十年歷史的建築骨架，得要通過私有地上「可供通行」的小徑。站在廢墟中，凝視周邊起伏的青翠山丘，到處是綿羊和牛，大片大片的古樹錯落其中，人們不禁推測，培根如果知道如今在波士頓，哈佛大學和麻省理工學院分別佔據查爾斯河以南和以北區域，以驚人速度研究太空工程、DNA、治療癌症、電腦程式設計和人工智慧，又會怎麼想些什麼。

培根為他的思想成就取了一個名字：所羅門之家。雖然幾十年來他的確沉溺於哲學和法律的辯論，但他與當時世界上每個學者都一樣，並未「建立……追求……大自然的祕密」。值得注意的是，僅在兩代人之後，培根想像中的所羅門之家，將在皇家學會建立之後取得成果（選擇建在倫敦金融城並非偶然），但這需要經歷一場內戰、斬首一位國王、恰巧聚集一群學者並復辟王政，才能激發世界上第一個天才社群。

經過幾個世紀，日益增加權力與影響力之後，英國的領主們在亨利八世，以及之後的伊莉莎白女王和她的兒子詹姆斯一世的統治下，獲得了最大的控制權，整個國家再度統一，土地和資產遭到回收，「君權神授」被拉抬到前所未有的程度。詹姆斯國王之子查理斯一世於一六二五年登基，加劇了國王與議會之間的緊張關係，最終導致國王與議會分裂。雙方開戰，查理斯一世在一六四九年被斬首。英格蘭由克倫威爾（Oliver Cromwell）與其內閣統治了十多年，直到一六六〇年議會恢復了君主制，並任命查理斯二世為國王。下議院和上議院從未如此強大過，至今在英國仍擁有實質的統治權力。

在查理斯二世離世前的半個世紀裡，歐洲大陸上的羅馬天主教會仍在迫害基督徒的異端科學思想（而英國的天主教徒也面臨類似的生命威脅）。隨著君主制的恢復和英國人對天主教的反感，加上新國王對知識性話題有著高度興趣，這些信奉「新知識」的勇敢哲學家終於找到了他們的君主。

接下來幾年當中，倫敦保有了和平與寧靜。英國在這個權力空窗期，政治和理性之間的穩定狀態被確立。正如經常發生的那樣，在革命期間和革命之後，哲學思想上的躍進是重要的結果。

培根為科學設立了一大挑戰。「培根以科學思想家的身分，對科學做出最重要且永久的影響，包括建立了有利於科學成長的條件、這些改變與程序確保了科學的進步、建立新知識體系的貢獻，以及在這些改變人類生活條件的工作中技術和道德上的覺醒。」[20]所羅門之家的夢想慢慢被實現了。一六六〇年十一月二十八日，三十多人出席位在倫敦格雷沙姆學院的聚會，聆聽二十八歲的雷恩（Christopher Wren）關於天文學的演講。當晚出席的人有某些甚至是該世紀最重要的思想家，例如波以耳（Robert Boyle）和歐登堡（Henry Oldenburg）。

此時，查理斯二世授予了一道皇家憲章給這些剛冒出頭的科學家，自此使用了「皇家學會」這名稱，正式的全名是「倫敦皇家自然知識促進協會」。沒過多久，這些早期成員就意識到了這個「令人敬重的學習社群」（也是當時世界上最優秀的俱樂部）[21]的嚴肅性，他們便開始在倫敦舉行定期聚會。各種演講和發表會也陸續舉行，如果是科學展示或解剖，國王查理斯二世也常常出席。「我們的工作是什麼呢？」一六七四年學會一位匿名成員寫道，「我們都同意，也應該要同意，這不只是重新粉刷舊房子的牆壁，而是要建造一座新房子的工作。」既然要革命，就得徹底地汰舊換新。[22]

同一個時代雖然也有許多類似的天才社群，如法國科學院（由路易十四於一六六六年創立），但《自然科學會報》（現仍在出版中）毫無疑義是一六六五年開始、世界上最古老的科學出版品。「皇家學會發明了科學出版與同儕審查制度，這使得英文取代了拉丁文，成為主要的科學語言。

皇家學會建立了系統性的實驗規則，也確實促進了（而且至今持續堅持）要用簡明的表達方式，取代高高在上的言論。它凝聚了來自世界各地最優秀的思維。可以說，正是皇家學會創造了現代科學。」[23]

一份又一份的《自然科學會報》（以報紙形式）被送到牛津和劍橋，最終送到一個年輕人的手上。這位年輕人既孤獨又偏執，個性拘謹，生來就有超凡的專注力，他就是牛頓。

回顧牛頓來到世界的方式，根本是一團混亂。他在耶誕節當天早晨出生在一座石砌農舍的床前。他的父親是個不識字的老人，繼承了一棟在表面細心鋪上當地奶黃色石灰岩的莊園與穀倉，但在牛頓出生前幾個月，他就去世了。

從倫敦往北，沿著A1高速公路約三個小時的車程，坐落在林肯郡的農田和森林之間，牛頓的家鄉就位在這個叫做科爾斯沃斯村畔伍爾索普（Woolsthorpe-by-Colsterworth）的小村莊裡。與其他上千個坐落在英國鄉下小教區的平房一樣，牛頓的家是一小簇房屋，周邊被連綿起伏的山丘和牧場環繞。在房子東南方，有一群用石頭和磚砌成的建築物，呈現出截然不同的外觀，完好保存了好幾個世紀。這就是著名的伍爾索普莊園（Woolsthorpe Manor），也是牛頓的出生地和老家。外圍建築物和穀倉是東向的，西向的古老石砌農舍坐落著一個蘋果園，其中一棵特別古老嶙峋的蘋果樹，至今仍結出果實。這棵樹歷經了疫病、大火、雷擊和暴亂，它就像前任莊園主一樣著名，抵擋了時間的考驗。

這棟石灰岩建成的莊園有兩層樓，牛頓的臥室就在樓上，房內有扇大窗朝向蘋果園。低矮的門廊、烹飪用的大壁爐，以及喀喀作響並不平坦的地板，提醒人們這棟建築物年代久遠。房內較小的第二扇南向的窗，相較於窗外那顆蘋果樹的藝術價值，更具科學的實用價值。這面窗是牛頓的陽光來源，非常適合英國漫長的冬天，尤其是他需要不間斷的日光時。這位「現代世界的總建築師」[24]在這個簡單的鄉下屋子中構思著未來。

沒多久，牛頓的母親嫁給了一位來自附近教區的英國聖公會牧師，結婚的條件是要拋棄小牛頓，自此牛頓的生活變得更加殘酷。他待在伍爾索普莊園、由外婆撫養長大，不禁讓人想到他的孤獨傾向和苦於處理人際關係，是否與童年創傷有關。他終生未婚，也沒有深入來往的朋友，活在自我封閉與社會脫節當中。牛頓十歲時，他的母親再次成為寡婦，回到伍爾索普的農舍，帶著牛頓三個同母異父的兄弟姐妹。牛頓在還沒適應伍爾索普的家庭生活前，即被送到位於格蘭瑟姆、離家八英里外的寄宿學校，與當地一位藥理學家住在一起。

在格蘭瑟姆，牛頓開始熟讀笛卡爾的作品。這位聰明的法國哲學家和培根一樣，都是西方新哲學的主要創始人。「我思故我在」是笛卡爾的名言，不過他最長遠的影響還是在數學和物理領域，其中最重要的，正是他認為世界和宇宙的運作是純然機械化的。他認同培根對於經驗研究的堅持，以及強調科學方法的觀念。不久之後，牛頓便結合笛卡爾的技術，建立起自己的理論。

隨著牛頓年紀漸長，越發明顯的是，他會變成一個心不在焉且毫不快樂的農夫（與林肯和愛因斯坦一樣，牛頓也常被說「他的頭在雲裡飄」）。值得慶幸的是，此時牛頓被劍橋大學錄取，需花上三天時間前往位在南方的劍橋。一六六一年六月，他進入劍橋大學的三一學院，專心在學術研究上。他大學三年級時，已吸收了所有可以瞭解的東西。這在現今聽起來似乎不太可能，但他待在劍橋的前幾年，的確已經學完所有當代的數學和物理。

一六六四年，一場令人震驚且極度可怕的劇變橫掃整個英格蘭。瘟疫，這種古老的災害，從英國南方開始蔓延，陸續奪走人們的生命，並點燃恐懼的氛圍。城市和大學開始一個個淪陷，劍橋也跪倒在黑死病前而於一六六五年關閉。牛頓再次回到伍爾索普的家，第一次與他的母親和同母異父的手足住在一起。中世紀的經驗告訴人們，面對疫病時最好的方式就是自我隔離，而牛頓可能是有史以來最偉大的隔離大師。

一六六五年，皇家學會開始贏得關注並準備出版期刊，此時的牛頓則躲在伍爾索普莊園樓上的臥室裡。無法回答的難題正令牛頓極度困惑，於是他展開一個大約十八個月的計畫，而這將是一個比任何理論學者提出的都更有成效且驚人的計畫。孤獨的牛頓在小筆記本（他以前的一位老師送給他的珍貴紙張）上小心地記著筆記，解開了光的祕密、重力的意義和熱力學定律，還有積分和微分的微積分概念，這些讓所有的現代數學和科學變為可能。

是什麼力量把月亮舉在我們頭頂上？為什麼它沒有墜落到地球上或是直接飛走？為什麼所有物體都有一定的重量把它們拉到地上，而且為什麼只朝下拉？古希臘人和文藝復興初期的哲學家曾試圖解開軌道和物體的奧祕，但徒勞無功；牛頓不只運用當時所有已知的數學，甚至發明了更多的數學工具。

藉由「太陽直徑是月球的四百倍、距離地球也四百倍遠」這個驚人巧合，牛頓解釋了為什麼它們在天空中「看起來的大小」那麼接近，以及日全食的數學原理。兩個球體各佔據我們天空大約半度（從地平線一端到另一端是一百八十度），這意味著你可以在天空中排列三百六十個月亮。有可能是巧合，也可能是天意，牛頓躺在伍爾索普蘋果園，凝視著古老的蘋果樹，一個蘋果也差不多佔據天空半度的弧度。牛頓關於物體墜落、月球被地球拉扯的思想實驗始於伍爾索普，在簡單計算月球大小、與地球的距離、穿過天空的速度以及關於引力的想法後，他進一步加強了這個念頭。雖然在此之後還要花很多年才能形成整套關於萬有引力和熱動力學的理論，但整個想法是在林肯郡的鄉村裡凝視月亮，有時用肉眼直接觀察太陽時萌發的。

起初，皇家學會並沒有自己正式聚會的場所，但聰明的成員們完全沒延遲任何實踐他們拉丁文座右銘的機會。他們的座右銘是 *Nullius In Verba*，即「不隨他人之言」。這個現代化版本的所羅門之家，會將所有新知識予以實證化。採用培根提倡的經驗程續，知識份子開始對舊信仰提出異議、測試新理論，並提出新的發現。這個小組一開始以波以耳為中心，他來自愛爾蘭、是位個子高又瘦弱的貴族，把一生都獻給了科學實驗。波以耳定律是每位化學系學生都很熟悉、用來解釋氣體行為的公式，這在十七世紀是非常顯著的成就。長時間在波以耳實驗室擔任助理的虎克（Robert Hooke），則是傑出的技術型科學家、醫療器材製造商，以及脾氣暴躁的副手。

同一時間雷恩這位具有多重身分，既是解剖學家、天文學家、物理學家，還是知名建築師的人物也開始竄起。雷恩如怪物般的創作能量與建築才能將在一六六六年進行試驗，當時倫敦市中心所有建築都被江湖郎中預言的大火夷為平地，他們認為這是受到六六六這個惡魔數字的影響。

這群天才沒人會聲稱自己是第一批科學家或哲學家：令他們受到矚目的是，這是世界上第一個由學者組成的科學組織。「早期的科學發展與協作有關，並非孤獨地沉思」，[25]但在伍爾索普，這位年輕人顯然是例外。

無論是在伍爾索普、劍橋還是之後的倫敦，牛頓具有一種特殊的特質──驚人的專注力。當支持者問他是如何發想出引力概念時，牛頓回答「因為我反覆思考了這個問題」。當理論難以成形時，他幾乎完全不睡覺，也幾乎沒有進食。他對運動、嗜好、享樂或兄弟會全無興趣，只有知識上的追求才對他有誘因。一位從未見過大海卻能破解潮汐規則的人，實在很了不起。他幾乎零慾望的生活方式，卻對物體運動、光和重力的物理，做出相當深刻的見解。他對物質世界運作的機制極度好奇，但卻對離自己一百英里之外的事物毫不關心。

聰明的牛頓在伍爾索普極度孤獨。他在一六六五年開始一個探索數學和哲學的計畫，試著證明二項式定理，而這項定理是今日數學的支柱。我們無從得知這位二十三歲的年輕人，究竟在房子周邊做了多少農作？但很明顯地，牛頓肯定消耗了大量心神。

對那些在高中和大學時期，曾在學習微積分時苦苦掙扎的讀者來說，僅靠一人之力就發明了微分，之後甚至發明了積分，實在令人驚訝（牛頓和德國人萊布尼茲到底誰發明了微積分的辯論實在曠日廢時，但牛頓從未放棄這個頭銜）。牛頓發明了微積分，來處理他在思考行星運動和重力本質時所面臨的複雜計算。先不談他在數學上的這項新武器，我們先將關注力轉向他在劍橋郊外一個鄉村市集上買到的三角形玻璃稜鏡。

天空中的彩虹一直有相同的顏色圖案（也就是紅、橙、黃、綠、藍、靛與紫），但除此之外，沒人知道為什麼它們的順序總是如此？牛頓又回到樓上房間那扇面對南方天空的小窗前。牛頓在覆蓋窗戶的木板上挖了一個小洞，隔出一道光來，打進黑暗的房內。這道下午的白光（特別在冬日，陽光更顯明媚）穿過棱鏡，在遠處的牆壁上散射成一道彩虹。這位天才突然有個神來一筆的想法，他在散射的色光後，又加上第二道棱鏡，好奇地想知道會不會發生第二道彩虹般的散射。聰明如你，覺得會散射出另一道彩虹，還是維持原有的顏色，或是出現其他的可能？

答案是：第二道棱鏡後的顏色並沒有改變。基於這個實驗與其他實驗的結果，牛頓得出結論——陽光或白光是由彩虹的顏色組成。要確認這一點，所需進行的實驗，便是利用一系列稜鏡或鏡子，將七彩的光重新聚成一個焦點。導入七彩色光，便能產生白光。「牛頓用兩個棱鏡折射陽光的實驗，呈現了巧妙的構思、精確的執行力與美妙的詮釋，被視為科學史上的里程碑。這實驗也呈現出大自然的偉大本質，創造了一個模式，讓人瞭解從觀察推論出理論的過程。這有如閃耀的燈塔，使得皇家協會同時期的其他活動，相對黯淡無光。」[26]

在伍爾索普的「黃金歲月」裡，牛頓為引力理論打下基礎。他瞭解到月球是如何保持作用力的平衡，持續在天上進行自轉和公轉，而沒有飛走或墜落到地球上。牛頓僅僅使用基本的評估和新的數學，就證明了所有物體都受到引力的牽引，這是人類史上第一次能夠理解物體為什麼會落到地面上，為什麼水會往下流，為什麼炮彈從大炮射出時會在空中形成一道弧線，以及為什麼各種天體能在天上飛來飛去。這些概念將在幾年後成為熱力學定律的基礎，但現在，牛頓在莊園裡閒晃時，終於可以愉快地凝視月球，瞭解是什麼力量讓月球保持了平衡。

至此，牛頓無論走到哪裡，都能藉由測量達到極大的滿足感。例如頭頂上盤旋的月亮、伍爾索普牧場的小溪中反射回的陽光、噗通一聲掉落草地上的蘋果、鄰居男孩扔石頭時的弧狀軌跡，甚至他自己的眼睛如何作用……，這些對他來說，都是如機械一般運作的定律。牛頓的信仰極為虔誠，他的洞察力使他相信，他身邊的世界其實有如「鐘錶一般運轉」，只要他夠熱忱地保持專注力，就能理解現實世界運作的機制。他後來得出結論：「一六六五到一六六六年瘟疫來臨的那年……是我一生中進行創造、建構數學與哲學的黃金時期。」在林肯郡的荒地中，牛頓透過新的哲學理解翹起了地球，在各種智性的研究中，「沒有什麼在思想史上比這些更意義深遠的了。」[27] 他為只有自己瞭解世界運作的規則這件事感到十分有樂趣，直到多年之後，才半強迫地將自己的發現透露給皇家學會的成員知道。

牛頓在奇蹟年代當中創造出現代數學、光學和力學後，他回到了劍橋，很快就從他的導師巴羅（Isaac Barrow）手上，接任盧卡斯數學教授的榮耀（最近，最出名的盧卡斯數學教授為霍金〔Stephen Hawking〕）。巴羅離開倫敦，他在那裡是皇家學會的早期成員，也正是他將自己這位劍橋的得意門生與學會串連起來。多年以來，巴羅一直鼓勵牛頓與倫敦等地的學會成員保持聯繫，但這位隱居的教授即便身懷驚人成就，也不願與人接觸。一直到十多年後，牛頓才終於願意在一六七五年的皇家學會會議上露面。

隨著時間過去，牛頓終於克服了孤獨和妒忌的眼光。一開始，牛頓的發現有如被籠罩在陰暗的面紗後面，只有一小群值得信賴的朋友，如巴羅、波以耳和哈雷等，才能促使他揭開自己的祕密。人們第一次意識到牛頓的天資，是在檢視他親手打磨的望遠鏡之後。後來，歐登堡開始陸續收到一篇篇論文，隨後卻是幾個月、幾年的沉默。像學會這樣一個渴望資訊的機構來說，理當給予這些出自天才手筆而且饒富趣味的筆記更多迴響，而非感到沮喪。

同一時期，另一個新發現也抵達了英國海岸——也就是咖啡。倫敦第一家咖啡館於一六五二年開業，到了一六六三年，倫敦舊金融區內已開設了八十二間咖啡館。[28]就像正在興起的皇家學會一般，「咖啡被當成解酒、排解暴力和慾望的解方，也是促進思想、成熟和智慧的催化劑。」[29]此刻啟蒙運動正來到最高潮，牛頓這樣的人物正是這座偉大城市的咖啡館和家庭中討論的焦點。

牛頓於一六八七年出版了他的鉅作《自然哲學的數學原理》（*Philosophiae Naturalis Principia Mathematica*），簡稱《原理》（*Principia*）。很幸運地，有像哈雷這樣極具外交手腕的成員，能讓牛頓半推半就地分享他對力學和數學的看法。《原理》不只是牛頓的傑作，更是科學史上最重要的著作。在這本書中，牛頓以強大的智慧與洞見，煞費苦心地闡述了物理學定律，解釋了重力和天體運動，以及為什麼各種事物會以它們各自的方式運作。但就像索忍尼辛（Solzhenitsyn）的《古拉格群島》*一樣，這本書雖然受到所有人的推崇，但很少人真的會拿來閱讀，理解它的人更是少之又少。但它確實為科學革命開創了舞臺。

在這之後，牛頓將升任為英國皇家學會的會長，並擔任英國皇家鑄幣廠廠長。他於八十四歲去世，一生從未結婚，也沒有繼承人。經濟學家凱因斯（John Maynard Keynes）將他描述為「最後的魔術師，最後的巴比倫人和蘇美爾人，最後一位偉大的天才，與近一萬年以來累積知識遺

* 譯注：《古拉格群島》（Архипелаг Гулаг），蘇聯作家索忍尼辛最有影響的一本著作。索忍尼辛在書中將蘇聯比作海洋，處處都是監獄和集中營的「古拉格群島」。

產的人們一樣，著眼於現實與智識的世界」。[30] 無論他的愛好有多奇特，他總能看到一個全新的「世界體系」，並提出未來高階計算所需的數學框架，包括發射太空船時，計算彗星和行星的交互影響所需的數學框架。

不過本書的重點並非討論彗星和太空船，而是關注科學的誕生如何為醫學復興提供支持並打下基礎。正是十七世紀的科學家，尤其是培根、笛卡爾和牛頓等人建立了各種理論，認為我們可以對現實世界進行科學研究並找出規律。「即便不是第一位，培根也是相當早期在自然科學領域，提出『自然法則』這個概念的西方哲學家。當他定義何謂『定律』時，似乎刻意避開造物者、創造論或目的論者。」[31] 笛卡爾和牛頓迫不及待地聲稱，他們的發現是通用的真理和定律；正是這種心態將為醫學現代化打開大門。在牛頓去世後的幾十年內，另一個罕見人物也出現在倫敦，成為世界上第一位仰賴科學的外科醫師。

雖然當時離皇家學會成立只過了幾年，但成員們當下就知道，一股啟蒙與變化的浪潮即將席捲而來。成員們決心記錄成立皇家學會的歷史，這在當時即便不是賣弄，也算是大膽之舉。一六六七年，斯普拉特（Thomas Sprat）在收到皇家憲章五年後，寫了《倫敦皇家自然知識促進協會史》（*The History of the Royal Society of London for the Improving of Natural Knowledge*）。書的首頁有國王查理二世的半身像，兩側則是培根和該協會首任會長布隆克（William Brouncker）的畫像。

在這本書的序言中，斯普拉特將書獻給了他們的皇室贊助者，即國王查理二世，宣稱榮耀將歸於國王，因他將人類從「被錯誤束縛」中解放出來。後來，斯普拉特也提到遠古時代對哲學家的看法：

古代崇敬所有對自然有所發現的人，授予他們極神聖的榮譽……最高榮譽會授予發現事物的人，其次是演繹法的教師，甚至也須給征服某些事物的人。

最後，斯普拉特在總結中說，不只有發明家會獲得榮耀，國王也會被載入史冊：

真神並不會在粗俗藝術中顯露祂的價值。綜觀世界上第一個王朝的歷史，從亞當到挪亞，並未提及他們經歷的戰爭，更沒提及他們取得了哪些勝利，所有的紀錄就只有他們活了多少年、他們教他們的子孫如何牧羊、如何種植農作物、建立葡萄園、以帳篷為家、如何建設城市，如何演奏豎琴和風琴，如何利用黃銅和鐵。如果他們要為某個自然或機械發明立下神聖紀念碑，讓創新者能永續發展的陛下，肯定會獲得不朽的名聲。

如今看來，斯普拉特的預言實現了。皇家學會的成員們後解析了原子組成、發現氫氣、雙螺旋結構和電子，甚至也發明了網際網路、建立了同儕審查制度。這是世界上第一個科學組織，真正的所羅門之家，為現代科學及十九世紀醫學的科學化轉型奠定了一定基礎。但首先，一個沒受過學校教育的蘇格蘭人將抵達倫敦，並出乎意料地成為世界上第一個科學化的外科醫師。

第05章 哈維和杭特

「當我還是個小男孩的時候……我想瞭解天上的雲和地上的草，為什麼葉子在秋天會變色。我看著螞蟻、蜜蜂、小鳥、蝌蚪和蠕蟲。我總是纏著大人問一些沒人知道或關心的事情。」[1]

——約翰・杭特

「當我第一次聽聞這個人時，我對我自己說：『這有如一道從天而降的光。』我突然覺得在這之前所有我學過的東西，相對來說都如此微不足道……覺得之後我要像杭特先生一樣敢於獨立思考。」[2]

——亨利・克萊恩

外科加護中心（外科加護中心）是由三個大型照護單元組成，是個專為重病或病況不穩定的患者的術後照護而設計的迷宮。最近四週，我在這裡每三十六小時輪一次班，雖然我是外科的實習醫師（也就是外科住院醫師生涯的第一年），但從未闖進手術室過。身為外科加護中心的實習醫師，我負責照顧那些在創傷和手術後，比起在一般「病房」需要更多照顧的患者。一般病房內沒有插管的患者，靜脈注射的藥物也相對單純，更不需要像在加護中心一樣，以每分鐘作為單位監測患者的生命徵象。

我剛來的那幾天，根本完全嚇傻了眼。跟我同期的實習醫師和我立刻意識到，我們不但沒資格、也缺乏讓外科加護中心患者存活下去的專業本領；事實上，我們超級害怕會因為一個小失誤就害死了患者。外科加護中心的護理師對我們的懷疑完全有理，雖然我們剛取得醫學系文憑，但我們其實不具備任何臨床知識。當你問到慢性骨髓性白血病的基因轉位，我們會超開心地跟你說起酪胺酸激酶的啟動機制；但若你問到某些相當基礎的呼吸器設定，我們只會腦袋一片空白，然後尷尬地傻笑。隨著時間過去，我們漸漸進步了。幾個月後，我們對呼吸器、靜脈輸液、各種管線、藥膏、藥水和電動床的設定逐漸上手，讓它們成為我們強大的武器。

現在，這是我在外科加護中心最後一週的輪班，我花了很多時間在特拉維斯的床邊。特拉維斯是位來自賓州的十六歲男孩，兩週前在足球練習後，滿載他和隊友的車遭到一輛水泥卡車出奇不意地撞擊。三名年輕人當場死亡，特拉維斯因心跳驟停被送來創傷中心。我的住院醫師同事在急診室中把他搶救回來；他們在他身上劃了一道「創傷切口」，一路從喉嚨劃到恥骨，夾住他的主動脈，避免主動脈完全破裂，讓他勉強活了下來。那次事故後兩週內，特拉維斯又開了好幾次手術，急救了三次，面臨全身多重器官衰竭。
　　外科加護中心對患者肉體的控制程度之高，非常驚人。在成為住院醫師之前，我也沒有完全體會到，那些機器和藥物能多高度地控制患者體內各種氣體的濃度、血壓、心率，甚至清醒的程度。我在醫學院學到的生理學，即那些關於器官和細胞功能的內容，開始轉化為強大的臨床知識。即便如此，我有時還是會感到無能為力。特拉維斯在抵達之前就已失去了生命徵兆，創傷科醫師的大膽判斷才讓他迅速恢復了生命。在那以後，他經歷了好幾次手術，每次都是在與腎衰竭、艱難梭狀芽孢桿菌對腸道的感染、手臂和腿部驚人的水腫進行奮戰，而他的腦電波卻是一點反應都沒有。他的身上開始有死亡的味道。我一開始也很懷疑加護中心護理師說自己能聞到死亡的說法，但現在我瞭解這是怎麼一回事。艱難梭狀芽孢桿菌刺鼻的味道，與綠膿桿菌的臭味混雜在一起；而這對使用呼吸器的患者並不少見。幾天前，特拉維斯的一位護理師向我預言他可能過不了這關，現在我真的要慚愧地承認，他整個人就跟失蹤好幾天後，發現被水沖走的溺水者沒什麼兩樣。
　　昨日，特拉維斯的父母希望能把他忠心的愛爾蘭雪達犬哈尼帶來外科加護中心，認為這對特拉維斯有好處。雖然我平常也滿喜愛狗的，但我對於把家裡寵物帶進這個神聖地方，強烈地持保留意見。但他身上的感染已經這麼嚴重了，帶不帶進來又有什麼差別？一開始我們拒絕了這個請求，但他的家人沒有放棄，強調他們有把哈尼帶到床邊的權利，最終他們獲勝，將特拉維斯最好的朋友帶到他的床邊。我已經好幾天沒睡了，值完大夜班後的白天班實在很痛苦，我意識到自己全身背負著極度的疲勞和厭倦感。老實說，我才不管哈尼來不來；我根本沒力氣去管這種事。

特拉維斯躺在加護中心的床上，嘴裡的呼吸管用粉紅色電工膠帶固定在管子上，在他的臉頰旁邊形成一個開叉。靜脈注射液體連接到電子幫浦，而電子幫浦在給藥時會嗶嗶作響。為了預防壓瘡，他的身體被充氣墊支撐著。他的胸口有一道手術切口，腹部、手臂和腿部則覆蓋著紗布敷料。他的肚子脹到不行，而且一點反應都沒有。雖然他的胸部持續上下起伏，但那是呼吸器製造的效果，只是死板地重複運作。從他毫無生命跡象、但還是被送到創傷醫院的那一刻起，他就完全沒有動過他的肌肉，而我想他可能永遠都不會動了。此刻，我越來越不耐煩。

哈尼帶著一種獨特的氣場和氛圍，在特拉維斯父母和妹妹的陪同下，走進了外科加護中心第二床。我想知道狗狗是不是真能認出特拉維斯。我站在房間入口的滑動玻璃門前，避免狗狗不小心踩到醫療管線。哈尼進入房間，保持高度警覺地四處東聞西嗅，直到望向特拉維斯。牠故意靠近床幾步，把頭靠近床沿。你可以感受到牠的意圖，我帶著過度旺盛的好奇心，看見哈尼坐了下來、四處觀察。我看了一眼他的家人。他的母親把手伸到哈尼的嘴邊，父親則看著牠專注的樣子。哈尼站了起來，試著透過床沿開口，把鼻子伸進去，碰一碰特拉維斯的手，希望得到一些回應。此刻，大概有十幾位住院醫師和照護人員想搶個位子，試圖目睹男孩和狗之間這個超現實的時刻，哈尼開始發出哀怨的叫聲，蹲坐在地上。現在，有看到手指的抽動嗎？特拉維斯的手動了嗎？我們在一旁屏息以待，每個人都看著男孩的左手。我看到特拉維斯慢慢把頭轉向左側，不過眼睛還是腫得打不開，即便動作很微小，但你知道這是刻意為之的動作。哈尼又叫了起來，就像發動一輛很久沒開過的舊車一樣，特拉維斯很慢、很慢地甦醒過來。他的頭以幾乎察覺不到的程度抬了起來，人群間開始發出「好耶」「不會吧」「哦，我的老天啊」的聲音。特拉維斯繼續做出反應，幾分鐘過去，他的四肢都動了起來；這讓哈尼大受鼓勵，開始吠叫、試著伸出爪子並嗚咽著。而同一時間，特拉維斯好像被什麼神祕力量催醒般動了起來。最後，他想辦法抬起一邊的眼皮，我們陷入一陣混亂，不知道該說什麼。特拉維斯的父親察覺到我們之前的疑心，認真地看著我的眼睛，說：「看吧，我就說我兒子和那隻狗之間有種特殊連結。」

六個月後，我沿著醫院臨床大樓的一條公共走廊走著。實習生活然讓我相當煎熬，我只想著怎麼熬過剩下的幾個月，直到我轉去骨科部當住院醫師為止。我本來以為我在做白日夢，整個人頭昏眼花，不過眼前的兩個人卻直接朝我走來。我不太記得那個比較年輕的人是誰，但那位年長紳士實在眼熟，可惜我想不起來他是誰。他轉頭跟他兒子說：「特拉維斯，這就是救你一命的其中一位外科住院醫師。」我整個嚇傻了——我根本就認不出那孩子就是特拉維斯——他身上唯一看得出的痕跡，就只有脖子底部氣切留下的疤痕。他的父親補充說：「當哈尼叫醒你的時候，史耐德醫師也在現場呢。」我實在太過驚訝，不知該說什麼，只能脫口而出：「很高興見到你，特拉維斯！」

五百年前，西歐仍深陷在原始條件的泥沼中，狀況不比兩千年前的羅馬人或希臘人好到哪去。泥濘道路、動物糞便、黑死病肆虐以及快速成長的擁擠城市帶給人類的痛苦，甚至比我們過著採集生活的祖先所承受的還要多。雖然印刷機已徹底改變了人們溝通的方式，但直到十六世紀中期的天文學家取得開創性的發展之前，幾乎沒產生任何新知識。十五世紀後期，生病的人會由一位幾乎不瞭解身體如何運作、當然也不瞭解每個器官如何運作的醫師全責照顧。在十七世紀初期，還沒有人能掌握呼吸是怎麼一回事、我們如何從食物中獲取營養，以及為什麼我們的心臟會在胸口跳動。

一六〇〇年，有位年輕的英國人從劍橋醫學院輟學，決定冒險前往歐洲的學術中心和威尼斯城市帕多瓦。這位年輕人正是哈維（William Harvey，一五七八～一六五七），他幾年前剛在劍橋的岡維爾凱斯學院取得學士學位，但覺得在義大利更有前途，便橫渡英吉利海峽前往多佛。

然而，當他的同伴順利登上開往加萊的船時，哈維卻被海關抓了出來。

「你不能去，而是要被拘留在這裡。」海關對哈維說。這位年輕的劍橋人不但氣炸了，當晚還被迫看著他的朋友順利搭船離開。然而，航程中這艘船遇到突如其來的暴風雨，在海上翻覆，船上人員全數罹難。這場災難的消息傳到多佛，哈維身為唯一無法上船的旅客，到處尋找那位拘留他的海關，問他為什麼獨獨把他關在英國這邊，讓他的朋友命喪海裡？

海關告訴哈維，「就在兩天前，我做了一個非常清晰的夢，夢裡看到哈維醫師正準備前往加萊；我想這是一個警告，我得阻止你去。」雖然哈維完全不認識那個海關，但他的預感救了他一命，他甚至常常把這個故事，當成是他這一生取得天命與使命的證據。[3] 這位世界上第一位生理學家，儘管真是天選之人，然而卻還要好幾年後才會發表他對心血管系統功能的論點，但此刻他的探索之旅已在實驗時代正式展開。

和牛頓一樣，哈維來自英國一個自耕農家庭，也就是那些在自己的小莊園種點東西，好讓後代接受教育的自由人家庭。十六世紀和十七世紀是社會階級向上流動的大好時機。哈維的父執輩養了一輩子的羊，無非是希望為他的未來打下成功基礎，雖然他的父親幾乎沒受過教育，但他在經濟上的成功，無疑為哈維和他兄弟們的未來帶來了一些好處。

這位來自肯特許、即將成為英格蘭國王御醫的年輕男孩，對家裡農場裡的蜘蛛、馬、狗、豬和母雞群一直充滿好奇。與十四歲時的莎士比亞一樣，哈維在文法學校接受教育，精通希臘文、拉丁文和希伯來文。哈維到帕多瓦之後，很容易就能吸收以拉丁文寫成的資訊，而拉丁文正是資深學者的通用語言。哈維在帕多瓦成為醫科新生的時機正好，此時十六世紀的醫界先驅維薩里、法羅皮奧（Falloppio）和尤斯塔奇（Eustachi），已將帕多瓦建設為世界上最偉大的醫學教育中心了。

對國際學生來說，帕多瓦也有極大的優勢，因為它能讓擁有不同「國籍」的法國人、英國人、德國人和英國僑生，在有規章的組織與領導下相互交流。在抵達帕多瓦的幾個月內，哈維就贏得英國籍「委員」的選舉，這給了他某些特權，包括能坐在歐洲第一個（也是最古老）新蓋好的解剖劇場最前排的位子。

站在帕多瓦大學最古老的建築——德爾博宮前的黑色花崗岩上，一般人實在很難馬上看出，這座建築物與周邊其他中世紀文藝復興時期的建築有何區別。這棟擁有五百年歷史的宮廷，是一座三層樓高、玫瑰色的石頭建築，設有中庭、列柱拱門和石頭窗框，後方則是一些世界上最著名的教室。在帕多瓦大學，哥白尼主張日心說、伽利略講授行星軌道如何運作，而維薩里重塑了解剖學。這些教室、考場與解剖劇場都有數百年歷史，是醫學界最偉大的創新者舞臺。

走進庭院，沿著義大利標誌，訪客會被引導至主管辦公室的入口，可惜我很快就發現它正在整修中。我在手機裡查了電子郵件，確認我在這個歷史景點預約了私人導覽。門口警衛用破爛的英文不讓我進去，跟我說現在不該來這個地方。我試圖告訴他自己有預約行程，但他完全不想理我，只請我馬上離開。失望之餘，我穿過街道走到卡菲佩德羅奇——歐洲最古老的咖啡店，計畫下一步要做的事情。

品嘗一杯美味的義式咖啡後，我再次走過馬路，想要再試一次，直到警衛對我的堅持失去耐性。他再次揮揮手，堅持宮廷沒有開放，誰都不准進去。

離開擋在門前的警衛之後，我走著附近的小路繞行離開，同時仔細檢查了樓梯底部那道上了鎖的金屬門，那道門似乎通往我頭上的宮廷教室。我已經很接近了。我想像著近在咫尺的古老考場，天才曉得那美妙的解剖劇場在哪。

「嘿，先生，你就是那位想看我們教室的美國外科醫師嗎？」我轉過身，看到一位說話帶有濃重義大利口音的年輕策展人。

「沒錯！」我叫了出來，當下意識到那些阻擋在我面前的障礙已不再存在。邊說著話，法蘭切斯卡在我眼前晃了晃她那一大串掛著人體骨架的鑰匙圈，面帶微笑，轉向古老大門，用沉重的鑰匙輕鬆打開了那古老機關。我們走上台階，來到牛宮*的一樓。

將近五百年來，這間最大的講堂裡塞滿了來自各個家族和國家幾世紀以來最優秀的學者。法蘭切斯卡指著那些我研究了好多年的名字，以及那些解剖學、醫學和科學領域的傳奇人物。獨自待在這個伽利略教過書的大禮堂，我畢恭畢敬地走近講臺，從講臺上望向整個房間。數百年後，此地的空氣中依然瀰漫著魔法。在這裡，有好幾位思想史上最偉大的思想家，紛紛提出了他們各種的想法。

進到隔壁房間，一間木質天花板教室被特別保留下來，用作取得醫學學位前最後口試的試場（直到今天都是如此）。現場擺著一張U形桌子，圍繞著一把小木椅。桌子後頭每張綠色皮革的椅子，都朝向那張造型簡單、在中間被孤立的木椅。坐在椅上的候選人會面臨一連串的問題，考驗著他是否具備從帕多瓦獲得學位的價值。掛在奶油色石膏牆上的是行家的老畫作，毫無疑問地增加了應試者的焦慮。我仔細看了尤斯塔奇（Eustachi）臉上的表情，覺察到一種非常聰明的氛圍；我希望他能知道他和他的弟兄們開創了什麼。

法蘭切斯卡鄭重地轉身過去，帶著溫暖的微笑，問我是否準備好參觀解剖劇場。我

* 譯注：牛宮過去是間旅館，「牛」是旅館的象徵，因此後來以「牛宮」稱呼這棟建築。帕多瓦大學最著名的解剖教室就位在牛宮裡，這座教室也是世界第一座解剖教室。

當然馬上答應。離開陳舊的房間（門口正對著下方走道），我們穿過一道矮小的門，進入一個幾乎沒有照明、天花板很低的小房間。

我必須很小心不要折到脖子地彎下腰前進，用一個特殊角度，小心地閃開看起來沉重、手工打造的木頭。在漆黑的環境裡，我跟著導遊的聲音前進。法蘭切斯卡在角落裡打開一個開關，我才發現周圍有一小群燈。我仍然不太熟悉周圍的環境，但當我的眼睛習慣比較暗的環境時，我發現自己站在一個龐大漏斗的開口：這房間約四十英尺高，有好幾層向上延伸的樓層，形成一個同心橢圓。我正處在世上最古老的解剖劇場裡，而我站立之處正是置放大體的桌子的位置。

整個劇院結構就建在大而空曠的房間裡，由木板和手工安裝的木片和木板塊所組成。整個結構以相當陡峭的坡度向上發展，每一層都靠著一圈圓形環狀木板支撐，深度僅僅可以放進腳。每層圓環的內側都有一根木製的圍欄，大約位在膝關節的高度。這個劇院僅供站立使用，扶手與欄杆（有核桃木雕）是用來防止有人向前暈倒。

帕多瓦的解剖劇場於一五九四年由法布里修斯（Hieronymus Fabricius）建造，他是維薩里各種解剖文物的保管人，同時也是哈維的老師。身為英國學務委員，哈維可以坐在解剖學講學時的前排位置。講學總是在一年當中最寒冷的月份舉行，這樣腐爛中的大體味道比較不那麼刺鼻。哈維學到的多半還是古典的亞里斯多德式醫學，回到英國後，他也將繼續傳承這些知識。

哈維沉浸在希波克拉底的體液說中，畢竟那還是一個對器官功能沒有進行科學分析、理解極為原始的時代。事實上，一直到他過世，哈維都是一位蓋倫派醫師。

要瞭解哈維於一六二八年出版的《心血運動論》（*De Motu Cordis, On the Motion of the Heart*）一書多具開創性，我們必須思考他的教授教給他的心臟血管知識。蓋倫對於血液如何產生、心臟功能和血流的結論，在當時都是神聖不可侵犯的，即便以今日標準衡量這些知識全然錯誤。從希臘和羅馬時代一直到文藝復興初期，沒有任何一位研究人員能使用可靠而準確的方法來解剖任何哺乳動物，並瞭解牠們血管和心臟運作的方式。當時在打開動物胸腔時，沒有任何適當給予麻醉的方式，因此任何動物實驗都很可怕，多半只是將可憐的受試動物五花大綁後幾秒，就匆忙劃開牠的胸腔，直到牠很快因失血過多而死。研究人員只有短暫的幾秒鐘，能思忖血液和心臟的動態功能。難怪沒有人理解這一切是如何運作的。

蓋倫和他之後的每位解剖學家都面臨了迷宮似分布的大血管，有些直徑和花園用的水管一樣粗，是連結各處、長相怪異的肉質器官。現在解剖學學生使用的教科書上有標記各種顏色的圖片，描繪動脈、靜脈及血液流動的曲折路線；但在古代，打開胸腔後只會看到一顆跳動的心臟和一堆亂七八糟的血管，整個就像一個謎團。

整整一千五百年來，醫學生被教導血管可以根據血管壁的厚度，大致上分成兩個截然不同的血管系統。親愛的讀者，如果你我今日到了解剖實驗室，我可以告訴你，身體任一處血管最大的不同，就是血管壁較薄的血管是靜脈，而另一種血管壁較厚是動脈。無論是哪裡的血管（無論位在腹部，還是四肢），大都可以靠這種方式來區分靜脈和動脈這兩大類別。

但蓋倫的結論完全錯誤。他認為由於動脈的血管壁夠厚，才產生了搏動。更糟的是，典型蓋倫派醫師的教育認為，血液的源頭來自於肝臟。雖然製造血液的確需要透過消化食物來取得特定營養物質沒錯，但蓋倫卻教導學生，血液在靜脈能如潮起潮落般、自由地往血管兩端流動，以回應器官和肌肉之間的吸力。為了合理化他的邏輯，蓋倫假設所有器官都會不斷「吸」血，並「消耗」血液與血液中的靈氣。

因為還不理解肺臟的功能，蓋倫和他的學徒創造了「靈氣」理論，又稱為*pneuma*。這「靈氣」會隨著每次呼吸跟著進入肺部；否則要如何解釋呼吸伴隨的胸口起伏？他們認為，正是神聖的呼吸創造了起伏、活化了動脈中的血液，使血液的顏色從深紫色變為腥紅色。此外，他們也認為，血液會自然穿過心臟中膈的大孔洞，從心臟的一側自然地流到另一側。

最後，他們對心血管系統的功能做出了糟糕的觀察，認為每個器官都會為了吸收靈氣而消耗血液。所有多餘的血液就這麼蒸發掉了。身體的每個器官都努力把血往自己拉去、吸收靈氣，並將所有多餘的血液蒸發掉。畢竟若血液不斷透過動脈往終端器官走，如果不說靜脈裡的血可以往兩端流動，又要如何解釋靜脈的功能呢？

這就是當時對心臟和血管功能的理解。而這一切都錯得可怕。

哈維於一六〇二年從帕多瓦醫學院畢業，返回肯特郡一陣子後，他搬到了倫敦，並將在那裡生活了五十五年（除了英國內戰期間短暫在牛津逗留了一陣子而中斷）。他很快就娶了一位上流社會的女性，她的父親是詹姆斯國王的御醫。雖然哈維並非倫敦人，但他最終穩穩地登上上流社會，並於一六〇七年獲得醫師學會的院士資格，進入這個受人敬重的小型菁英團體。在學會裡，哈維的地位也急速竄升，在入會後的幾年內就坐上財務長的位置。

這位「來自底層社會，但充滿智慧的鄉村男孩」[4]，在倫敦運用幹練的手腕，提升了自己的社會階級，也將自己穩穩推向詹姆斯國王的皇宮裡。與他的患者培根一樣，哈維嘗試討好國王，最終在一六一八年被命為「國王御醫」，同年培根被任命大法官。詹姆斯國王去世後，查理斯一世在一六二五年登基成為新的國王，很快就提升哈維的地位，將其任命為更有權力威望的「一般醫師」*。他新獲得的頭銜和餘裕，為他贏得了更重要的東西，也就是進行研究的時間和資源。毫無疑問地，他與培根之間的交流，結合他一流的醫學訓練背景，讓哈維能更以科學方法來評估心血管系統。

隨著哈維的階級和頭銜持續上升，他的臨床工作也更加蓬勃發展。他和他的妻子沒有孩子，讓他有更多自由時間進行研究。一六一五年，哈維是盧利講座（Lumleian lecturer）的解剖學講師，而且是純熟的解剖學家與天才講師，講課時揮舞著一隻十六英寸長、銀色尖端、由鯨骨製成的指揮杖，風格十分鮮明。他優雅地穿著「黑色斗篷、緊身短上衣、菱格紋黑色絲襪以及頂部有流蘇裝飾的高跟馬靴」，這讓他看起來和一般的倫敦人有所差異。

哈維在專業上的成功也鼓勵他改變嗜好。在三十多歲時，他開始度過白大從事臨床醫療工作，晚上在家進行私人研究的生活。他延續小時候對動植物的興趣，在倫敦收藏了各種水生、陸生生物和家畜標本，成為未來各種發現的起點。此時也發生了一個重要變化：基本上，哈維

* 譯注：一般醫師（physician ordinary），等同御醫，主管國王的健康事務。

是將帕多瓦的研究精神帶到倫敦，他的家庭實驗室就如帕多瓦的牛宮一樣。[5] 一場寧靜革命正在醞釀，僅僅幾年之內，哈維將取得人類史上最偉大的發現。

哈維高度自律與無止境的好奇，使他幾乎每一晚都會進行解剖，甚至自行完成各種鳥類肛門的比較解剖學計畫。換作是二十一世紀的動物學家，若待在由國家衛生研究院資助的實驗室裡，為了大量發表論文和終生教職，也許可以勉強處理這樣的主題，若是私下進行的科學探索計畫，則幾乎不可能。

另一位在帕多瓦的解剖學家——科倫坡（Realdo Colombo，一五一五～一五五九）——是維薩里的學生，則是描述血液如何進出肺臟的先驅，他寫下：「血液經過肺靜脈被帶到肺部，在肺部被優化後，與空氣一起經過肺靜脈，被帶往心臟的左心室。」[6] 雖然現在看來這些敘述不完全正確，但科倫坡具突破性的地方，在於推翻了只有空氣從肺部返回大血管的觀點，知道血液是在肺部被「優化」後，才經過大的肺靜脈送出去。科倫坡也推翻了亞里斯多德派和蓋倫派醫師的認知，駁斥了血液會繞過肺臟、穿過心臟中隔上孔洞的說法。

哈維視科倫坡為他的典範，也開始研究心臟及其奧祕。他親眼見過魚和小動物血液的搏動，但是在透過醫師學會的關係，回收一名絞刑犯大體時，做出了關鍵的突破。哈維趁著夜裡，把大體運到他位於路德蓋特（Ludgate）的家，把大體放在私人研究室的解剖桌上，在燭光下，弄斷大體的肋骨、打開胸腔。

排空胸腔中大血管新鮮的血液後，哈維發現自己正面對大體的心臟與肺臟。當解剖學家面向心臟時，心臟上方最明顯的動脈正是肺動脈，這條大血管會將缺氧血從心臟右側送往肺部。

哈維拿了一小段繩子繞過肺動脈，將它緊緊綁住，避免血液回流。下一步，哈維小心翼翼地劃開右心室，然後把一根金屬管插入心臟腔室，並試著向心室注水。此時肺動脈被綁住，水無法通過；更重要的是，水也沒有穿過分隔左右心室的心臟中隔。打開左心室，哈維沒看到任何液體，於是他記錄下：「我親眼所見，心臟中隔並沒有任何孔洞。」[7] 換言之，蓋倫錯了。

哈維放開綁在肺動脈的結之後，再次將水注入右心室，幾秒鐘內，水就流進了左心室。這些帶血液體顯然是從心臟的右側通過肺部組織，然後經過肺靜脈回到心臟左側。在那一瞬間，他知道科倫坡的判斷正確無誤：心臟會將血液打到肺部，血液被活化成腥紅色後，會再次回到心臟。

至此，哈維已經相信心臟與肺臟之間的相互關係，但他仍然對心臟的運作感到困惑。他到底該繼續懷疑蓋倫（這在當時的醫師中絕對是褻瀆之舉），還是相信心臟像所有器官一樣，會膨脹起來把血液吸向自己？解剖了絞刑犯後，哈維再次回到他的海洋生物收藏，其中有些動物的皮膚是半透明的，這讓他能夠直接看到牠們微小心臟的跳動。他解剖這些小型活體生物的經驗越多，對於「心臟吸收血液」的觀點就越是懷疑。

哈維劃開魚的胸腔就能觀察到微小的心臟在迅速跳動，甚至看到透明的主動脈有血液流過。將手指放在心臟上，他能感覺到心臟的收縮，因此更加相信心臟更像是肌肉，而不像風箱只會將空氣（或血液）吸向自己。在鰻魚身上做實驗時，哈維把鰻魚的胸部劃開，切下牠跳動的心臟。把心臟放在解剖臺上，鰻魚的心臟仍繼續跳動，即便將心臟切成小塊，每一塊都照樣收縮。此刻，哈維完全相信心臟的確是一種肌肉，而且活躍時會收縮，而他正要著手解決他人生當中最重要的謎團。

好幾年過去，哈維對動物進行了無數次實驗，最常使用的是狗。以現代標準來看，有數百隻動物在毫無防備、完全不顧牠們感覺或意識的情況下被取走生命，這有多麼殘忍。事實上，回顧哈維的活體解剖實驗，無論這些發現有多重要，的確令人害怕與感到不安。在十七世紀，鬥熊、鬥雞和公開虐待動物的行為非常常見，要一直到一八三五年，英國才通過《虐待動物法》。在此之前，大多數英國人甚至認為動物根本沒有感受疼痛的能力，對於狗遭到折磨而死，在情感上經歷的掙扎，就像我們大多數人今日打蚊子時的感覺一樣。

哈維的許多實驗讓他更加確信心臟內部和心臟周圍血液流動的方式，但他仍然對血液從哪裡出現、在哪裡消失感到困惑。在一個真正偉大的科學時刻，哈維意識到研究心臟功能，某種程度的演算是必要的。於是，在天文學、物理學、數學和生物學仍處在相當初期之際，哈維開創了全新的科學分支。

哈維得出結論：心臟的活躍期是 *systole*（希臘文「收縮」之意），並發現可以估算出心臟打出的血液量。回想起來，他的計算非常保守，但他的計算結果讓他得到了正確的結論。哈維猜想，心臟每次收縮並不能完全擠出所有血液，所以在他的計算中，每次收縮只有一小部分完全處在舒張狀態下的體積會被排出。他估計，這是不到一打蘭*重的液體量（相當於八分之一盎司），這數據相當粗略、保守且低估了實際量。

他估計心臟每分鐘至少跳動三十次，乘上每天二十四小時、每小時六十分鐘，每次收縮（非常保守地）都會噴出一打蘭的血液，這表示每天將會有五萬多打蘭的大量血液被擠入動脈中。蓋倫和所有古代醫師一直以來信奉的希波克拉底式醫學如此薄弱，居然會認為這麼多的血液是由肝臟不斷製造出來，這讓哈維真的難以置信。這是人類史上第一個生理學的計算結果，得出一個明顯的結論，也就是蓋倫錯得太離譜了。整整兩百年後，拉瓦節才建立質量守恆定律，然而一想就知道，根本不可能每天有那麼多血液像消防栓的水一樣從肝臟湧出。現在我們已知一個平均一百五十磅重的成年人，心臟每次搏動會輸出約七十毫升的血液，這相當於每天心臟輸出超過七千公升，也就是有將近兩千加侖的血液會通過心臟。當哈維意識到每天竟有四十多桶血從我們的心臟中流過時，他肯定會用拳頭猛敲桌子表示認同。

如果肝臟沒有持續產生血液，那麼這些血液又是從何而來呢？也許更關鍵的是，一旦血液抵達終點又會發生什麼事？真的就此蒸發了嗎？

哈維最後的實驗，可能是他在帕多瓦的導師法布里修斯給予啟發的。就在哈維離開帕多瓦後不久，法布里修斯出版《靜脈切開術》（*De venarum ostiolis*〔*The little doors of the veins*〕）一書，書中研究了瓣膜的功能。法布里修斯並不知道靜脈中的血液會從四肢流回心臟，所以很難瞭解靜脈中的「小門」（即瓣膜）的功能。他用一塊布纏住受試者的手臂，使他的靜脈腫脹。法布里修斯在壓脈帶附近的靜脈上用指尖施加了壓力，但他發現很難將血液壓回手掌。他的結論是：靜脈中的小門延遲了「血液的流動」，這明顯是對靜脈瓣膜的誤解。他對真理視而不見，是因為亞里斯多德的理論過於根深蒂固在他心中，但他的論文激勵了他的學生，藉由重複他的實驗來得知真相。

＊譯注：打蘭（dram），最初為希臘古代的一種重量和貨幣單位。作體積單位時，常被稱為「液量打蘭」或「英液打蘭」。一打蘭約為一．七七公克。

哈維重複了他老師的實驗，在他僕人的手臂上綁了一塊布，證實法布里修斯的觀察不假，血液的確因為「小門」禁止回流的作用，無法被壓回手掌裡。哈維對蓋倫主義沒有盲目信仰，反倒可以自由地解釋他做這個小實驗的結果（如果你的手臂上有條明顯的靜脈，你可以很容易地透過在手肘上方的四肢上綁上圍巾或橡皮筋，試著將血液推向手掌來重現實驗。因為靜脈內有閥門，血液根本不會在四肢「逆流」。鬆開壓脈帶會使血液重新流向心臟）。

哈維的偉大理論即將成形。考慮到有大量血液從心臟中打出、血液又會回到肺臟被「活化」，轉成腥紅色血液，並利用動脈傳至各處人體組織，再結合血液只能從四肢單向傳回心臟的新見解，哈維突然靈光一閃。過沒多久，他寫道：「我花了很長一段時間自我思考，我終於瞭解血液確實是從動脈進入靜脈，然後回到心臟的右心室。」

哈維終於完成了他的理論。血液被強力地從左心臟擠出，經過主動脈和動脈傳到整個身體，然後通過一些神祕的交換機制，同樣的血液被輸送到靜脈系統、返回心臟，在此被推進肺臟進行氧合。因此，這是一個封閉的系統。他的研究是在複雜的顯微鏡發明之前進行的，所以他的肉眼看不到存在於身體每個器官中越來越小的動脈細小分支，即所謂的「微血管床」。

哈維在高峰會上回憶道：「我開始自我思考，若是血液不會循環的可能性（特別強調「我」）。」希波克拉底、亞里斯多德、蓋倫和我們所有祖先，都對心臟功能的真相視而不見。哈維這位在帕多瓦與伽利略熟識的人，宣稱我們的血液在身體裡有兩個迴路，一個通往身體，另一個通往肺部。並非簡單直接地倒入終端器官，而是在通過器官和肌肉時暫時停留在血管內，這要一直到哈維死後不久，新發明的顯微鏡才會揭開這個祕密。總之，「循環」是哈維給予人類最重要的啟發。

馬爾皮吉（Marcello Malpighi，一六二八～一六九四）是義大利科學家，他首先描述了微小動脈和微小靜脈之間的微血管。他的第一個突破是在檢查青蛙肺部仍在跳動的血液時，在單片放大鏡片的幫助下，看到了糾結的組織。他認為，這正是介在動脈和靜脈之間的中間組織。血液循環的路徑終於可以用肉眼看清楚了，瑪爾皮吉稱它們為微血管。

哈維馬不停蹄地向整個英格蘭和歐洲提出他對心血管系統的想法，最終在一六二八年出版了他的經典作品《心血運動論》。作為科學史上出版的最重要著作，哈維的巨著使他成為瞭解我們身體機械結構的關鍵先驅和研究者，一同成為笛卡爾機械化宇宙的一員。

笛卡爾和哈維改變了十七世紀的知識觀，加上培根的實證歸納研究，自然哲學被轉為科學化的研究計畫。波以耳是英國皇家學會成立時的關鍵人物，他把人體描述為「液壓發動機，由大自然設計並建造而成」。哈維的「思想對他這時代的知識份子和文化精神影響深遠，他的想法也體現了這種精神」。[8] 他的研究是第一次運用數學和生理學解釋人體機制的研究，是實驗時代蓬勃發展的基礎工作。他的繼承者，並不是那些在他死後幾年成立皇家學會的科學家和自然哲學家，而是另一位一樣來自英國的人。這位英國人瘋狂地迷戀大自然，來到倫敦時幾乎無家可歸，甚至被關押在今日的西敏寺。

一五四〇年，英國國王亨利八世整合了兩個學會，成立了理髮師／外科醫師學會。經過多年的激烈爭執，外科醫師決定在一七四五年離開，組成自己的外科醫師學會，即現在的皇家外科醫師學會。理髮師和外科醫師為了獲得認可而掙扎著，在十八世紀中葉兩個群體都只能提供理髮服務、處理簡單的排膿，或是充滿希望（或不抱希望）地進行放血。儘管如此，一七四五年的外科醫師至少面臨一個重大的挑戰：他們還沒有自己的解剖劇場，這使得他們積極尋找場地與適當的監考官。

威廉．杭特（William Hunter，一七一八～一七八三，後文稱為威廉），是著名的蘇格蘭內科醫師、產科醫師與解剖學家，在格拉斯哥附近長大，後在愛丁堡、萊頓、巴黎和倫敦接受出色的教育訓練。一七四四年，威廉在聖喬治醫院完成醫學訓練後不久，開設了私人解剖學課程，還登了以下廣告：「各位紳士將有機會像在巴黎一樣，於整個冬季學習解剖學的藝術。」[9]

威廉的解剖學校是倫敦第一所這類學校（令人驚訝的是，倫敦第一所特許的醫學院一直到一七八五年才成立，當時聖巴塞洛繆醫院已進行好幾個世紀的非正式醫學教育）。威廉的解剖學校於一七四六年在考文特花園一間租來的公寓裡開辦（一七四九年搬到考文特花園一號的大廣場附近，現在是一家Apple專賣店），學校很快就獲得巨大的成功。由於學校業務成長快速，威廉解剖的數量也日益增長，因此非常需要有人幫忙採購和準備大體。在絕望之中，威廉希望小他十歲的弟弟約翰．杭特（John Hunter）搬到倫敦，在學校幫忙他。

威廉「穿著錦緞和蕾絲，戴著撲滿白粉的假髮，與蘇格蘭其他知識份子一同共進晚餐，並穿梭在各種咖啡館和劇院、解剖教室與沙龍之間……斜槓於科學和藝術的世界」。[10] 他的弟弟約翰十三歲後就輟學（可能因為患有閱讀障礙），是一個「笨拙、沒有文化、基本上沒受過教育的鄉下小夥子，名聲很差之外，還頂著一頭爆炸紅髮」。[11] 這兩個分開近十年的兄弟上一次見面時，約翰只有十二歲，這十年間還發生了不少悲劇。約翰是十個孩子中最小的一個，出生時父親已六十五歲。約翰的其他九個兄弟姐妹，有六個在他前往倫敦時死亡，因此威廉成為約翰在這個充滿不穩定和各種疾病的世界中唯一確定的指引。

約翰拒絕上傳統的英文文法學校，而是選擇在鄉下游蕩，研究南拉納克郡的各種動物。在他接下來的人生當中，約翰似乎對處理腐化事物並不在乎，對於所有令人厭惡噁心的事物也沒有感覺。約翰抵達倫敦後，並沒有去伊頓中學上預科教育，也沒有取得牛津或劍橋的學士學位，他僅僅帶著永不滿足的好奇心、對萬物的保持懷疑的天性，以及顛沛流離下出生的孩子特有的耐力，來到了倫敦。

約翰於一七四八年來到倫敦，那年已經二十歲，雖然沒受過正規教育，他還是準備在解剖學校中擔任哥哥的助手。學校現在已經成立兩年，生意興隆。不過這對兄弟幾乎不瞭解彼此，保守猜測，威廉只是想找一個信得過的人處理大體，理想狀況下約翰也會為解剖講座準備大體。新學期將於一七四八年九月啟動，威廉和約翰會在考文特花園的會場上解剖一位死者的手臂。約翰的手藝和刀法經過幾年的自學與近乎病態的好奇心，已變得相當熟練。令威廉大為驚訝的是，約翰是個天分極高的解剖者，回想起他們第一次進行解剖研究時，威廉甚至告訴他那未受過教育而毫無經驗的弟弟，他有成為解剖學家的天分，不該只想著被人雇用。[12]

現今，全世界每一所醫學院都會對大體進行徹底的防腐處理，專家會用固化劑對大體進行嚴格的處理，以防大體腐敗。我們會用防腐化學物質沖洗大體的血管，讓化學物質滲入大體的所有組織中。大體可以在低溫下儲存多年而不腐爛，現在即使在實驗室上了一整個學期的解剖課，可能也不會聞到組織腐爛的臭味。而第一天看到大體的衝擊，很快就會消失，因為你知道自己在大體身上根本不會看到任何蛆或膿包。

此時，位於考文特花園的解剖學校面臨的最大困難是大體的取得。十八世紀中葉，許多歐陸國家已放寬自羅馬時代以來關於人體解剖的禁令，但英國在採購大體方面仍有嚴格禁令。十五世紀，倫敦理髮／外科醫師學會對死刑犯的大體只取得極少量的配給，在威廉學校開辦之前一直都沒有什麼變化。由於在夏天時的大體溫度較高，容易腐爛，會傳出難以忍受的惡臭，因此很少在夏季進行解剖。隨著秋季來臨，就意味著下一個解剖季節的開始。當時倫敦每年有將近五十多人因一些瑣碎的罪行（如偷人手錶等）而被拖上絞刑台。

幾個世紀以來，囚犯被關在紐蓋特監獄（現今聖保羅大教堂和倫敦證券交易所附近），然後被送到史密斯菲爾德（聖巴塞洛繆醫院附近，世界上最古老的醫院，也是蘇格蘭獨立領袖威廉・華萊士被判處英式車裂之地）進行絞刑；在威廉的時代，更常在泰伯恩刑場上舉行。在海德公園東北角、靠近貝斯沃特路的大理石拱門處，有一塊三角畸零地上立著一塊小牌子，上面標記著泰伯恩刑場的位置。這種三腳絞刑架自十二世紀起直到一七八三年，處死了成千上萬的罪犯。在泰伯恩刑場用十字絞刑架處死犯人是一件會引起圍觀的大事，群眾會爭相恐後到廣場上觀看，慶祝正義被貫徹，同時也看著死刑犯被戴上頭罩、掙扎地想要吸氣（並一心求死）、不斷扭動的樣子，視為一種恐怖的娛樂節目。

約翰和威廉合作的十二年當中，最主要的任務就是採購大體。約翰雖然只有約一五七・五公分高，但他經過多年的辛勤工作，寬闊的肩膀和強壯的手讓他成為一個有戰力的幫手，能夠保護剛死亡的珍貴大體。在自由自在猶如嘉年華的歡樂氣氛背後，總需要一個願意弄髒雙手的人，而約翰這位精準的解剖學家、未來的英國外科醫師傳奇與和科學知識份子典範，正是最適合親自處理這些大體的人。

英國議會於一七五二年通過了《謀殺法》，將吊死罪犯的行刑方式列入法條之中，且禁止在行刑後埋葬罪犯。這有助於增加大體的數量，但他們還是沒有足夠的大體可用。到底還有什麼地方可以買到新鮮貨呢？

出乎意料之外的是，約翰可能是史上經驗最豐富的盜墓者。

因為急需新鮮大體，約翰搖身一變成為搶奪大體的高手。「因此在一七四八年十月，在約翰大聲高喊要為學生準備更多大體後，幾乎可以想見他在夜色的掩護下，從考文特花園學校出發，手持鐵鏟和撬棍，在當地墓園搜尋新挖開的墳墓。最有可能的是，他帶領幾群學生參加聚會，可能還先在小酒館裡用幾輪啤酒灌醉他們，好讓他們幫助他做這件有點可怕的隱密工作。」[13]

一開始在倫敦和愛丁堡，後來甚至轉向了殖民地，這些職業盜墓者洗劫了各個墓園，惹得許多家庭飽受驚嚇。他們又被稱為「復活主義者」，這些在午夜行動的竊賊會用他們獨有的方式，鏟開剛被翻動過的土，在棺木的頭部位置挖出一個小洞，一直挖到棺材木板。然後撬開廉價的木頭蓋子，直到蓋子被折斷，露出大體的上半部。這些盜屍者會用繩子將大體從最後安放的地方拖出來。[14] 聲名狼藉的小組成員會將大體裝進車廂，並在當晚就將大體送到解剖室後門的地下室入口處。

約翰和威廉共事了十二年，哥哥在富有的皇室成員中名聲並不好，最終成為夏洛特女王的產科醫師（夏洛特女王生了十五個孩子，包括未來的國王喬治四世和威廉四世）。至於約翰，先是作為盜屍者，後來轉為專業解剖學者。供應新鮮的大體是約翰的工作，他「年輕時喜歡喝酒，不太在乎社交規矩，說話有趣多變，讓他成為那些罪惡的供應商之最愛」。[15]

他們第一次一起過冬時，出現一個令人驚訝的變化：約翰出乎意料地已能純熟地使用解剖刀；到了一七四九年春，「威廉宣布他的這位得意門生，已足以接手學校的所有解剖工作。」[16] 到了晚上，約翰會變身為小偷，不過這位世稱「復活者」之人正成長為一個權威的解剖學家。在學校工作一年後，他開始思考一件看似不可能的事——在活人身上動刀。威廉遵循了在倫敦受人尊敬的醫師之典型養成路線，也就是從著名的機構畢業，然後向知識界證明自己。對於約翰來說，成為外科醫師的道路則大不相同，因為當時還沒有正規的學校教育和考試，也沒有任何給有志成為外科醫師者的認證。

還要一百五十年，歐洲和美國才會出現類似外科住院醫師的制度；此刻，約翰卻在一七四九年就與倫敦地區最受尊敬的外科醫師密切聯繫，希望自己也能成為一名外科醫師。切塞爾登（William Cheselden，一六八八～一七五二），是新的外科醫師學會理事長，透過跟著在萊斯特和倫敦執業的外科醫師學習解剖學，經歷學徒制之後，成為一名外科醫師（一八〇〇年，皇家授予外科醫學會特許，所有人在培訓成為外科醫師之前，都需要獲得大學學位，並接受皇家醫師學院的錄取考試）。在切塞爾登去世前短短幾年裡，約翰在他家中的辦公室和切爾西的皇家醫院裡成為學徒。切塞爾登並沒有把約翰看成不夠資格、青澀的鄉下男孩，而是將他視為對解剖學極有熱情、能夠繼承他外科事業的弟子。

多年後，威廉回憶道，「如果要把一個有才能的人，放在一條最筆直的道路上，讓他在專業上成為一個偉大的人，我會把他培養成一位優秀的臨床解剖學家，送他去一家大醫院看病和解剖死者。」[17]威廉在寫這篇論文時肯定想到了自己的弟弟。他更希望他能接受良好的解剖學訓練，而不是當個與一堆無知、野蠻、不學無術、假冒外科醫師的人混在一起的青少年。

雖然約翰在最優秀的外科醫師，如切塞爾登與後來聖巴塞洛繆的波特（Percivall Pott）手下接受訓練，但他從未改過他那古怪、異於常人甚至野蠻的個性。他甚至認為「味覺」也是醫師重要的武器，就能理解約翰對解剖學和解剖有多專注。「胃液是一種有點透明的液體，味道有點鹹。」[18]請記住一點，直到下個世紀前，解剖手套都還沒問世。你可能會問，究竟是什麼讓約翰願意用他的小指去沾點大體的滲液或碎渣，然後放進嘴裡呢？要知道，當時他幾乎已能在器官層級上，去理解各種疾病（莫爾加尼是先驅者）。顯然在他極度渴求瞭解身體知識的過程中，沒什麼是能被禁止的。「精液無論看起來、聞起來或嚐起來都是一種奇怪的東西，但放進嘴裡一段時間後，它會產生類似香料的溫暖，而這種溫暖會持續一段時間。」[19]

許多醫學生對刺鼻的氣味也會流露一種正常的厭惡感，因此會選擇迴避外科和婦科。如果你問問任何曾進行臨床工作的一般外科醫師或婦科醫師，最近是在什麼時候遇到令人討厭的氣味，而且是極度刺鼻的那種，他們一定會開始砸嘴，做出乾嘔的樣子，隨時都能給你一個悲慘的故事。當時幾乎所有醫學院都會有一些選拔機制，淘汰無法忍受臭味的申請者。那些可以「消化」腐臭味的人則可以繼續下去，至於那些「體質較虛」（請讀成「正常」）的人，可能就會選擇皮膚科和放射科等專業。即使是在手術室裡看過大風大浪的老鳥，面對某些特別嚴重的情況，也可能無法抵擋身體被精心設計的「疾病預防機制」，[20]這種機制有助於保護我們免受潛在生命威脅所感染。後人應該感謝約翰幾乎不會反胃的能力，結合他那探究的精神和頑強的決心，促使他成為他那個時代最傑出的外科人。

約翰和威廉一起合作了十多年，在那段時間裡，他對大體解剖有許多發現。他們關於淋巴系統的描述，大概只有確認胎盤和子宮壁間的血管沒有直接共用血液的發現才能超越（這是在約翰對懷孕晚期逝世的孕婦進行了全面解剖後發現的）。經過多年不斷解剖懷孕中期與足月的倫敦產婦，威廉於一七七四年出版的《人類妊娠子宮的解剖學圖解》（*The Anatomy of the Human Gravid Uterus Exhibited in Figures*）中，展示了那幅有史以來最偉大的解剖學作品。書中的解剖工作都由約翰完成，威廉負責文字敘述，而美不勝收的插圖藝術則是由範．林斯迪克（Jan van Rymsdyk）所創作。

經過切塞爾登和波特幾年下來的訓練，約翰在一七五四年夏天於聖喬治醫院成為外科學徒，開始治療他的第一批患者。這個原本沒受過教育的鄉下男孩，正在轉為客觀的科學家，且從一開始就強調觀察與結論的原則，極為謹慎地開啟了他的第一步。

歷史學家摩爾（Wendy Moore）提到了一位約翰早期的患者，那是一位年輕男性（掃煙囪工人），因感染淋病導致尿道堵塞，排尿時極為痛苦。

在瞭解患者病史的時候，約翰必須要先忍住他所有對自然科學的好奇（即他這一生大半時間在做的事：使用高度實驗性的外科治療方式），看著充滿痛苦和挫折卻只能躺在那裡的患者。一開始，約翰試圖用一般性的方法來疏通狹窄的尿道（大概是從波特那裡學到的），這需要把「布吉」（bougie）這種圓柱形的蠟，慢慢推入尿道，並推出一條路來。當這個嘗試失敗後，他本能地決定進行一些實驗，更重要的是，他還記錄了他的實驗結果。約翰猜想他可能可以透過燒灼的方式繞過堵塞的位置，因此他在布吉頂端點了一些腐蝕性流體（第一次約翰使用了氧化汞，結果發炎和疼痛感相當劇烈，但他繼續嘗試），但清除病灶時病人需要忍耐極大的痛苦才能繼續。約翰將一塊硝酸銀固定在空心的銀製細管頂端，並開始伸進病人的尿道內。（正如約翰記錄的）「每兩天燒灼一次，總共三次，他再次來找我時告訴我他的排尿狀況好多了：在第四次使用燒灼術時，我的管通過了狹窄的地方；很快地，我就可以放入一整隻布吉，直到他完全好起來。」約翰與高采烈地記錄了這一切，這是實驗醫學的勝利。而他的手法——嘗試一種傳統方法、分析結果、形成假說、改良假說，並實踐他的結果，這將成為他整個執業生涯中的標準流程。最終，這變成他推動外科科學革命的基礎。[21]

與一百五十年前出生的哈維一樣，約翰也是狂熱的博物學家和動物飼養員。約翰比哈維有明顯的優勢，因為在約翰的有生之年，大英帝國已成為海洋帝國，允許他購買來自世界各地的動物，包括亞洲水牛、獅子、豺狼、澳洲野犬和兩隻獵豹。這些動物都被飼養在他那位於西倫敦的鄉村別墅中（位於肯辛頓伯爵宮）。他在倫敦的禁區附近飼養古怪動物的行徑，讓一些學者相信，約翰正是兒童讀物人物杜立德博士*的靈感來源。[22]

---

* 譯注：杜立德博士是小說家洛夫廷所著的兒童作品中最知名的角色。他是世界上唯一一位可以與動物對話的人，在動物界享有盛譽。

約翰沒有止境的好奇心，讓他收集了剛去世的人類標本和活的古怪動物。他只做自己有興趣的研究（直到一七六七年，他才在皇家學會的《學報》上進行發表），結果發現了頭部的顱神經、淚管和年輕發育期男性正在下降的睪丸。佛蘭克林（Benjamin Franklin）在寫到那時代時，說：「這是一個實驗的時代。」[23]約翰分析事物極其詳盡，紀錄也寫得相當清楚，沒有誰比約翰更能代表這個時代。

十八世紀大多數的解剖學家都認為，每個生命都是從一個微型版本開始的。這些微小版本隨後會在子宮或蛋中，體型慢慢變大。約翰認為這很荒謬，便開始了一個研究計畫，聰明地使用雞作為他的材料。約翰經常從母雞下面偷偷把蛋拿走，然後小心翼翼地打開每個受精卵，用鉗子剝去外膜，並檢查有沒有微小的胚胎。雖然胚胎只能短暫活過一段時間，他仍把這些小生命放在一碗溫水中，用肉眼和顯微鏡檢查它們。最終，他把所有標本都放入烈酒中，在卵內三週的發育過程中，確定了一個發育時程表。雖然其他人發表的胚胎學發現比約翰的研究要亮眼得多，但他對這個主題的研究將證明自己具備謹慎的科學技術。

約翰在聖喬治醫院照顧患者的幾年當中，累積了輝煌的名聲，足以吸引一群學生與他一起進行解剖學和外科手術。小希彭（William Shippen Jr.，一七三六～一八〇八）就是約翰早年輔導過的學生。老希彭是費城一位自學成才的醫師（賓州大學和普林斯頓大學的創始人），他意識到歐洲的醫學教育對他兒子的價值，便於一七五八年讓他進行為期七週的遠洋航行，將他送到英國去。

年輕的小希彭於一七五四年畢業於新成立的普林斯頓大學，[24]隨後在父親身邊當了四年學徒。由於希彭夫婦只有一批醫學教科書，因此決定派遣他們的孩子到「英國最好的解剖學家身邊學習解剖與注射等技能」。[25]「比利」（"Billie"）於一七五八年抵達倫敦，止好是約翰以鄉巴佬身分抵達倫敦十週年，他沒想到自己居然能負責輔導殖民地最有前途的一位孩子。

小希彭完全沉浸在解剖學的研究中。他住在約翰的考文特花園家中，在蘇格蘭的寒冬中度過了一七五八至五九年的冬季課程。每天在日記條列了他的一天：「六點起床、手術到八點、九點吃早餐、解剖到兩點、晚餐吃到三點，繼續解剖到五點。七點講座結束、繼續手術到九點，直到十點再上床睡覺。」好幾週過去，小希彭完全學會如何有條不紊地進行人體解剖，有好幾個晚上，小希彭和約翰聊了起來，毫無疑問地這位年輕人正享受著摸索的樂趣。「小希彭在解剖室裡花了越來越多的時間，待在約翰的身後觀摩，他敬畏這位深具魅力的老師，約翰似乎有激勵年輕學生愛上解剖學的祕方。」[26]

西半球的第一所醫學院在費城，一開始被稱為費城學院（後來稱為「賓州大學」），是由小希彭和約翰的另外一個學生摩根（John Morgan）共同創立的。費城擁有美國最古老的醫院、第一所醫學院，以及第一個「學會」——美國哲學會。雖然這裡是現代美國外科手術的搖籃，但新世界中的解剖學和外科教育，與約翰可能有一脈相傳的關係。

從一個鄉巴佬到解剖學界傳奇，這麼龐大的轉變主要跟約翰早年對搶奪人體、解剖和教育的執著，以及他那充滿精力的奉獻精神有關。好幾代的醫學生爭先恐後地前往倫敦，被約翰「海派」的個性給收服。他「喝一整瓶的酒，講他的故事，和別人一起大笑」，[27]但和藹可親的天性不能完全解釋他的成功。他積極尋找關於身體結構和功能的真相，有系統地「質疑每一個已知的知識、發展出假設，試圖想出更好的方法，並通過嚴格的觀察、研究和實驗，測試這些方法是否有效」。[28]為了真正在外科手術這類有嚴格流程步驟的科學中取得進步，約翰需要大量的病例。雖然在大都市的生活中，人口密度的上升讓患者更加集中，但他如果沒有某些特殊經歷，未來成為一名有信譽的外科醫師的機會，還是會受到限制。

歷史學家認為，英國和法國在七年戰爭中進行了陸上和海上作戰，確立英國的霸主地位，以及一七三六年後法國的衰落。衝突爆發五年後的一七六一年，英國戰爭大臣彼特（William Pitt）決定將注意力轉向法國西海岸和法國小島貝勒萊。就在幾個月前，一七六〇年的秋天，約翰剛受命為隨軍外科醫師，他決心追隨希波克拉底的古老智慧：「希望成為外科醫師的人都應該參戰。」約翰登上醫療船「貝蒂」時，肯定知道前方有無數慘劇等待著他。經過一週的航行，他們終於抵達法國的大西洋沿岸時，就面臨了第一波災難性的突擊。一百三十艘英國船隻組成的艦隊，面對的是一個幾乎堅不可摧的島嶼，沿著參差不齊的海岸線的，是幾乎無法逾越的懸崖。

數以百計的英軍在開戰日嚴重傷亡，奄奄一息的人被送到貝蒂號上，那些被子彈和彈片弄傷的水手和士兵，將會被約翰和他的外科醫師同事親自照顧。「暴風雨不斷砸向木船、把木船砸爛，而約翰用各種原始的手術，奮力搶救受傷、流血和垂死的人。」[29]這裡隱含一個古老的問題：為什麼「傷亡」只會有兩種，要不是直接陣亡，就是僅受輕傷？答案是，在二戰之前，大多身受重傷的軍人很可能在送到醫院後沒多久就死亡，因此所謂的「戰爭傷亡」，基本上跟死亡沒有太大差別。「由於沒有麻醉劑可以處理疼痛，許多需要截肢的患者，其實在手術刀劃下去的那一刻就已經休克，或是當外科醫師在他們的傷口周圍尋找碎片時，就已經流血過多而死。他們的大體會被匆忙丟進海裡。其他勉強存活著的人，會躺在醫療艙臭氣熏天的病床上，幾天後傷口也會出現敗血症的現象，很快就會加入那些在海裡的同袍。」30

兩週後，島上發生第二波襲擊，英國軍隊終於成功在一群小屋間搭建了一間類似醫院的地方。在這裡，約翰啟動一個如何正確治療戰傷的研究計畫。其他多數的外科醫師堅持用老方法治療創傷，但約翰開始意識到「少即是多」。他的外科醫師同事其實只是不斷從傷口插入骯髒的手指和器具，造成更大的痛苦並加速患者死亡。約翰則非常克制，特別考慮到他有多年解剖經驗和出了名的靈巧，他選擇不刺探傷口並將槍傷擴大，而是「極安靜」地治療傷口。

在島上的第一週出現了一個偶然的機會，更加鞏固了約翰的信念，認為保守的照護更好，並謙遜地意識到其他外科醫師違反了希波克拉底式照護的核心原則，也就是「莫傷害」。「『莫傷害』是最重要的原則。」在戰鬥中，有五名法國士兵在交火時中槍，但逃過了被俘虜的命運。雖然他們的傷勢嚴重（包括胸部和大腿穿透的槍傷），卻躲在穀倉裡逃避抓捕，直到四天後才被發現。約翰照顧這些人時，意識到這些完全沒接受醫療的法國軍人，甚至比那些（相當不幸地）得到「治療」的英國軍隊表現得更好。最後，等同於進行了控制變因的實驗，約翰得出結論：所有未積極治療的士兵都痊癒了，儘管沒有接受任何被視為治療標準的探查式手術，他們反而沒有發生任何事故。將兩種治療方式直接對應比較，就能看到侵略性手術的失敗之處；也可能正是這樣的治療，才讓交戰雙方出現大量傷亡。

毫無疑問地，約翰在戰場醫學方面的經驗既令人精疲力竭又令人興奮，此外也非常具教育意義。大量的創傷病例磨練了他的技能，並在治療傷口和考慮感染問題上有了進一步的見解。他最終在島上待了一年多，後來又在葡萄牙待了一段時間才回家。他於一七六三年返回倫敦，這一年莫爾加尼（Giovanni Morgagni）正因為他的書《疾病的位置與病因》（*De Sedibus*）而遭受罵名，一直到一七六九年才翻譯成英文。這本令人讚嘆的書，是首次將症狀與患病的器官連結起來的書，是現代病理學和醫學的基礎。這又啟發約翰好奇的天性、科學化的設計，以及思考人體的新方式，是一種偶然的融合，讓某些基本的外科手術治療在人類史上第一次成為可能。

真的是這樣嗎？印度、波斯、埃及和亞述等文明古國，都沒有嘗試過原始手術嗎？雖然早期文明古國的學者對人體的功能有錯誤的想法，但他們怎麼有辦法對原始人進行如此痛苦的手術呢？答案是鴉片。

鴉片是罌粟的一種古老物質，是原產於地中海東部的植物，整個中東和印度都有其蹤跡。古希臘和埃及的醫學文獻都曾提到鴉片的使用，只要那裡早年進行過一些手術，就有罌粟的種植。罌粟花隨著帝國的擴張而遷移，罌粟膠產物（含鴉片生物鹼嗎啡和可待因），甚至影響貿易和航運以及醫學的現代化和宗教的傳播。香氛、香料和絲綢的貿易路線，主要以沿岸的陸路或海上航線為基礎，航海大發現時代則導致全球遠洋航行和茶葉、菸草、糖、棉花和毒品為主的國際貿易。

荷蘭東印度公司和英國東印度公司於十七世紀開創了洲際貿易，公司創立後的前一百年，甚至專門從事香料和茶葉貿易。歐洲國家對於來自中國的瓷器、絲綢和茶葉等奢侈品的需求很高，但中國對歐洲商品的需求卻很少。而大英帝國的解決的方式，竟是將在印度生產的鴉片商業化，向高度上癮的中國市場銷售鴉片。隨著鴉片在東方市場的興盛，自然會有一些所謂的「靈丹藥」流回英國本土，因此歐洲對嗎啡和嗎啡的表兄弟——可待因（codeine），開始有大量需求，自然也不足為奇了。

西德納姆（Thomas Sydenham）被認為是英國醫學之父，他準備了一種專用的鴉片類特殊藥物，稱為「鴉片酊」（laudanum），是結合鴉片、雪利酒、肉桂、藏紅花和丁香的混合物。鴉片酊成為幾乎所有英國醫師和外科醫師的最愛，讓約翰能夠在乙醚和氯仿*發明前一個世紀，就達到前人無法達成的成就。事實上，雖然其他人可能會宣稱自己是第一位重要的外科醫師（像帕雷和波特這樣的人），但約翰卻是最後一位在沒有全面麻醉的情況下進行手術的偉大外科醫師。無論他的成就來自於什麼，至少有一部分功勞得歸功於鴉片。

兩年左右的海外生活，讓約翰實現了他原本就想得到的目標，也就是讓他的理論被上流社會逐漸接受。但他從未改變對裝腔作勢的唾棄，也從未放棄對飲酒和粗話的熱愛，他那「充滿精力、廣泛興趣，以及熱情洋溢的態度」[31]贏得皇家學會成員的青睞。於是，皇家學會成員在一七六七年以「一個精通自然歷史和解剖學的人」[32]為由推舉約翰為研究員。即使在這麼著名的學會，約翰卻有辦法加入一個祕密地下團體，偶爾在倫敦的咖啡館跟人論戰，瓦特（James Watt）、庫克（James Cook）和馬斯凱琳（Nevil Maskelyne）等名人也曾加入這個組織。

約翰於一七六八年於外科醫學會通過口試，獲得外科醫學會的文憑，得以使用「外科醫師」

---

* 譯注：乙醚和氯仿為醫學界最早用來作為吸入式麻醉的藥物，但由於對使用者的健康有所傷害，如今已不再使用。

這個頭銜的權利。此時，他的學生小希彭和摩根已在費城開辦了醫學院。當約翰獲得真正的外科醫師頭銜時，他們已是外科醫學的教授。在獲得文憑後五個月，約翰的人生也發生了相應的變化，他被指定為聖喬治醫院（現為萊恩斯伯勒酒店）的全職外科醫師。四十歲時，他的成就和名聲爆炸性地迅速增加。

約翰繼續建立並擴張他的動物標本與手術標本的收藏。身為聖喬治醫院的外科醫師，對絕望的求診者與患者的喜愛（與忍耐）逐漸增加了他的臨床經驗。醫院的位置靠近白金漢宮和聖詹姆斯宮，這提升了威廉作為夏洛特女王的醫師和產科醫師的可能性，但約翰卻似乎不太可能取得這樣崇高的頭銜。

約翰的熱情和嫻熟的教學技巧，已從考文特花園相對簡陋的解剖學學校，很好地轉移到聖喬治的知名學院裡。這位年輕時沒受過良好教育的蘇格蘭子弟，已變成英國首都的外科醫師中最先進的科學思想家，在未來幾十年當中，將有五百名學生學到他那不斷提出質疑與研究的思想。他對動物實驗貢獻的精神，以及那些他辛苦收集來的手術標本，都讓他慢慢相信，古老的疾病和體液失衡觀念是考慮不周的。

古人在不瞭解病程的情況下就介入疾病的治療，那麼難免會錯誤連連。約翰的先人們幾乎都是在黑暗中蹣跚前行，要等到約翰運用簡單的實驗瞭解傷口如何癒合、發炎機制與各種疾病的病程，情況才得以改變。約翰在火把的光照下，手持最原始的儀器，藉著燭火細細觀察，對各種動物和環境進行研究。沒有任何地方是禁忌——就連他自己的身體也不是。

喬治王朝時代的倫敦街頭，被各種性病（包括梅毒和淋病）給淹沒，這是人們在這個大英帝國主要港口城市隨意發生性關係的必然結果。此時距離人們對細菌理論產生共識至少還要一個世紀，而性病正是最具說服力的例子，告訴我們來自微觀世界的恐怖威脅，正是疾病從某位寄主傳播到另一寄主的原因（雖然當時還無法確定真正的病源）。約翰決心研究疾病傳播的理由，是因為他實在非常好奇，僅僅藉由來自梅毒患者的硬皮分泌物，為何就能在情侶間傳播疾病？此外，約翰也試圖確定淋病和梅毒究竟是兩種獨立的疾病，還是只是不同表現型的相同疾病？為了研究這一點，約翰設想了一個計畫，用淋病患者的乳白色分泌物，接種到一個沒有性病史、無症狀的患者身上。但在哪裡可以找到一個自願的受試者，願意將性病患者潰爛傷口上的分泌物接種到全然無辜的陰莖上？一位搶過屍體的外科醫師怎麼樣？

約翰用第三人稱的方式，詳細記錄了這個自我感染的實驗結果。他從來沒有點出患者的身分，但大多數學者都認為約翰就是那隻白老鼠。一七六七年五月，約翰的紀錄中寫道：「我在陰莖上戳了兩個小傷口，並用一把柳葉刀沾了一點淋病患者的乳白色分泌物塗了上去；一個位在龜頭上，另一個位在包皮上。當時是週五，週日時這幾個地方開始變得很癢，一直持續到下週二。」[33] 同一時期，有好幾位同事和學生都有約翰刻意讓自己罹患下疳的紀錄，這鐵一般的證據，證明約翰會不惜一切去探究人體的奧祕。

隨著時間流逝，陰莖感到「有趣的癢感」，長成感染的結痂很快開始產生分泌物，「尿道開口有點紅腫外翻，也能感覺到滲液，這應該是尿道分泌物。」[34] 他依舊不確定他正在經歷淋病，還是面對梅毒的早期階段？直到十天後，他才意識到他的體內醞釀的應該是梅毒，此時他的陰莖頂端出現硬性下疳、腹股溝也有腫脹的腺體組織。約翰瘋了嗎？或憑著他那近乎瘋狂的好奇心，即便完全缺乏自我保護意識，也很難責怪他讓自己暴露在終身染病的風險中？親愛的讀者，考量到淋病的病程往往相當局限，通常不會復發；另一方面，梅毒卻是一種很可能持續終生的細菌感染，多年來這種細菌會以三種主要表現形式，一波又一波地讓患者重複感染，最終在第三階段演變為嚴重的中樞神經感染。這就是約翰故意塗抹在他男性生殖器傷口上的細菌。

在自我感染七個月後，約翰的皮膚上最終長出「銅色斑點」，扁桃體也出現潰瘍。在接下來的三年裡，他在身上各處的瘡上塗水銀，直到所有症狀停止為止。目前我們並不清楚他的梅毒是否進入第三階段，普遍認為他六十五歲死於心臟病，所以他很有可能正是那三分之一從未接受正式治療的梅毒患者。由此可見，約翰對於用肉身做實驗的高接受度，與他極度討厭無知，並積極尋求自我認可的奉獻精神有關。

在見識到約翰種種看似魯莽的行為後，學習醫學史的學生必須承認，外科醫師有多麼百無禁忌，即便是自我犧牲也無所謂。他們對疾病極度厭惡，常人看來覺得噁心的事物，他們卻毫不在乎。而這些近乎怪異的舉動，又解釋了醫療領域當中的許多突破性發展。就像消防隊員極度討厭火災，卻又矛盾地一頭栽進大火裡一樣，對抗疾病的人一方面厭惡可怕的微生物，一方面又把自己推到第一線，去面對大規模流行病。約翰是介於中世紀專門放血的外科醫師和史上第一位外科醫師科學家之間的橋梁。當探險家和先驅者準備在原始的荒野中定居下來時，約翰就是那個願意深陷於未明朗的手術泥沼中，打下外科科學的基礎的人。「約翰認為，所有手術都應遵循推理、觀察和實驗的科學原則。」[35]

約翰的講座經常極具指標性，他是最早建議「放血不但無效且具有潛在危險性」的外科醫師。[36]英國下個世代最著名的外科醫師，那些在他們自己的領域中成為傳奇的人，最能捕捉約翰對現代手術的影響。皇家外科醫學院院長克萊恩（Henry Cline）第一次參加約翰的講座，只是純然出於好奇，聽到他講話後，他說：「當我聽聞這人時，我對自己說，這人就像日光一樣燦爛。我覺得以前學過的東西根本不值一提，我認為我可能會像約翰先生一樣『為自己思考』。」[37]來自聖巴塞洛繆的另一位著名的倫敦外科醫師阿伯內西（John Abernethy）總結道：「我相信他是醫學領域這場偉大革命的創始者。我非常確定他的作品在我心中產生了一場徹底的革命。」[38]

這麼多面向的約翰，將在一七七六年被任命為國王喬治三世的外科御醫，而這一年也爆發了另一場知名的革命。有人說《化身博士》*根本就是在說他——就像海德先生一樣，在萊斯特廣場的家門口前經營著知名診所，後門則是邪惡的入口，半夜交付偷來的大體——不愧是外科科學的創始者。他那龐大的外科手術標本收藏和對醫學的好奇心，最後分文不收地捐贈給皇家外科學院；他窮盡一生的時間探索、花費、消耗，與他同一時代在美國蒙蒂塞洛的那位當代哲人（指美國第三任總統傑佛遜，蒙蒂塞洛是他的住所，收藏了許多自然標本）沒什麼不同。

約翰於一七九三年在倫敦聖喬治醫院參加醫院工作人員會議時離世。他捲入了一場關於自家工作人員的辯論，這讓他晚年時依然忿忿不平，他「離開了這個世界，一如他曾經在這個世

* 譯注：《化身博士》（*Strange Case of Dr Jekyll and Mr Hyde*），紳士哲基爾博士喝了自己配製的藥物，分裂出邪惡的第二人格，即為海德先生的故事。

界活過。他從不人云亦云，而是說出自己的想法」。[39]他在沒有麻醉、不瞭解消毒的重要性之下，實施了早期的外科手術，大部分是移除結石、囊腫和創傷的初階治療。直到他死後半個世紀，乙醚時代才到來，在外科醫師的手術刀下提供一種全新的減痛選項。

無論是在柏林的蘭根貝克（Langenbeck）、維也納的比勒斯（Billroth）或是英國的李斯特（Lister），約翰的執業生涯中，幾乎完全不懂洗手的重要性，連做夢都沒夢過細菌。他的生涯是對醫學教育的一大諷刺——一位幾乎沒受過正規教育的外科手術大師，卻對外科醫師的科學培訓影響最為深遠。他認為：「一家醫院的確不該僅是向窮人提供援助的慈善機構，或是外科醫師在富裕患者身上碰運氣來積累經驗的地方，而應該是教育未來外科醫師的中心。」[40]約翰總結說：「我的首要任務是為醫院服務，其次是傳播醫學這門藝術的知識。」[41]

有位來自費城的年輕人，在約翰去世前不久抵達倫敦。這位學徒的父親詢問自己的兒子需要讀哪些書時，「約翰不過是帶他到解剖室，那裡有幾尊被切開的大體躺著，告訴他說：『這些就是你兒子在我的指導下將要讀的書，其他的都不大適用。』」[42]當然，約翰說的沒錯。十八世紀的醫學教科書中關於疾病的病因與治療，基本上沒有什麼是正確或有用的。

隨著外科科學的起步，蓋倫派醫學正步入死胡同。一個世紀前，在哈維去世時，人們突然回憶起對希波克拉底的信仰。一六五七年，哈維中風後發現自己說不出話來，「舌頭麻到不能動」。[43]他找來他的藥理學家，表示要切開舌頭，而這完全符合蓋倫派醫師對體液平衡的想像——「放血」會讓語言功能盡速恢復。對於這位揭開血液循環祕密的人來說，腦出血和中風的奧祕依然深奧，一如他瘋狂咆哮著的舌頭「幾乎無濟於事……直到他的生命結束」。[44]

約翰表面上在醫院死於心臟病，但若換作今日任何一座足夠先進的醫學中心，肯定會啟動「快速反應團隊」，而團隊中包括急救醫師、護理師和技術人員。即便約翰走得太快，當時也沒有任何有效的治療方法，但他不幸逝去的靈魂，並沒有被強加任何蓋倫式的治療。這位「科學外科的創始者」，有如他在西敏寺教堂的墓碑上的墓誌銘一樣，徹底改變了解剖學、醫學教育和外科科學，從而將外科的地位翻轉為具未來性的職業。

第06章
病理學

「雖然我們能夠切進內部一探究竟，我們卻如從外頭觀看事物一樣，對於這新奇的一切只能乾瞪眼……大自然在身體裡以如此細微和無法察覺的部位運作，我想沒有人會希望或假裝，我們在顯微鏡或其他發明的輔助下就足以看懂它們。」

——約翰・洛克

即使身為已經做過二十多次病理解剖的老鳥，堪薩斯大學的太平間充滿寒氣與金屬感的氣氛，仍讓我感到不安。我還沒讀完醫學院三年級，就獲得世界頂級病理學家暨醫學博士H・克拉克・安德森（H. Clarke Anderson）的骨骼研究獎學金。除了研究癌細胞系和骨塑型蛋白（BMPs，啟動和控制骨骼生長的訊號化學物質），我還需要和安德森博士一起進行病理解剖。所以此時此刻，在這該死的冬天，我被叫到太平間研究一位當地牛奶送貨員的死因。

太平間和解剖實驗室完全不同。身為一年級的醫學生，我們太習慣解剖室裡的大體，我們會在幾週裡，將他們僵硬、經過防腐處理的身體結構慢慢展露出來。我和兩位一起解剖的同學每日都會按照解剖手冊裡的指示，在我們解剖的大體上，探索一個特殊的解剖細節。她是一位七十四歲的女性，隨著時間過去，被七十具大體圍繞的新奇感逐漸消失，關於他們背景故事和人性的問題也逐漸消失。

抵達太平間時，這位三十八歲、中度肥胖、身材強壯的送貨員，正躺在不鏽鋼驗屍臺上，全身赤裸。驗屍室有三張堅固的桌子，專門用來驗屍。每張桌子都有一個平台，附有出水孔，還有一條水流不斷的環狀小水溝，用來洗去血液、體液以及感染和汙染的痕跡。待檢查的主角被置放在中間那張桌子上，桌旁配有腳控錄音設備和麥克風，以便在驗屍時記錄病理學家的評語。

與每家醫院的太平間一樣，該工作站被隔離在地下室，遠離熙攘往來的路人和照顧患者的區域。由於沒有患者和照顧者的身影，即使在白天，這裡也充滿強烈的孤寂感和恐怖感。如果你知道大體正被存放在儲物櫃裡冷藏並準備接受檢查，就更強化了這種感覺。在醫院的邊緣位置，不祥的寧靜與桌上的幾攤水慢慢消失；這裡不是救命的地方，而是解釋死亡的地方。

安德森博士解釋說這名工人是在清晨時分，於他家門外被發現的，他駕駛的卡車就在一旁，而他臉朝下倒在雪地上。一輛救護車飛馳到他家，而他那悲痛欲絕、驚慌失措的妻子好不容易才克制了焦慮和無助。在急診室搶救失敗後，急診醫師宣布他的死亡，並將他轉到地下室的太平間。每個州都有自己的法律，讓當地驗屍官決定是否下令驗屍；以這個案例來說，由於無人目擊他死亡的當下發生了什麼事，所以在此異常情況下，我們要為這個人做最後的身體檢查。

我們身穿藍色手術衣和單次使用的紙質隔離衣，與在手術室裡的穿著有點像。最外頭的防水隔離衣提供多一層的保護與一點點溫暖，防護眼鏡則防止體液濺入我們的眼睛裡。我們準備好簡單的工具托盤，是時候「親眼看看了」，亦即要「驗屍」了。

我把戴著手套的手放在那人身上。他的身體極為冰冷，這可能與致死原因有關，也可能只是過去幾小時當中躺在大體冷藏櫃的結果。安德森醫師拿起驗屍刀柄，配上一片令人印象深刻的大型刀片，這種刀片專為在胸前劃下長條切口而製作。我再次瞥了一眼死者的臉，仔細看他那扭曲而呈藍紫色的臉部。他右半邊的臉，因為生前躺在雪地裡一段時間，已完全被壓平。很難想像幾個小時前他還活著，現在卻成為一動不動的僵硬大體，看起來彷彿是假人；只有切入他的桶狀胸廓，才再次證明他的確曾經是個活人。

手術刀從胸骨切跡（譯注：胸骨切跡為胸骨和第一對肋骨的肋軟骨相接處），即胸骨頂部的凹陷處劃下，這裡只有一層薄薄的結締組織覆蓋住氣管。安德森博士繼續將手術刀往下劃，拉出一條延伸至胸前、腹部，朝向肚臍但繞過肚臍，最後在恥骨處結束的直線。

我們用器械把皮膚沿著切口邊緣分開，而我拿了骨鋸準備打開胸骨。我已經知道如何使用這把鋸子，於是安德森醫師允許我進行將胸骨切開至中間位置的操作。這和心臟外科醫師使用的是同一套設備，身為醫學生，能比原本更早使用到這些工具讓我非常開心。我們把肋骨展開器放在骨頭邊緣間隙，然後使用展開器上的一個簡單手柄，慢慢轉動手把、把胸廓打開。

胸骨一被打開，就能看到心臟和肺臟。緋紅色的心肌被一部分又大又軟的肺所覆蓋：肺臟呈微微灰色、有點透光和濕潤。心臟與肺臟相互依存，有如陰與陽一般，有著不同的顏色、結構、功能和重量。胸腔是由肋骨圍成的籠子，被肌肉橫膈膜覆蓋，包圍著心臟和脆弱的肺臟。橫膈膜是一片很厚、很有力的肌肉，分隔胸腔和腹腔。橫隔膜上有三個大小約幾英寸寬的孔洞，讓食道、主動脈和下腔靜脈通過。小心翼翼地切開肌肉組成的橫膈膜後，我們可以保留血管和食道的完整，不會有血液或食物滲漏出來。

進入腹腔後，我們會看到肝臟（大小約為一顆小型美式足球）、腎臟、腸道（胃、小腸和大腸）、脾臟、膀胱和胰臟。由於我們小心翼翼地保留了腸道，沒有任何消化到一半的食物流到腹腔，或是往下走至大腸的糞便溢出。

身為醫療調查員，我們在檢查這些器官時有幾個選擇。最老派的做法就是到處戳戳、東看西看，用雙手來處理器官，運用我們的觀察力去猜測究竟什麼加速了患者的死亡。

更進階一點的技術，則是切掉位在胸腔和腹腔的器官。使用羅基坦斯基法（Rokitansky method），我們可以一次移除一組器官，並移至另一張桌子上進行檢查。菲爾紹法（Virchow's technique）則是將器官一個接一個地移除，並切下器官組織，準備做成組織切片，用顯微鏡進行分析。這個方法比起完全使用雙手，是極大的進步。

今天，我們將使用一種技法。巧妙來說，這方法會讓我想起我在故鄉懷俄明州的牧場上，與我父親與兄弟在狩獵時學會「切開一頭鹿」的過程。勒杜勒法（Letulle technique）要將所有器官與腸道，一次從喉嚨暴露到肛門，將其全部割除乾淨。病理學家在切斷腔壁相連的軟組織時，會將心肺、腸道和所有腹部器官抬出，但保持彼此之間的所有連接，最後只會剩下一個空心的空腔。在解剖桌上，所有器官更容易進行評估，因為它們不再被綁在腔壁上，因此更容易檢查每個器官的每個面向。我的導師很愛這種方式，而且毫無疑問地，發明這個方法的人顯然來自一個有狩獵習慣的家庭。

在切除大量器官和組織後，安德森博士和我努力將一大團濕滑的組織移到解剖臺上。在另一個解剖臺上，我們開始慢慢切入器官，尋找嚴重的異常。我們收集少量組織樣本，將這些組織碎塊放入貼有標籤、裝滿福馬林和橙色旋蓋的小塑膠杯中。

最後，我們處理頭部。分開大體頂部的頭髮、沿著頭骨頂部劃了一道很長的切口後，頭皮很輕易地就往兩側剝開，露出頭骨。在這裡，我們會用一把專門切開頭骨頂部所有骨頭的骨鋸，而在打開最後的軟組織連接後，頭骨周圍會出現一層光滑、厚實、呈蛋白色的腦膜。這就是硬腦膜（dura mater，拉丁文意為堅強的母親）。穿過硬腦膜後，就會看到大腦。切斷大腦底部的神經連接和脊髓，安德森博士會拉出一團膠狀組織，他（難以置信地）就這麼將整顆人腦遞給我。

這位先生的大腦質地堅實，外表呈粉紅色，表面最大的特色就是充滿一圈一圈的皺褶和紋路。隨著年齡增長，這些紋路會逐漸萎縮，不過眼前這位畢竟還年輕，紋路都還相當飽滿。他的大腦看似比他的頭骨還要大，有種被造物者硬塞進去的感覺。我用食指觸碰腦實質，撥開腦迴，檢查一下腦溝，看一看有沒有破裂的血管或腫瘤。目前就外觀看來，還沒有發現任何肉眼可見的異常。

安德森博士和我分別站在一張狹窄桌子對面，用手固定住大腦。他抓起一把十二英寸長的刀（看起來相當適合切火雞的那種），開始像切麵包般一片一片地將大腦切片。每一片大腦切片大約是三分之一英寸厚，我們把將這些切片放在一個大盤子上。你會看到一個裝滿大腦切片的托盤，幾乎像放在烤盤裡的大片餅乾一樣，讓你可以徹底檢查整顆大腦。這項技術是在電腦斷層或核磁共振發明前幾十年就開發出來的，是深入研究死者大腦結構的唯一方法。

收集所有的器官和腸子之後，我們又轉向他的心臟。其他目前看來一切正常，讓我們的懷疑集中在急性心肌梗塞這種最常見的心臟病發作上。嚴重的心肌梗塞會導致立即死亡，但肉眼不一定看得到心肌有什麼改變。在死亡之前，就和心肌缺血搏鬥了好幾天的人，心肌會開始變得蒼白甚至泛黃。以我們眼前這位送貨員來說，心臟看起來正常，所以我們轉為注意冠狀動脈血管。

心臟是我們身體的幫浦，即使我們所有血液都通過心臟的腔室，但這些血液並非經由滲透作用供養心肌。心肌有自己的血管供應，也就是冠狀動脈，位在主動脈離開心臟時伸出的分支。這兩條主要的冠狀動脈，左右兩側各一，會再分支出小動脈，這些小動脈會深入肌肉，提供心肌氧氣和脂肪酸（作為養分）。冠狀動脈在心臟外部清楚可見，我們使用手術器械解剖動脈，待會兒好用顯微鏡進行分析。

在我們的心臟上，左冠狀動脈會分裂成兩根主要分支，離主動脈只有一英寸遠。這兩根分支餵養著心臟最重要的部分——左側心臟，這是因為必須讓左心持續有力地收縮，血液才能被輸送到全身。進一步解剖的話，我們會將左前下降動脈（LAD，或「寡婦製造者」動脈）隔離出來，並將動脈剪下，取約兩英寸長的長度，將這條看起來像義大利麵一樣粗的血管浸泡在福馬林裡。這條血管現在感覺又硬又脆，安德森博士那雙深思的雙眼，此時看著我，以研究人員的角度思考，這是否就是這名男子的死因。我想他知道我們已經找到了凶手，亦即一塊堵塞的膽固醇和脂肪斑塊，它阻塞了這條看似很小卻相當重要的血管。此刻，他對這人與他的家屬的情感相當感性，超越了科學教條與病理學。

現在我們要將這個小塊組織「固定」在福馬林杯中過夜，才會對這些標本進行下一步的解剖。我們將重要的關鍵標本放進藍色的小塑膠盒中，準備用顯微鏡進一步檢查。這些小塑膠盒有 Tic Tac 口香糖盒大小，我們把盒子放進一台機器中，機器會將目標標本泡在逐漸增加濃度的酒精中，一次半小時，然後是二甲苯，目的是脫去組織中原本的液體，並阻止細菌孳生。然後，儀器會將塑膠盒封進石蠟，形成一個將組織樣本凍在白蠟中的微小時間機器。

我將這疊蠟塊交給實驗室的技術人員，她會將蠟塊裝到萊卡的切片機上，將小鏈條上滾下來的蠟塊，切成極薄的蠟片，就像聖誕節紙做的裝飾品一樣。她把蠟片放在玻片上，然後帶去染色站。在塗上蘇木素—伊紅染色（H&E）的深紫色和紅色色塊前，玻片上的組織切片幾乎看不清楚，但隨著時間過去，組織切片會變得很清楚，可以看到各種分化的組織。技術人員拿起玻片，把玻片浸入一個裝了化學藥劑和染料的小金屬杯中。有時需要泡三十秒，有時不需那麼久。她沿著一排杯子做著這些工作，待玻片乾燥，這些玻片就可以拿來觀察了。

我實在等不及要看那張「寡婦製造者」冠狀動脈的玻片。我把玻片放在顯微鏡載物台上，我的蔡司顯微鏡（Zeiss microscope）的小平臺中間有個洞，能讓光線從下方穿過。低頭把眼睛靠在目鏡上，我旋轉調節輪，直到細胞進入視野變得清晰。被切成橫截面的冠狀動脈，完全被血栓和動脈粥樣硬化給阻塞，我盯著這團殺死我的患者的凶手——心臟病發作當下最真實的現象，已被凍結在這張玻片裡了。正是這團血塊，阻止了寶貴的血液流向心臟最關鍵部位，使得心臟缺乏養分與氧氣、心肌停止送血，導致他在車道上昏倒。

人類從很早開始，就已經用各種推理來理解死亡和疾病；最近幾個世代，我們的祖先用各種規則、疑問、顯微鏡和化學染料來揭開疾病的面紗。在太平間裡，即使我無法完全理解人類的存在有多麼脆弱，但善用病理學家的工具，我可以使用科學方法來解釋這個人的死因。

十七世紀中葉，義大利帕多瓦可說是義大利文藝復興時期知識和學習的重要發源地，甚至超越了世界上最古老的大學——波隆那大學。維薩里、法洛皮奧、哈維和伽利略都是帕多瓦之子，然而隨著十八世紀的到來，波隆那大學醫學院的一名應屆畢業生來到帕多瓦，畢生致力於一個能永遠改變醫學的計畫。

莫爾加尼（Giovanni Battista Morgagni，一六八二～一七七一）十九歲畢業於波隆那大學，很快就創立了一個以學生和應屆畢業生為主要組成的學會，稱為「不眠學會」。畢業那年，莫爾加尼讀到由博尼圖斯（Theophilus Bonetus）寫的新書《墓地》（*Sepulchretum*），該書收錄了數千例的臨床病史和相關病理解剖結果。這些論文是博尼圖斯從各種醫學文獻中收錄而來，可惜許多作者與論文被隨意編排得相當混亂，以致這本書很難讀。然而，年輕的莫爾加尼「仔細研究了《墓地》……他逐漸意識到，整本書的概念是基於對真理的追尋而存在」。[1] 他起初想要修改這本書，但後來他使用了自己的案例，創造出一本全新的作品。

莫爾加尼在他剛踏入醫業，大約二十或二十一歲時，就展開了他的計畫，致力於收集所有被他診治過的患者相關資訊，以及他們死後的解剖結果。就這樣他一個又一個地建立了病歷彙整，透過詳細的觀察、精確的臨床詮釋，偶爾甚至進行一些生理學實驗，以此支持他的臨床結論。「為了這項龐大的工作，他竭盡了身為臨床執業醫師的所有能耐、解剖學家的天分，以及實驗生理學家的聰明才智和對各種細節的無限耐心。」[2]

莫爾加尼在籌備他自己這本書時，究竟多有耐心呢？在波隆那和帕多瓦治療患者的同時，他花了整整六十年收集資訊、整理材料，才寫下這本將改變醫師看待患者和思考疾病方式的書籍。一七六一年，莫爾加尼在八十歲高齡，終於出版了《疾病的位置與病因》（*De Sedibus et causis morborum per anatomen indagatis*〔*Of the seats and causes of diseases investigated through anatomy*〕），而當時他仍在繼續治療患者。

《疾病的位置與病因》就像在對朋友說話那樣，是以對話體裁寫成。總共分成七十封信，收信對象是一位年輕醫師（也許是虛構的）。這七十封信總共包括七百個病例，分為五冊，包括頭部疾病、胸腔疾病、腹部疾病、外科和常見疾病及補充（包括索引）。每一個案例都包括「歷史背景、回顧當代思維的演變、引用權威說法、討論他們的意見，以及教授做出結論時一步步讓立論變得清楚的邏輯推演」。[3] 這些案例經過十幾年時間細心地整理和索引，能讓年輕學生依症狀（如「胸痛」）來查閱並研究類似案例，找尋真相和可能有效的治療方法。

一百年前，伽利略才挑戰教會對天堂既不科學又迷信的觀點；而莫爾加尼所處的時代，全世界醫師仍深陷在老舊的希波克拉底式醫學中，堅持體液學說、四季變化理論、瘴氣、壞空氣和神啟等。莫爾加尼的《疾病的位置與病因》對體液學說進行了最後的致命打擊，並將醫師的思維轉向「生病不過是身體內的特定結構產生了某種混亂」。[4] 身為解剖學家與醫師的莫爾加尼，最終在結語處說了一句可能是醫學史上最反傳統的宣言：人體的各種症狀，不過只是「器官受苦的哭聲」。這句話簡潔美麗地捕捉到看待疾病的新觀點，將醫師的注意力集中在特定器官或身體部位上。莫爾加尼並不試圖從星象中尋找答案，也沒有考慮神祕體液的不平衡，而是意識到所謂的疾病，不過是器官功能失調（而且常夾帶著疼痛）的表現。

六十年累積的數以百計病例讓莫爾加尼相信，疾病會遵循某種可觀察到的模式出現。十八世紀藥理學正處於萌芽時期，多數醫師（尤其是外科醫師）基本上對疾病無能為力。但莫爾加尼對於各種源於器官病變的疾病，有深入的瞭解。根據經驗，他可能無法挽救一條生命，但隨著幾十年的流逝，他越來越有信心能預測在驗屍臺上會遇到什麼。《疾病的位置與病因》在美國大革命時代，很快地被翻譯成法語、英語和德語；在美國誕生的同時，世界各地的醫師得出結論，即人體的許多症狀終將指向一個生了病的特定器官。

醫學進步的背後必定存在某種真理：為了最好地理解器官（及其細胞組成）的實際運作方式，在受傷後或生病時評估器官的狀況就很重要。笛卡爾曾說人體只是一台機器；莫爾加尼所改變的，就是把自己當成鐘錶匠或機械師，把身體當成相互協調的機械結構（通常會無懈可擊地和諧運作），而醫師的工作就是找出故障的零件。醫師現在要認真傾聽生病的器官發出來的哭聲、仔細觀察與檢查患者，然後從經驗中建立理論，調查究竟是什麼殺死了他們。

莫爾加尼不僅僅是解剖病理學之父，也是現代醫學診斷的先行者。「他所有的研究成果在倫敦和巴黎、在維也納和柏林開花結果。我們可以說從莫爾加尼開始，老派的教條主義被徹底粉碎，自此開始發展全新的醫學。」[5] 莫爾加尼是啟蒙運動最重要的人物，我們如今卻不熟悉他的名字實在是件怪事。他的學生包括科維薩爾（Jean-Nicolas Corvisart，一七五五～一八二一）和路易（Pierre-Charles-Alexandre Louis，一七八七～一八七二），他們在十九世紀讓巴黎成為醫學聖地。最終，一位來自維也納的醫師成為關鍵人物，他完全採納疾病有其病理基礎的概念，讓時代的鐘擺最終擺回了東方。這位醫師在執業生涯中共進行了三萬多次病理解剖，而當時醫學史上最強力的工具都尚未出現。

一八四八年，一波政治動盪席捲歐洲，幾乎影響了歐洲每一個國家和世界上的許多殖民地。這波革命挑戰了封建領主和皇室，為下層階級建立更大的民主權利。就在這年，人們甚至見證了《共產黨宣言》的出現。特別是德國各州和奧匈帝國的革命，也在醫界和學術界產生了重大影響，就像一九六〇年代的美國大學校園一樣。在維也納，笨重而過時的醫學主流，阻礙了帶來革命思想的新生者。這是一場「新時代對上舊時代，開放知識對上守舊觀念，以科學理解疾病對上模稜兩可的陳舊醫學理論」的戰爭，就在維也納大學醫學院上演。鼓動革命的總舵手就是波希米亞人羅基坦斯基（Carl von Rokitansky，一八〇四～一八七八）。

羅基坦斯基理解莫爾加尼和他的法國信徒努力不懈地深入挖掘、尋找疾病和死亡的根本原因有多重要。他越是研究病理學，就越深刻理解到疾病的機轉。如果說莫爾加尼是解剖病理學和醫學診斷之父，那麼羅基坦斯基是真正搭建病理學架構的人。

以前的維也納總醫院現在已是維也納大學的校園用地，廣闊的庭院和莊嚴的建築仍然完好無損，如今充滿的是波希米亞的奧地利學生，而非痛苦的患者。校園西北部矗立著大腦研究中心，這是一座雄偉的三層樓石頭建築，外牆由磚塊和鋼的屏障守護著，頂部是一組希臘羅馬時代人物與象徵奧地利的雙鷹盾牌。圖的下方是用拉丁文寫成的金色浮雕銘文，這是該建築曾提供完全不同功能的唯一證明。五十英尺的上方，可以發現上頭寫著「研究疾病的所在位置與成因」（*Indagandis sedibus et causis morborum*），顯然對莫爾加尼的革命性著作極為認同。這裡曾是羅基坦斯基的病理學中心，是醫學史上的表演廳，在他的執業生涯中進行了超過三萬次病理解剖。

該研究所的建築物和組織架構，使維也納擁有了歐洲醫療的引領地位。每一位在總醫院死亡的患者都在此接受了病理解剖。一群醫師聚集在維也納，孕育了病理學、皮膚科、精神病學、眼科和外科等醫療專科。羅基坦斯基對年輕醫師在臨床推理和科學觀察方法上，都起了顯著的影響力。研究所後方是一個專門建造的講堂，羅基坦斯基在那裡講課和示範，傳奇的維也納外科醫師比勒斯（Theodor Billroth）也在那裡進行手術（就如塞利格曼〔A. F. Seligmann〕的畫作中所描繪的，在維也納的貝爾維迪爾展示廳進行示範手術的情形一樣）。

令人驚訝的是，羅基坦斯基在沒有顯微鏡的情況下，進行了數千次的病理解剖。就像哥白尼沒有望遠鏡一樣，羅基坦斯基以肉眼對器官和組織進行了所有的病理解剖。雖然這使得對於病因的鑑定技術很難有大幅躍進，但他在全世界還是毫無疑問地具有領導地位。就像他們在天文學界的同僚一樣，醫師也需要把自己感興趣的東西放大，才能進一步觀察、讓思想得到啟蒙。還需要一些時候，透過一個偶然的發現，顯微鏡才能真正成為一種有用的工具，為啟蒙運動時代巨大的生物學洞察提供原動力。

在皇家學會成立之初，顯微鏡就佔據了核心地位。一六六五年，即學會成立幾年之後，史上知名的難題解決者、工具打造者與懷疑論者虎克（Robert Hooke）發表了他極具開創性的《顯微圖譜》（*Micrographia*）一書。這本書是第一本專門描寫顯微觀點的書籍，打破了所有人對這個未知世界的想像。虎克是專業的素描畫家，他的畫作吸引了廣大讀者，激起歐洲各地天才的想像力。其中最有名的是，他在書裡一張龐大的摺頁中畫了一隻大型跳蚤，每一根小小毛髮和一片一片的甲殼都歷歷分明，讓跳蚤不再是一隻尖牙利齒、弱小卻令人毛骨悚然的蟲子，而是一隻全身都是甲殼的微型裝甲怪獸。尺寸的確至關重要，但微生物學者想要展示的是微生物的結構與功能，然而實際上還需要兩百多年，我們才能真的理解這些觀點。但這些極小的生物，其實對人類造成極大的威脅。虎克的跳蚤是將人類的注意力聚焦在微觀世界的好例子，跳蚤大到肉眼就能看見，同時也小到所有細節都如此遙不可及，被安全地隱藏起來。透過一個奇怪的巧合，就在虎克讓世人看清跳蚤的真面目時，一六六五年發生的最後一場大瘟疫讓倫敦人嚇壞了；直到後來才發現跳蚤就是鼠疫細菌的宿主，而虎克當時對跳蚤進行解剖和分析時，可能正在引火上身。

虎克也花了相當長的時間研究植物的結構。他的顯微鏡放大倍數剛好能讓他看到組成植物組織、像極微小積木般的小「房間」——細胞（原文為英文cell，原意為「小房間」，後指「細胞」），就在軟木塞的微觀結構中，之後這名詞也被使用在所有動植物的微觀世界中。直到十九世紀中葉，才發現細胞就是生命的組成要素，而這要透過現代化學才能成真。

當我們一提到「顯微鏡」這詞語，多數人腦海中立刻會跳出一個非常清晰的影像：一台安裝在U形支架上的斜向黑色金屬管，平臺上則放著玻片。現代化的顯微鏡則附有一根電線，為顯微鏡底部的燈泡提供能量，可以從下方照亮玻片。此外，還有物鏡環、調整旋鈕、移動平臺和玻璃製玻片。好幾個世紀以來，顯微鏡一直都長成這模樣，不過世界上第一位微生物學家雷文霍克（Antoni van Leeuwenhoek），卻有一台「單式顯微鏡」，這個看似奇怪又難用的工具，讓他能夠以前所未有的方式觀察活細胞。

雷文霍克是荷蘭的測量師和布商，早就習慣用望遠鏡查看遠在天邊的地標，或是用放大鏡來計算材料中的絲線（這讓人想起床單中的「絲線支數*」）。雷文霍克將高凸面的單顆小玻璃珠，放置在金屬製的槳狀物上，然後查看離玻璃珠非常近的針點上用蠟固定的微小物體。顯微鏡上有個小螺絲能讓物體往上、往下、往前、往後移動。幾十年來，他不斷與皇家學會通信，畫了許多微觀世界的素描，運用這個原始實用的工具描述看不見的事物。

雷文霍克一開始在皇家學會的《學報》上發表論文，講述蜂刺、蝨子和一滴池水所隱藏的世界，幾年後又發表了一篇關於精子驚人外型的論文。一六七七年，他寫信給皇家學會，表示願意提交一份論文。「如果閣下認為這些觀察結果可能會使學者被討厭或被醜化，我請求閣下私下發布、甚至銷毀它們，就看閣下如何決定。」到了一六七八年，他以「來自動物生殖器的種子」為題發表了論文，介紹兔子和狗的精子的圖片。當他檢查自己的精液時，他謹慎地寫著：「我不過是在觀察自然的樣貌，並沒有要罪惡地玷汙自己，只是觀察性交後的自然產物罷了……」[6]

關於人類受孕的真相已爭論了幾千年，而早期的顯微學家急切地想要研究精液的組成成分。對於這些早期科學家而言，很難確定子宮內發生了什麼事情，但是扭動的精子，就如蟲子或微小原生動物一般，都裝備有用於推進的纖毛，這讓人們不禁自問，生命究竟從何而來？同樣重要的是，精子看起來一點也不像是準備進入子宮的微型動物（在顯微鏡出現時，許多人想知道是否在精子中發現超小型的狗或微型兔子）。相反地，它們看起來像是特製的微小機器，準備衝進子宮，雖然學者暫時還不能看到受孕的真正機制就是了。

隨著顯微鏡越做越好，驚人的變化發生了。正如培根幾十年前所預測的，創新的順序是

* 譯注：絲線支數中的「支」，是紡織業者用來表達紗線粗細的單位，數字越大，紗線越細，布料越滑順。

分類、篩選、然後是「智能機械的合適應用」，才會促成對無形事物的知識。[7] 正如威爾遜（Catherine Wilson）所言：「科學破壞了我們熟知的世界，以怪異的形象取而代之，這對想像力來說的確很美妙，卻與人性價值的投射相牴觸。」[8] 當新的現實出現時，科學家被迫改變舊結論，採用新理論，但奇怪的是，經過長達半個世紀對微觀世界的狂熱，這些微觀世界的研究人員卻逐漸變得麻木。

關於想像力，啟蒙運動時期的作家豐特內爾（Bernard de Fontenelle）的「哲學家英雄」觀察到：「我們的心靈很好奇，但視力卻很差。我們希望知道的比我們看到的還要多，因此真正的哲學家在他們的一生中，會盡可能不去相信他們所看到的，並努力去探索他們沒看到的。」[9] 透明玻璃的發明、鏡頭製造的創新、複合顯微鏡的組裝，以及顯微插圖的大規模出版，最終導致了自滿。想想看如果是你，會對多少幅跳蚤、精子和昆蟲眼球的圖像感興趣？到了十八世紀末，顯微鏡的發展停滯了下來，即使此時工業革命正在世界各地爆炸發展。要理解顯微鏡的風潮是如何過時的，你只需想想，即便顯微鏡可能會徹底改變極具革命性的羅基坦斯基的臨床作風，他也未曾在自己三萬次的病理解剖中，使用類似儀器檢查組織就可以知道。某些科普作家如伍頓（David Wootton）反思了為何十七和十八世紀的醫師和科學家無法在顯微組織學上有所進步，一個明顯能解釋進展停滯的理由是：缺乏可靠的組織染料，讓這些組織更加栩栩如生，易於觀察。

若現在走進一間病理學實驗室，我們可以在此進行解剖、處理組織切片、將玻片放在載物座上，而玻片上會有一片極薄的組織，讓我們放在顯微鏡下觀察。若將玻片放在顯微鏡平臺上並打開光線，我們往下觀看雙鏡片的鏡筒，就會看到細胞和細胞組織淡淡的輪廓，除此之外，無法分辨或評論細胞的任何結構或功能。若你從未看過梵谷的《向日葵》，就算有人把那淒美憂鬱的藝術作品改為低解析度的黑白版本給你，你也不會感到衝擊。反過來說，若與梵谷的畫布面對面地進行一場親密體驗，你將會迎向松石綠和蒂芙尼藍的背景、令人驚歎的金絲雀和奶油黃的花瓣，以及沉重的筆觸與大膽用色，你會同意梵谷已達到「用藍色和黃色演奏交響樂」的境界[10]。

那些批評十七和十八世紀顯微學家的人，肯定忘記那年代的色彩有多匱乏，電燈也還不夠普及；雖然有簡單的植物染料，但十九世紀中葉之前的化學成分非常有限，以至於試誤的實驗根本還不存在。直到倫敦東邊一次快樂的事故，為原本單調乏味的科學世界帶來了色彩。

拉瓦節（Antoine Lavoisier，一七四三～一七九四）是位科學天才，致力於有條不紊地分析化學反應，確定火災燃燒的原因、我們呼吸的理由以及物質為什麼交互反應。經過細緻的實驗和深思熟慮的分析，他強化了物質守恆的觀念，他說：「沒有失去，也沒有創造，一切都轉化而來。」如果他不是化學之父的話，肯定也是化學計量學之父——提出所有化合物由精確比例的分子組成的概念。新的化合物可以通過化學反應形成，形成更大的新化合物，也可能生成較小的分子成分。

拉瓦節是名貴族，他從法國舊貴族的不平等中獲得了龐大的利益，是第一位組織元素列表，並開發科學術語來描述物理世界的人。像訓練有素的廚師會瞭解發酵粉、小蘇打、糖和雞蛋的用途一樣，拉瓦節開始瞭解元素彼此之間是如何相互作用的，以及為什麼金屬會生鏽、植物如何從土壤中吸收礦物質和空氣中的化學物質。他的天才洞察力在於他用事物的成分，即原子，來看待這個世界。他深深影響了自己在法國與歐洲的追隨者，做出世界可以用這些基礎模塊來描述的結論（可惜，拉瓦節在法國大革命中沒有倖存下來，五十歲時遭到斬首。他的一個學生在遭受跟他同樣命運之前就逃到美國；他就是化學王朝的大家長杜邦〔Eleuthere Irenee du Pont〕）。

在元素週期表被制定出來之前（一八六九年由俄羅斯化學家門德烈夫〔Dmitri Mendeleev〕提出），一個偶然的發現在「某人大腦做好準備」前，將原本照本宣科的化學，轉為與數學和物理同等的專業。一八五三年，十五歲的珀金（William Henry Perkin）進入倫敦皇家化學學院，儘管當時拉瓦席是化學領域的時代巨人，年輕的珀金卻在東倫敦的公寓裡有個新發現，這個發現開創了化學現代化運動，徹底改變了生物學、醫學以及製藥和時尚產業。

由於大學的教授交代珀金合成奎寧（當時唯一能有效抗瘧疾的藥物），他便帶著試劑、燒瓶和儀器，回到位於倫敦沙德威爾地區電纜街的家中，希望製造出這種原本來自南美樹木的珍貴藥物。一八五六年的復活節假期，十八歲的珀金在家庭實驗室裡從基本成分煤焦油開始做起（煤焦油是一種在沒有空氣的情況下不斷加熱煤所產生的黑色液體副產品）。煤焦油是新工業革命中常見的廢棄物，珀金開始用樓上公寓這些髒東西進行氧化實驗。在發現沒有成功下，他添加了二鉻酸鉀，創造了一種黑色的水狀沉澱物。用乙醇清理燒瓶時，沉澱物變成深紫色，他一開始將其命名為「提利安紫」，後來改名為「藕合色」。[11]

紫色幾千年來都是皇室專屬的顏色。在羅馬時代，需要一萬二千隻蝸牛等軟體動物，才能生產足夠的提利安紫（腓尼基人所發明），來染一件羅馬長袍大小的連身衣裙。他也試過其他植物性染料，但總是會褪色。珀金立即意識到他的發現深具價值，便針對染料生產的「速度」進行了實驗。珀金幾乎是從垃圾中發現了一種耐用、廉價但有高度市場需要的材料，並很快申請了專利。十九歲時，他在倫敦市郊開了一家染料廠，從偶然的發現中大幅獲利。顯然「煉金術」還是存在的。

在珀金的發現中，真正重要的並非衣服染色技術，而是一件重要得多的事情。化學至此演變成一門工業化學科，化學家爭先恐後地使用煤焦油製造其他顏色，希望像珀金一樣賺大錢。令人驚訝的是，這麼多化學實驗生成的不是新的染料，而是具有生物效應的新分子。新學問創造的早期產品之一是乙醯胺酚（N-acetyl-p-aminophenol），現在的商品名為普拿疼。因為合成染料業的興盛，關於化學反應的新知識大幅增加，人類在醫學、攝影、香水、食品和炸藥方面的知識都有了巨大進步。

對化學結構的深入瞭解，讓擁有化學專業知識的歐洲公司大幅增加，特別是在德國，巴斯夫（BASF）、拜耳（Bayer）、愛克發（Agfa）和赫斯特（Hoechst）等公司相繼成立。現代製藥公司誕生於一八八〇年代；其中一些（如默克〔Merck〕）已供應藥品並兜售植物萃取物多年，然而合成化學的新知識，卻將公司轉變為重要的工業化學研究中心。之前的小公司，如先靈葆雅（Schering）、巴洛茲・魏爾康（Burroughs Wellcome）、亞培（Abbott）、葛蘭素史克（Smith Kline）、帕克戴維斯（Parke-Davis）、禮來（Eli Lilly）、施貴寶（Squibb）和普強（Upjohn）都變成大公司，紛紛急著創造新藥。[12]

在過去兩百多年間，顯微世界的領域幾乎沒有任何進展，正期待著翻身的機會。「直到一八六〇年代之前，由於沒有良好的固定劑、固定用石蠟、切片機和伊紅試劑，微生物病理學家的先驅通常用刮擦的方式，從各種體液和呼吸道分泌物表面，取得一點組織作為診斷用的抹片。」[13]不難想像為什麼一八三〇與一八四〇年代，顯微觀察初次的突破性進展，是透過血液和皮膚樣本。

隨著德國對染料和化學實驗的開放，顯微學家很自然地想開始改良組織用染劑。科學家習慣於改變化學配方，好讓顏色有更強的滲透力，並能更快地染在布上，在正確的配方被確定為醫療用途之前，這只是時間問題。在珀金的發現之後將近十年，基本上沒有任何可以用於顯微玻片的染劑，直到一種南美植物引起人們的注意。蘇木的學名為*Hematoxylon campechianum*，是新大陸上的原生種，它的根部和樹幹經過煮過之後，會滲出一種混濁的紅色染劑，[14]好幾個世紀以來一直都是當作棉花染料。西班牙人（馬雅人也是）、南北戰爭期間的美國士兵，都使用過這種染料。

大約一個半世紀前，蘇木素被認定為一種用於哺乳動物組織的強效染劑，能讓一片平淡無色的組織樣本染上深紫色、類似印度墨的色調。人們實驗性地在蘇木素中添加了各種化學物質，製造出一種可以輕易將細胞內部染色的染料。後來發現染劑染的是細胞核，而染色體（DNA和RNA）就位在細胞核中。十年後，又發現了一種紅粉色的染料——伊紅素，這種染劑很容易附著在其他細胞的結構上，讓顯微玻片產生紫紅色陰影。儘管這些新發現的染劑大大改善了組織樣本的可看性，但其實這跟看著一本只用一種蠟筆著色的書沒有兩樣。

由於用酒精和其他染劑沖洗組織樣本，會導致組織產生某些肉眼可見的變化，因此德國的組織學家利用改變暴露在化學藥劑下的順序和時間，大玩了一場科學的捉迷藏遊戲，並創造出一種連續使用兩種染劑的雙重染色技術。最終在一八七六年，蘇木素和伊紅素成為染色劑的標準組合，直到今日我們都仍在繼續使用。[15]

每天在世界各地的細胞病理學實驗室，至少有將近三百萬張顯微玻片是用蘇木素和伊紅素（H&E）的標準染劑組合染色的，這絕對是地球上最簡潔、最成功的化學配方。醫學現代化之後，新發現的化學分子和藥物進步也並沒有改變這個事實；H&E染色中的兩種化學物質，很可能是醫學中最可靠的分子。在過去一百五十年間，它們比任何藥品處理的活體組織都要來的多。H&E染色就如陰與陽，幾乎體內所有組織都可以被可靠地染成粉紅色或深紫色，這意味著研究人員現在可以更將目光聚焦在組成器官的單個細胞上了。

雖然工業化學的誕生地是英國，但它在德國學界迅速找到了家，並在未來的光學、藥理學、工程學、生理學和放射學中做出貢獻，為醫學打下許多科學上的堡壘，這些學科也與德國人的情感一起演化。至於義大利在醫學方面的領導地位，近期是由莫爾加尼帶領，最終導致法國醫學的復興，使醫師更加關注患者和其症狀。維也納的醫界在十九世紀中葉成為許多專科的誕生地，而偉大的羅基坦斯基變成最後一位完全使用肉眼診斷的病理學家，教出這個世界上許多極有成就的醫師。基於對科學的熱情，以及科學和德國文化的一致性，德國擁抱了所有的新科學，使得原本處於科學領導地位的國家失去了傳承。「新世界的醫師」這頭銜，將從羅基坦斯基傳給柏林的狂熱工匠和學者，這些人熱愛顯微鏡，使用染料和德國製造的鏡片（如蔡司〔Zeiss〕和萊卡〔Leica〕），瞭解疾病在細胞層級的意義。

很少有醫學生和年輕醫師像菲爾紹（Rudolf Virchow）這樣努力工作。熱心又年輕的菲爾紹先生，一八二一年出生於波美拉尼亞，是一名農民和當地會計的孩子。他一八三九年從當地中學畢業，在柏林大學的一個軍事單位就讀醫學院。在弗里德里希—威廉斯學院（Friedrich-Wilhelms Institut）中，菲爾紹的導師是穆勒（Johannes Müller），「他是生物學家、比較解剖學家、生物化學家、病理學家、心理學家，同時也是大師級教師，培養了好幾代偉大的德國醫師。」穆勒的工作一開始是擔任生理學家，專注於神經功能、視網膜機制和耳內受器的功能。就如同科學界中常見到的，科學家感興趣的東西變得越來越小，穆勒早期的研究主題已經逼近人類肉眼可見的極限。

穆勒超乎常人的活躍度（他也許患有躁鬱症，極度狂熱與嚴重到喪失行為能力的抑鬱症會交替出現）[16]，傾向吸引志同道合與同樣不知疲倦為何物的學生。他早期的學生是施萬（Theodor Schwann，一八一〇～一八八二），成為他植物學家朋友施萊登（Matthias Jacob Schleiden，一八〇四～一八八一）新提出的細胞理論之主要倡議者。施萊登和施萬在一八三八年和一八三九年的共同著作，對植物和動物細胞之重要性的全新認識，包括解釋這些細胞如何生長、具有功能並相互作用等等，奠定了堅實基礎。化學有原子理論，生物學則有了細胞理論。

一八三八年，穆勒迅速轉向顯微學領域，很快就把顯微鏡用來檢查腫瘤的細胞結構。一八三九年是個變動的時代，各種革命性的變革讓新的醫學生菲爾紹大步前行。就像兩個超新星相互碰撞，洞見和產出的爆炸性發展，在科學史上幾乎無可匹敵。

菲爾紹非常聰明且精力充沛。他精通許多歐洲語言，並學習了希臘文、拉丁文、希伯來文和阿拉伯文。他除了具備多國語言能力，還是熱情的考古學、民族學和政治學愛好者。二十歲時，他從柏林寫信給父親說，他的目標是瞭解「從天上的上帝到地上的石頭，所有的大自然普遍知識」。這位自信到有些傲慢的德國人，身材矮瘦，戴著眼鏡，雙眼烏黑，眼神具穿透力，活像個貓頭鷹。他在醫學院畢業前夕寫下：「如果你認為我的自信來自於我的知識，那你就誤解了。那不過是我所能看到的一小部分；我的自信來自於我想要某種更好、更偉大東西的上進意識，所以我比其他人更認真地為了發展知識而奮鬥。」[17]

一八四三年，菲爾紹畢業於醫學院，一開始在柏林查理特醫院工作和病理學家弗羅李普（Robert Froriep）一起工作。一八四五年畢業約兩年時，他發表了一份病例報告，案主是一位死於未知疾病的五十多歲柏林廚師。驗屍時，他發現案主器官中的血液含有厚厚的乳白色層，就像蠟斑一樣飄浮著。就第一眼來看，這位二十四歲的醫師認為這的確很像膿液，但他與早在四個月前就首次描述這種疾病的蘇格蘭醫師貝內特（John Hughes Bennett）觀點不同。菲爾紹不認為這是「血中的膿」或是感染所致，他在顯微玻片上將血液樣本做成抹片，利用早期的胭脂紅染料將細胞染色，仔細觀察了其體液成分。菲爾紹突然不知道該怎麼解釋他眼前看到的又大又圓的細胞聚集成群的現象（中間穿插著一些小的紅血球），於是他決定簡單地用眼前細胞（即白血球）的外觀來描述這種疾病。隨後，菲爾紹於一八五六年的論文中採用了希臘文術語 *leukemia*（也就是白血球）來命名白血病。這種疾病有兩種型態，一種會造成脾臟腫大，另一種則是淋巴結會被白血球滲透。

一八四六年，菲爾紹又發表了另一篇論文，試圖解釋血栓的組成。文中提出深部靜脈血栓（大血栓）和栓塞（游離血栓）從何而來的理論，而這些理論要在許多年後才會被證實。這位二十五歲的年輕人就此解開了栓塞的謎團：一塊從腿部或手臂靜脈分離出來的血栓，被血液送到肺部，在肺部完全阻斷了血流，最終導致災難性的死亡。這樣的概念前所未有。一年之內，菲爾紹就正確指出（甚至假設）兩種困擾人類已久的主要疾病的病因。於是，在他的推動下，菲爾紹決定發行一本名為《病理解剖學和生理學的典藏與臨床醫學》（*The Archive of Pathological Anatomy and Physiology, and Clinical Medicine*）的期刊。這份期刊至今仍持續出版，而且是世界上最重要的期刊之一，又被稱為「菲爾紹典藏」。

在第一期當中，菲爾紹概述了自己的科學世界觀。他認為「病理解剖學是研究『結構異常』的學說，而疾病生理學是研究『功能異常』的學說……疾病生理學將逐步實現這個學科的願景，這並非少數幾位學者一頭熱的產物，而是許多辛勤研究者相互合作下的成果。病理生理學將是科學化醫學的大本營」。

正如在這本書中其他不斷重複的例子一樣，一八四八年時的歐洲革命，對科學、政治和藝術產生廣泛的意義。菲爾紹被他的社會主義式醫學理想衝昏了頭，甚至動搖了他在柏林的地位。菲爾紹在附近的維爾茨堡找到了新家，開始他一生中最多產的時期。他攻克了炎症、癌症、腎臟疾病，以及皮膚、指甲、骨骼、軟骨和結締組織的解剖結構。[18] 在缺乏電力、顯微影像和投影器材的情況下，菲爾紹發明「滑桌軌」，讓學生可以輕鬆傳閱顯微鏡，以便能瞭解老師希望他們理解的內容。他希望他的研究人員能「觀看微觀世界」，並接受他的觀點，認同細胞是生命的基本組成單位。

在維爾茨堡工作了近十年後，菲爾紹於一八五六年高調地回到柏林，進入一間刻意建造的病理研究所。他在維爾茨堡的那段時間，讓人們在理解細胞的功能和行為上有了好幾次大躍進。當時已非常具影響力的菲爾紹，甚至也採用了其他德國研究人員的點子，證明細胞的重要地位已有越來越多的支持性證據，起初（一八五二）他宣稱任何新的細胞只能從已存在的細胞分裂出來。一八五四年，他寫下：「除非透過直接繼承，否則沒有生命。」最終在一八五五年，在《典藏》中，菲爾紹強力地得出結論：*Omnis cellula a cellula*，也就是「每個細胞都來自一個既存的細胞」。

光是這樣，可能無法傳達這份聲明的嚴肅性，「每個細胞都來自一個既存的細胞」這句話，有人甚至拿它與另一本書相比擬，即四年後於一八五九年由達爾文出版的《物種源始》。當我們想要瞭解一個人，自然會想要瞭解他的出身和成長的地方。而最具洞見和智慧的研究人員，總是能比他們的同僚更深入鑽研、看得更深入，並將值得思考的點相互連結。與達爾文一樣，菲爾紹結合了想像力和多年在科學界的奮鬥，摸索出關於人類起源的概略想法。他認為每個人都只是細胞的聚集體，這些細胞經由一次又一次的分裂，產生專業分工和獨特功能的細胞。胚胎學家很快就會發現，每一種動物都是從一個細胞開始這段旅程的，然後通過分裂，增加個體的細胞數量。唯一的例外只出現在生命點起火花的那個瞬間——此時兩個細胞（卵子和精子）會融合為一。

桑椹胚（morula，源自拉丁文中的桑椹）中的原始細胞是「未分化」狀態，能夠轉為身體任何器官中的任何細胞。這些是最原始的幹細胞，幾乎擁有超能力，能適應環境並改變型態。人體細胞的一生都在回應和接收來自周圍細胞的化學資訊，並沿著特定的細胞發展路線，形成進階的細胞群體，最終變成能發揮功能的組織與器官。過程中若是出了問題，異常的細胞不但會失去正常功能，更糟的是這些細胞還會惡化，阻礙正常細胞和器官的功能，加速個體的死亡。

菲爾紹和他的繼任者洞悉了生命細胞基礎的重要性，而這永遠摧毀了對於生命精神、體液和生命力的古老、神秘猜測。是否需要恢復體內那些「難以理解的平衡」[19]則受到質疑，自此疾病已不再被理解為一系列「混亂的生化現象」[20]，今後將透過針對功能異常部位的治療干預來解決。

瘴氣、壞空氣、體液不平衡和占星術等等，將被任何有識之士丟進垃圾桶。菲爾紹的巨著也同時是他的教科書《細胞病理學》（*Cellular Pathology*）於一八五八年出版，這本書用全新的方式取得「醫學科學的進步」，將成為下個世紀所有醫學研究成果的指導手冊。當約翰霍普金斯大學成立時，「美國醫學的院長」韋爾奇（William H. Welch）將菲爾紹的書與維薩里、哈維和莫爾加尼的作品並列為「自科學化醫學誕生以來取得的最大進步」[21]。

也許菲爾紹確實實現了他年輕時所希望的——「從天上的上帝到地上的石頭，所有的大自然普遍知識」，努蘭（Sherwin Nuland）稱他為「使用顯微鏡的希波克拉底」。菲爾紹和他的日耳曼同事（他們將在十九世紀七〇年代使用 H&E 等更進階的染料），將在十九世紀中後期讓德國成為世界醫學聖地；德國和奧地利的外科醫師（蘭根貝克和比勒斯為首），也在這個學習中心分享他們的智慧。

在這本書剛開始的時候，我們曾說在現代智人存在後的前兩百九十五個世代，一個受到病痛折磨的人最好「獨自行動」，而不要向任何號稱「治療者」或「醫師」的人尋求治療。但近五個世代的人當中，聰明的患者就必須透過尋求醫療照顧，才能期待他們的命運獲得改善。菲爾紹如同其他醫師科學家一樣，值得受到我們的讚揚，因為他讓人類把注意力轉向細胞，瞭解細胞是生命的基礎組成，也是人體這個小宇宙吸收營養物質、交換能量、形成組織、回應壓力、儲存資訊、相互溝通以及形成配子（卵子和精子）以創造下一代的關鍵。菲爾紹的紀錄並非無懈可擊，他甚至否認達爾文主義和細菌理論，但是他提出疾病的根源來自細胞、創辦期刊《典藏》、寫下多達兩千份的手稿，以及遍布各處的學生，已足以讓他進入醫學界的名人堂。更重要的是，他打開了細胞、組織和器官內部運作真相的寶庫，迎來了醫學的蛻變。

在一個世紀裡，醫師們就已經意識到以器官為基礎的疾病概念，然後又迅速發展到以細胞為基礎的疾病概念。當然，一旦理解去氧核糖核酸（DNA）之後，很快又會演變為以遺傳物質為基礎的疾病概念。瞭解細胞是生命的基礎模塊這件事，將醫師從持續了千年的迷信當中解放出來，而工業化學的快速崛起，將很快發展出化療藥物。在十九世紀晚期，外科醫師從放血者和排膿的人，搖身一變成為診斷學家，與病理學家一起治療疾病。長期以來，外科醫師一直試圖擺脫與理髮師的糾結，然而他們追求社會地位的方式，並非僅透過英勇的行為或是特別靈巧的表現，而是透過科學重新定義外科的治療行為來達成。最偉大的外科醫師，往往都是在病理學受到熱烈歡迎的醫學中心中培養出來的，這絕非偶然。外科醫師從來就不是「最輕鬆」的專業人士，而是回應災難的雇傭兵，因此必須在持續研究、詮釋疾病與創傷的環境中被養成。

這群外科醫師在歐洲，以及首次在美國的貢獻，最終將外科醫師從極度卑微提高到令人尊敬的地位。這些開創的外科醫師進行了研究、使用了各種實驗工具（如顯微鏡）、改變了外科技術、審查了他們的結果，並首次開始改善外科醫師的命運。令人驚訝的是，在十九世紀末，外科醫師還做了更不可思議的事——不僅在生死交關之際才動手術，也開始進行常規手術，為現代化的世界鋪好道路。現代患者需要進行手術的理由，不一定與生命危險或是造成極大痛苦的症狀有關，而很可能只是因為覺得某些狀況不太方便、有些困擾，或者甚至只是基於美觀考量。

第07章 細菌

「談到觀察這個領域，機會只留給準備好的人。」

——巴斯德，一八五四

我還是外科實習醫師的日子只剩下幾週，我每天都在數著離開骨科、被外科當成人質的日子。我不但在外科加護中心辛苦度過了好幾個月，負責照顧病情最嚴重、最虛弱的患者；還撐過了在血管手術和移植外科的耐力測試，最後我真的不敢相信自己居然這麼幸運，可以在整形外科完成我的實習醫師生涯。

在整形外科，我每個晚上都安安穩穩地睡在床上。即便像我們這樣的大型醫學中心，整形外科多數的手術也都是常規手術或醫美手術。你知道「放鬆」這兩個字怎麼唸嗎？就唸做「整」～「形」～「外」～「科」啦。整形外科的主治醫師多半待人有禮，相對也有耐心多了。他們甚至會讓我練習縫合，讓我對自己「快速成長」的手術技能長點信心。當然，我不會負責縫合關鍵的手術切口或是處理臉部創傷，畢竟這些是造就（或破壞）一位整形外科醫師聲譽的工作。不過我在這裡感覺到自己是團隊的一部分，而不是一位什麼都不知道、什麼都不會、嗷嗷待哺的菜鳥。

當你在相對繁忙的單位（如移植團隊）裡擔任實習醫師時，基本上已保證你整晚都不用睡了。待在移植團隊裡，即便當天沒有「摘器官」的手術，光是手術室和外部移植患者打進來的電話，就夠你一整晚都保持清醒。如果這個時候附近的醫院有末期患者，還能撐上一段時間進行捐贈器官，整個移植小組就會立刻行動，搭飛機或開車直接衝往那家醫院去摘取器官。不然的話，實習醫師在移植團隊中的角色是負責處理手術前後的患者、減少器官排斥的機會，盡可能不要做出什麼荒唐的決定害死患者就好了。別的不談，實習醫師不要幫倒忙就不錯了。真的。

整形外科幾乎不太需要實習醫師上陣，我甚至可以在家值班接電話就好，這是過去整整十一個月值班以來，簡直不可思議的奢侈待遇，每三十六小時的輪班週期，大概只會接到一通電話。現在我每天只工作十二小時，每三個晚上只接到一次電話。我的工作時數已經減少到每週不到八十小時，我愛死了這種生活。

時間轉到了週日晚上，我今晚唯一真的需要擔心的是一位新的手術患者。他的傷口裂開（皮膚分離），也許有點感染。我不用再緊張兮兮地開手部急刀（那是骨科的事了），我承認想到自己即將可以享受一夜好眠，臉上都不經意地笑了。

放在我身邊的摩托羅拉呼叫器響了起來——是急診室。嘖。我用手機撥了急診室的號碼，響了一陣子後，那頭傳來一個熟悉的聲音向我打招呼。

「請問是史耐德醫師嗎？我是感染科的保羅。我們剛剛被叫去看一個四十四歲的愛滋病患者，是我們的老病人。他已經感染愛滋病病毒七年了，但是藥物治療的效果不是很好。他的白血球數量還是很低，現在他有點奇怪的皮膚感染。」（一九九六年時，感染愛滋病病毒仍是絕症。當時抗反轉錄病毒藥物還處於起步階段，患者長期感染後，仍會死於愛滋病）

我回答：「你們希望我們怎麼協助呢？」

保羅說：「我和上頭的主治醫師談過，他要我打電話給整形外科會診，請你們來看看要不要做手術，把真菌球從他的胳膊和腿上移除。」

「真、菌、球？！？！」

「是，我們認為是皮下黑色真菌症，環境中的真菌侵入免疫抑制患者的身體，在皮膚下長成大片菌落。你能來急診室看看他嗎？」

我心中盤算了一番，並試圖思考我在這個奇怪的故事中能擔任什麼角色，我自問了任何一個實習醫師必須問的經典問題：「為什麼要找整形外科而不是其他科？怎麼不找一般外科呢？」

保羅對我的問題有點感冒，他說：「我也不知道，大概他們覺得你們縫皮縫得更好吧。」

嘖。這下沒話說了。我抓起識別證、手機和鑰匙，換上綠色刷手服*趕到附近的醫院。

＊譯注：手術時更換手術專用的刷手服，可降低病人交叉感染的風險。醫師在手術時需長時間在強光下注視團隊成員的刷手服，因此手術服多採用溫和不刺眼的藍色或綠色。

走去急診室的路上，我打電話給今晚的值班主治醫師，也就是我上頭的長官。他對我吼著說：「真菌球？」好吧，看來我不是唯一搞不清楚狀況的人。我真的完全無法想像我會看到什麼東西。

走進急診室，我從十五號照護站打了一通內線電話。我被一位急診室的護理師拉住，她看起來就像我一樣是年輕菜鳥。她問是否能在我和患者說話的期間待在旁邊聽。「當然沒問題，不過我還不知道要問什麼。我從沒聽過這個病。妳說他叫什麼名字？」

「他的名字叫瑞克，他看起來是個好人。不過感染感覺滿嚴重的。」

回到十五號照護站，我拉開簾子，看到瑞克穿著病人服躺在病床上。他的旁邊坐著一位老太太、紮著馬尾、穿著灰色賓州立大學T恤、牛仔褲和破舊的 New Balance 布鞋。「嗨，瑞克，我是史耐德醫師。我是整形外科的實習醫師，傳染科醫師希望我們來看看你的狀況，看看我們能不能做點什麼。我知道你的狀況不是很好——你現在覺得如何？」

「我想還不算太糟，」瑞克帶著明顯的疲勞感回答我。他聽起來真的筋疲力盡，還忍不住一直咳嗽。他很瘦、沒有牙齒，而且很明顯在他的手臂和右手上面有像小橘子一般大小、看起來很奇怪的腫瘤狀結節。我回頭看了他的臉一眼。「是不是很噁心？」他說。

「嗯，我從沒有見過這樣的狀況。不過我只是實習醫生，這倒也很正常。」我說。「你身體的其他地方也有嗎？」

「我的右腿上也有一顆，」瑞克說。他把被單翻到一邊，讓我看他右小腿上的突起。

這一顆突起看起來像是快要爆掉的樣子，就像一顆超大痘子，表皮很薄，有點反光，上頭還覆蓋了一團像膿的東西。我努力克制自己不要做出噁心的表情。我真的不知道要怎麼檢查這樣的患者，很明顯地，藥物治療對他一點用也沒有。

我打電話給整形外科的臨床研究醫師肯，解釋瑞克這種近乎超現實的情況。我們一致同意，進開刀房把這些真菌菌落直接切掉，看來勢在必行。「把它放進明天主要手術室的排程。我們到時候再來弄清楚這是什麼東西。」肯這樣總結。

隔天，當我們的團隊聚在一起後，立刻意識到今天會人手不足。八號手術室專供小手術用，而且今日下午還有空檔。此刻，我們整形外科多數的同事都待在門診手術室做醫美手術，我們的老大博納馬薩醫師，會在主要手術室為一位乳癌患者完成皮膚的皮瓣手術。我們立刻決定我們要在八號房把這個案例搞定，跟那台複雜的皮瓣手術同時進行。我的團隊已教會我怎麼簡單地切開皮膚並取得真菌樣本，這樣不僅對整個團隊來說很方便，只有一名外科醫師進行愛滋患者手術也更加安全，避免在手術中意外劃傷團隊成員的可能。對於我這個實習醫師來說，這是執業生涯中不得了的大進展：他是我的第一個主刀患者！而我是開刀房裡唯一的外科醫師。隨著下午開刀時間逼近，興奮、惶恐、勇敢和恐懼等各種情緒，在我心裡混雜地翻滾著。

一旦患者上好麻醉、插管完畢，就輪到我要消毒他的手臂和右腿，做好術前準備。一對技術人員和護理師幫我在瑞克的皮膚表面塗上黃橙色的優碘肥皂液，並小心地把藍色手術布披在他的四肢周圍。我把瑞克的臉和其他軀幹蓋上，只露出需要手術的三處肢幹。我花了幾分鐘和刷手護理師克里斯蒂一起設定好所有一切，頭上的無影燈照亮了瑞克的右手臂，而我就在手臂的對側坐下。在一陣鬧哄哄後，整個房間突然安靜下來，我這一輩子夢想的那一刻即將發生。

「手術刀。」我向刷手護理師伸出手。拿著手術刀，我看了一下整間房間。透過門口的小窗，我看到博納馬薩醫師正在觀看我的進度。每個外科醫師都會有這麼一刻，第一次自己一個人劃下皮膚上的第一刀，我目不轉睛地看著他，老大給了我一個微妙的點頭，我反射地回應了之後，立刻把我的注意力轉回手臂上。

我直接用手術刀劃開真菌球上頭那薄薄的皮膚。皮膚兩側立刻裂開，露出麵團般奶油色的單一種類真菌。奇妙的是裡頭居然沒有膿，雖然我已經做好聞到惡臭的心理準備，但真菌球其實沒什麼味道。很快地，我注意到沿著剛切開的皮膚兩側有點出血，被愛滋病毒感染的後果實在不堪設想，讓我對自己的任務始終保持嚴肅。

我拿了一個不鏽鋼做的鈍端刮杓，輕輕將整顆真菌球從囊裡剝出來。人體有一種機制，會將低毒性的外來者和異物團團圍住，甚至能將入侵者包進一個持續數年甚至幾十年的小房間裡。我刮出囊中的最後一點東西，好奇為什麼它看起來這麼像小麥奶油（似乎身體裡的所有東西都可以用某種食物形容）。我拿著一個裝滿鹽水和抗生素的吸球（類似用來填充火雞的東西，只不過裡面現在裝滿了洗潔皂），把囊狀空腔沖洗乾淨。幾分鐘內，我征服了第一顆真菌球感染。我非常專注地把七顆真菌球全都拿下，暫時不去想瑞克身上的愛滋病毒，或是理論上也可能感染我的真菌。我知道自己應該不太可能會被這兩種病原體感染，但對於想在手術室裡闖出一片天下的人來說，暫時不去考慮手術風險的心態是非常基本的。你就是不能因為晚上沒睡好、電燒的煙霧有毒、腳站很久很酸、怕照到X光、外科老闆很凶、病毒可能致命，或是患者極為痛苦而分心。那些希望為自己保留一些正常生活的醫學生，會選擇放射科或皮膚科等其他領域科別。如果你帶著驚奇和好奇讀著前面這幾段文字，並希望自己能親眼看到真菌球從愛滋患者的四肢上拿出來的樣子，也許你也有外科醫師的潛質。

在切除真菌群時，我又再次注意到博納馬薩醫師站在門口的小窗前，仔細研究我們的狀況。內行人隨便瞄一眼，就知道我們大概沒什麼問題。切除皮下的傳染性囊腫，是少數實習醫師就可以做的簡單手術，但我還是對自己第一個主刀的案例感到欣喜若狂。未來我會處理更複雜和危險的案例，但現在我已經可以自豪地說，我正在改變這個患者的生活，同時也離成為一名外科醫師又更近了一步。

改變世界的創新者和先驅常常是受盡磨難的靈魂，他們比周圍的人更早感知到真理。在醫學和外科的發展中情況也確實如此，有遠見的人往往被認為憤世嫉俗或脾氣暴躁，他們常常因為挑戰現狀而被排擠。下面這個例子也許最能解釋這個狀況，塞梅爾韋斯（Ignác Semmelweis）是匈牙利出生的醫師，也正是他帶領維也納轉頭關注一系列的新發現，並說服科學界相信細菌是真實存在的。

此時瑪麗．安東尼*正擔心她在巴黎會被砍頭。她的弟弟約瑟夫二世，也就是神聖羅馬帝國的皇帝，正大張旗鼓地改革奧地利的法律、教育和醫療系統。作為十八世紀偉大的啟蒙運動君主，約瑟夫的影響深遠，尤其是他所成立的大型綜合醫院維也納總醫院。眾多的宮廷、手術院、雄偉的政府建築、雕像和噴泉，證明多瑙河上這座音樂之城的輝煌，但對學習科學史的學生來說，維也納總醫院（當地稱為ＡＫＨ）更為重要。

皇帝約瑟夫二世建造了一座五十英尺高的大型醫院，裡頭有好幾座院子和許多分院，依不同專科而劃分。今日，這些建築物完好無損，但已改建為維也納大學非醫學教育使用的設施。維也納總醫院於一七八四年開業，遵循著十八世紀歐洲的社會風氣開始意識到對於貧窮有責任，因此許多醫院隨之興建而成。隨著整個歐洲開始加速現代化，農民開始轉往城市，工業的蓬勃發展、擁擠而危險的工作環境，使得人民對醫療的需求前所未有地高。幾個世紀以來，歐洲各地古老的醫療機構，如巴黎的主宮醫院和倫敦的聖巴塞洛繆醫院，一直照顧著大城市的窮人，但因人口爆炸式地成長，使得醫院無法負荷，求診的需求日益增加。

維也納總醫院的成立，與工業革命的興起相差不到十年。世界雖然變得越現代化，醫學研究卻仍然有嚴重局限。城市變得更加擁擠，疾病更容易傳染，人類的無助也更加明顯。現代化出乎意料地加劇了疾病的傳播，並暴露了人類的無知。外科手術史上處處是勇敢的失敗經驗、意料之外的突破性進展，以及超乎想像的解決之道。十九世紀中葉，維也納總醫院的產科病房正是這樣一個地方。

十九世紀開始了一個驚人的轉變：醫院不再是死亡之家，而是治療機構，甚至成為孕育生命的場所。法國大革命改變了醫師對身體的看法，為女性做身體檢查不再是禁忌。隨著對解剖學和病理學等科學的理解越來越深，分娩機制對醫師來說也變得有趣起來。分娩過去是由助產士來執行，直到產科成為一種專科，才挑戰了助產士至高無上的地位。整個歐洲甚至是美洲大陸的貴族和上層階級，開始選擇讓醫師（而非助產士）來接生孩子。但最終令人震驚的事實是，由醫師來進行分娩，婦女（及其嬰兒）更有可能死亡。

因此，整個十九世紀都存在一種令人困惑的兩極看法，即婦女（直接或間接）被迫到醫院由產科醫師進行分娩，但醫師接生的死亡風險卻比助產士分娩高出許多倍。死因是什麼？產褥熱，也稱為產後膿毒。通常它會在分娩後的幾個小時內就發生在產後婦女身上，一開始會以下腹部疼痛的症狀出現、腹部一碰就痛、陰道組織腫脹；之後會排出膿狀分泌物，在幾個小時內腹部會開始脹氣、體溫突然飆高。大多數患者會迅速走向休克，在死前幾個小時呼吸淺快、精神錯亂、大量出汗。當時根本就沒有能有效治療產褥熱患者的方式，也無法解釋為什麼會有這種現象：為什麼讓醫師接生反而變得更加糟糕？

從希波克拉底到十九世紀任何一位歐洲皇帝和國王御醫，「感染」對每一個世代的醫師來說都是個謎。流行病總是一波又一波地發生，包括鼠疫、傷寒、黃熱病、瘧疾和霍亂，但他們缺乏適當的科學方法來分析傳播途徑，也沒辦法想像病原長成什麼樣子。傳染病之恐怖，就有如波提切利或米開朗基羅畫作中的惡魔一樣可怕且難以對付。大多數的科學家都在思考，感染

＊ 譯注：瑪麗·安東尼（Marie Antoinette），為法國史上最具爭議的王后，生活奢侈，在法國大革命後被送上斷頭台處死。

是不是與「瘴氣」有關，想知道空氣中是否有某種有毒的東西（在義大利語中，瘴氣寫作 malaria，也就是英文中瘧疾的意思）。瘴氣理論認為，不好的空氣就是罪魁禍首，因此當產褥熱在產科病房肆虐時，當時的醫師總是把責任怪罪到一些看不見、摸不著的東西上，根本沒有人會認為小到不行的細菌或病毒，才是真正的罪魁禍首。

＊　＊　＊

塞梅爾韋斯一直都是個邊緣人。一八一八年生於匈牙利布達佩斯的他，是一名雜貨店老闆。他總是用布達－斯瓦比亞口音說德語，顯然是從匈牙利來到奧地利的移民。他轉到維也納完成醫學院學業後，經過兩年辛苦的爭取，終於成為住院醫師，去到當時剛成立的產科。在等待的時候，塞梅爾韋斯自願待在羅基坦斯基的病理部，專門對那些因婦科疾病和手術而去世的婦女進行病理解剖。除了莫爾加尼、路易和菲爾紹之外，羅基坦斯基也是奧地利和德國醫學的新領導者，他採用了疾病的解剖病理基礎，亦即意識到疾病（及其產生的症狀）是以器官為基礎的。塞梅爾韋斯吸收了羅基坦斯基的分析和觀察方法，並且運用許多思維工具解開了疾病的奧祕——產褥熱之謎，為最終理解細菌鋪平了道路。

抵達維也納總醫院後，塞梅爾韋斯注意到「維也納誕生之家（Wiener Gebärhaus）」這個特殊的產科病房，專門收治從專用私人入口低調入院的單身婦女。這道「懷孕門」是面對羅滕豪斯加塞路的入口，而羅滕豪斯加塞是一條窄巷，現在正面對著奧地利國家銀行。在十九世紀，懷孕門是臨盆婦女進入醫院的祕密入口，有些人會戴著「面具或面紗，讓人無法看出她們原本的身分」。[1]一旦入院，這些婦女被帶往以下兩個科別之一：第一科由醫師和醫學生協助分娩，第二科則由助產士和助產士學生負責分娩。這如果是在週間，甚至週末入院的患者，都會被分配到第一病房。隨著產科作為一個獨立專科，腳跟已站得越來越穩，此時拉出一個特殊病房來處理維也納所有未婚母親分娩的業務，這從各方面來說似乎都是一件好事。然而，資淺住院醫師塞梅爾韋斯發現了一個驚人現象，也就是待在第一病房的婦女，看起來比第二病房由助產士照顧的產婦更可能死於產褥熱。產褥熱會在分娩後的幾小時內發生，一開始會以產道疼痛、腫脹和發紅的形式表現，隨後是表皮極嚴重且疼痛的發炎現象，最終是全身感染及致命的敗血症。不幸的是，一旦發生產褥熱，死亡可能就無可避免，也是在高燒蹂躪下的一種解脫。

於是塞梅爾韋斯開始研究，為什麼醫師的照護會有這麼怪異的致命影響？作為年輕的住院醫師，他有責任提升第一病房產婦的照護品質。他「在圖書館、驗屍室和床邊尋求知識，只要醒著，很少在別的地方度過」。[2]在他搜尋文獻後，意識到這個現象並不僅僅發生在他的醫院，而是幾十年前就有論文詳細描述了產科醫師分娩後的類似結果。在倫敦，從一八三一到一八四三年，每一萬名產婦在家分娩的死亡案例約為十人，而倫敦總醫院病房中每一萬名產婦當中就有六百名婦女死於產褥熱，足足增加了六十倍。[3]來自巴黎、德勒斯登、澳洲和美國的三篇類似論文，也顯示出同樣的趨勢。

二十九歲的塞梅爾韋斯仔細考慮了每一種可能。他同時研究了助產士與醫師的技術差異、周邊環境的不同、病房建物的狀況、產婦是否接觸醫學生、開立的處方以及產後照護方案等。

賽梅爾韋斯甚至改變了一些醫師的標準作業流程，讓他們學習助產士的做法，包括增加通風等，但情況並沒有改善。醫師對產婦的危害仍然比助產士大。塞梅爾韋斯就像「一個溺水的人，卻只抓得到一根稻草」，沒有發現任何有意義的解釋。[4]如果不是空氣也不是床單與床罩，甚至不是接生時的技術差異，還有什麼可以解釋這種令醫師蒙羞的狀況呢？

產褥熱帶來的可怕死亡，對於塞梅爾韋斯來說幾乎成了例行公事，他每天繼續在皇家帝國總醫院的太平間解剖大體，感謝「羅基坦斯基教授的仁慈，我很珍重這份友誼……」，[5]塞梅爾韋斯看了太多患者生病、發燒、死亡，心裡很混亂，決定休息一下，前往威尼斯度假，好好整理一下自己的思緒，並以某種方式尋找線索，解開這個折磨他許久的問題。

當塞梅爾韋斯回到維也納時，沒想到等待他的是重大的創傷：他最好的朋友，羅基坦斯基的學生，也是法醫病理學家科萊奇卡（Jakob Kolletschka）去世了。科爾萊奇卡幾天前一直在驗屍，他的手指被一位學生的刀意外割傷。沒過多久，科萊奇卡就生病了，最終死於全身性感染。他的大體由他難過的同事兼好友親自解剖，最終在他的腹腔和臟器間發現有膿，這種模式對塞梅爾韋斯來說實在太熟悉了。塞梅爾韋斯對於朋友死亡的可怕真相大受創傷，將驗屍紀錄讀了又讀，突然之間，他好像瞭解了什麼。十年後，他寫道：

> 我完全支離破碎，我情緒激動地不斷思考著這個案例，直到突然有個想法穿過腦海，我立刻明白，產褥熱、導致新生兒死亡的致命疾病和科萊奇卡教授的狀況，全都是同一件事，它們在病理上都有相同的解剖變化。因此，如果科萊奇卡教授的敗血症，是因為從大體接

收了某些微粒造成的，那麼產褥熱也來自類似的來源。現在只需決定，到底是從何處、以何種方式，讓這些大體顆粒掉進產房？我們都知道，你可以在學生和主治醫師的手上找到這些大體微粒，他們就是傳播的來源。[6]

賽梅爾韋斯意識到（在那個沒有洗手習慣、橡膠或乳膠手套還未發明的時代）他每天早上解剖大體的工作，很有可能就會將「大體微粒」帶給自己的產科患者。他認為「產褥熱不過是因為碰到大體的血液而誘發的中毒現象」。[7] 這個邏輯與當時的觀念稍有不同，疾病並非由空氣中的氣味所引起，而是由大體產生的微粒所引起，正是這些微粒產生了瘴氣。基爾徹（Athanasius Kircher）在一六五八年[8] 就曾提過「隱形生物庫」，一六七七年[9] 雷文霍克也曾用自製顯微鏡發現過這些「動物」，正是這些微生物，現在正式成為塞梅爾韋斯的敵人。

早在十九世紀，西方人就已經使用氯化物溶液來消除家庭和工作場所的有毒氣味；塞梅爾韋斯認為氯化物之所以有效，就是因為破壞了大體微粒。於是，在科萊奇卡去世後的兩個月內，第一科的入口處放置了一碗含氯液體，稀釋成消毒劑濃度，每個醫護人員獲令要洗手。短短幾個月內，產褥熱的死亡率急劇下降，最後幾乎與從未處理過大體的助產士病房幾無差異。革命的種子就此種下，僅僅在維也納，就有成千上萬產婦的性命獲得拯救。

至於為什麼你從沒聽過塞梅爾韋斯的名字？這是有原因的。他突如其來的推理和洞察力本該讓他家喻戶曉，但在一八四八年許多歐洲國家在革命中有如風中殘燭，以致醫師分了心而選擇了接受根深蒂固的傳統。塞梅爾韋斯無法說服他的同事繼續相信他這番激進思想才是對的。

相反地，由於爭議不斷，隨著時間過去，塞梅爾韋斯將失去地位，最終甚至失去了他的工作。儘管維也納醫療界的領頭羊們（羅基坦斯基、斯柯達〔Joseph Skoda〕和赫布拉〔Ferdinand Hebra〕）聲援塞梅爾韋斯，但他仍然無法突破那些過於保守的產科前輩。他選擇回到布達佩斯，在那裡他依舊苦苦掙扎了多年，直到最後他出版了以產褥熱為主題的開創性著作。

努蘭認為塞梅爾韋斯的書「又臭又長、反覆無常、語帶恐嚇和指責且自戀，根本讀不下去」。[10] 他在書的複印本上，對幾個常常批評自己的人寫了一封公開信。他對維也納的某位產科教授說：「至於你這位教授大人，根本就是這場大屠殺的共犯。不要再謀殺患者了，為了停止謀殺，我會繼續觀察。」他哭著對維爾茨堡的一位產科教授說：「我在上帝和世界面前宣布你是一個殺人犯，如果『產褥熱的歷史』裡把你說成是醫界的尼祿，這也一點都不過分。」[11] 他成了一個狂暴的瘋子與正義的烈士。

最後，塞梅爾韋斯似乎已經失去理智。他與娼妓一起在布達佩斯的街道上遊蕩，穿得像個流浪者，總是喃喃自語，要不是因為壓力過大所致，就是罹患了精神疾病或梅毒；這位四十七歲的醫師無疑已經瘋了。他的妻子勸他返回維也納，赫布拉（被認為是皮膚科之父）在維也納火車站與他會面，並請他參觀一家私人療養院。他們最終將塞梅爾韋斯帶到一個國營的精神病院，在那裡他被強行限制行動。兩週內，於一八六五年八月十三日，塞梅爾韋斯去世，他的大體被送往維也納總醫院和科萊奇卡在同一間太平間、同一張桌子上驗屍。死因？感染、敗血症以及胸部有一大團膿包，與他二十年前破解的疾病是同一病因。大多數學者認為，導致他死亡的致命感染，是因為他被限制行動期間受到創傷，造成開放性傷口有關，這對於十九世紀「精神病院」的患者來說並不是什麼稀奇之事。對於這位第一個向世界展示洗手的價值、為無菌手術以及細菌理論的普及做了前期工作的人來說，這實在是個既可悲又諷刺的結局。

* * *

一八六五年，當塞梅爾韋斯在維也納的精神病院去世時，位於一千英里外的蘇格蘭格拉斯哥，英國外科醫師李斯特（Joseph Lister）正在準備一項優雅、簡潔但極其重要的臨床實驗。一名十一歲的男孩被一輛馬車碾過導致頭骨骨折，被帶到格拉斯哥皇家醫院。他的骨折是「複合性」的，換作現代人的說法，即「開放性骨折」，意味著骨頭已刺穿了皮膚。開放性骨折的併發症發生率一直很高，甚至需要截肢或可能致死。當碎骨刺出皮膚，皮下軟組織會被大量破壞、影響皮膚完整性，使得骨骼有可能因此感染（骨髓炎），而皮膚難以癒合。一八六五年，這時還沒有人認為創傷後傷口腐爛與細菌有關，而李斯特（獨立於塞梅爾韋斯）考慮到這種可能性，並準備用實驗證明這點。於是就在塞梅爾韋斯在奧地利去世的前一天，位在蘇格蘭的李斯特開始進行外科殺菌：李斯特不但沒有將男孩的腿截肢，而是用碳酸化合物清洗他的傷口，並用同樣的敷料將傷口包紮起來。隨著時間過去，男孩的傷口癒合了，骨頭長在一起，他救了男孩的腿。也許「隱藏的動物」是真的！

李斯特一八二七年生於倫敦東部的一個村莊，父母是貴格會信徒。作為典型的貴格會家庭成員，李斯特的個性勤勞、虔誠、講求和平且為人嚴肅。貴格會教徒對體育、狩獵或輕浮的行為不感興趣，只會專注於宗教、商業、教育和心靈生活。李斯特的父親老李斯特，是位成功的葡萄酒商人。他本人也是顯微學家，為科學做出了重大貢獻。

老李斯特是位自學科學的人，曾與一位年輕的倫敦醫師霍奇金（Thomas Hodgkin，也是貴格會信徒）為友，他就是在一八三二年命名著名血液疾病霍奇金氏症的醫師，[12]這兩人將在顯微技術上合作許多年。老李斯特即使幾乎沒有受過正規教育，卻解決了一個困擾人類一百五十年的問題，這問題使得早期的複合式顯微鏡的功能受到限制，只比「科學玩具好一點」，[13]直到解決這項問題，顯微鏡才終於成為嚴肅的科學研究工具。在老李斯特的創新之前，顯微鏡由於色差而受到限制，因為光線通過顯微鏡鏡筒時會發散開來，產生模糊的波浪圖像，使得顯微鏡的精準度大為下降。然而，老李斯特校正了影像失真，將複合式顯微鏡變成了徹底改變醫學的工具，並且激發了兒子的好奇心，增加了他的研究能力。歷史類似像這樣的例子很多，一家人在概念上的改變，提升了後代的未來。透過生產全世界最好的顯微鏡，[14]李斯特的父親真的製造出一種光學儀器，打開了兒子的眼界。

雖然李斯特在貴格會預備學校中表現優異，但他沒有進入牛津和劍橋的資格，因為這些大學信奉英格蘭聖公會的《三十九條信綱》，而這對一個年輕的貴格會信徒來說難以接受。一八四四年，十六歲的李斯特就讀倫敦大學學院，這所大學也與牛橋（原文為 Oxbridge，即牛津與劍橋）齊名，適合因宗教或社會階級不適合，但未來令人期待的學生。三年後，李斯特在大學的醫學院學習，並於一八五二年以優異成績畢業。

李斯特上醫學院時，得到家裡最好的一台顯微鏡。在大學中，這位年輕神童向醫院醫學會提出了兩篇論文，相當有遠見地將注意力轉向「壞疽*」和「醫學顯微鏡的使用」。而當時，醫學院並沒有就這兩個主題提供任何正式的指導，[15]就像賈伯斯在大學裡就電腦和隨身聽的未來發表演講那樣。

李斯特人生的前二十六年都只在倫敦方圓十英里範圍內度過，但他對知識的渴望，促使他走出倫敦的小圈圈，去到蘇格蘭的愛丁堡，在被譽為是當時不列顛群島技術最好的外科醫師西姆（James Syme）的帶領下，完成了他的外科訓練。雖然李斯特生性保守、謙虛，西姆（當時他五十多歲）的個性相對頑固且激烈，但也許人「在對方身上看到自己個性中缺乏的那一角，下意識地希望能藉此改變自我，所以與對方建立了深厚的友誼」。[16]李斯特在愛丁堡遊學，延續了上個世紀英國外科醫師科學家約翰・杭特的傳統。他寫道，他的父親無法「想像我每天在這個白刃子進、紅刃子出的部門裡，研究治療這門藝術，有多麼享受」。[17]

李斯特被聘為西姆的家庭外科醫師（類似豪斯泰德的外科住院醫師前身）。一年半後，於一八五五年成為愛丁堡皇家醫院的外科醫師助理。愛丁堡在十九世紀中葉處於醫學和外科的前沿，與巴黎、柏林和維也納爭奪世界霸主地位。一八四七年，在波士頓發現乙醚後的幾個月內，愛丁堡的醫師進行了第一次的氯仿麻醉（李斯特晚年回憶起這件往事，提到一八四六年十二月他在倫敦目睹歐洲第一次乙醚手術，這可能強化他成為外科醫師的決心）。外科醫師過去對患者痛苦的哭聲和抗議麻木不仁，直到此刻才突然發現自己對受折磨的人擁有主導權，甚至為治療創造了全新的可

* 譯注：壞疽（Gangrene），指因感染、血栓或任何原因，使人體組織缺乏血液，導致組織壞死和腐爛的現象。

能。根據《牛津英文詞典》的定義，所謂「邊界」是指「遠遠超越可居住範圍，一般而言只有荒野一片的土地」，這便是人類史上第一次拆除人類意識的邊界，激發愛丁堡的李斯特和維也納的比勒斯，探索身體深處更狂野的一面。

李斯特在西姆家待的時間越來越長，甚至與西姆家的大女兒艾格尼絲開始交往。一八五六年，他和艾格尼絲結婚，這段將近四十年的婚姻雖然沒有孩子，但卻是基於兩人共同的科學興趣，艾格尼絲成為他最重要的評論者、編輯、研究助理和旅行夥伴。這對新婚夫婦前往巴黎、帕多瓦、波隆那和維也納，拜訪了偉大的思想家和一流的醫院，然後回到愛丁堡，準備好顯微鏡。在維也納期間，李斯特前往維也納總醫院，會見了塞梅爾韋斯的前同事，但不清楚是否有討論到他的故事或觀察。

李斯特回到愛丁堡後便積極投入工作，試著在他剛起步的外科臨床事業、教學義務、協助西姆及新婚生活上，與對他而言最重要而蓬勃發展的研究室之間取得平衡。多年來，他的實驗室就在自己的廚房裡，在艾格尼絲的協助下，他研究血液凝固、神經和肌肉纖維的生理構造，以及淋巴流動和發炎。李斯特（和艾格尼絲）從當地的田野、公園和溪流中採集動物，從屠宰場採購器官，然後自己進行切片、染色，並從微觀上觀察這些結構，猜想它們的功能。一八六〇年，李斯特向西搬到了蘇格蘭的格拉斯哥。十年後，李斯特將在那裡取得重大發現。

李斯特完全投入到發炎的研究中。邏輯學家認為，傳染是某些活的生物造成的，而不僅是臭氣或瘴癘所致。李斯特越來越相信，傷口腐爛是由於一些看不見的東西存在於空氣中、掉進開放性傷口所致。李斯特讀了英文、法文和德文的期刊，遇到來自德國哥廷根、極有影響力的教授亨勒（Jacob Henle），他也認為傳染是有機現象，也就是說，是活的微觀材料*所致。

性病一直是細菌理論家感興趣的話題。文藝復興早期的科學家永遠無法推斷出鼠疫、傷寒、天花或霍亂爆發的來源。受感染的人看似是隨機分布，在有流行病學分析工具之前，實在很難確定流行病的病菌來源。但每個歐洲醫師都曾遇到淋病、皰疹和（自征服西半球以來）梅毒，每個人都知道處女不會感染那些性生活混亂的人在私密部位會長的瘡，不會染上私密處結痂、流膿、生疙瘩和各種臭氣沖天、造成皮屑脫落的疾病（李斯特形容這些人有「喜歡狩獵的傾向」[18]，也就是性放縱）。因此，性病不會是透過空氣傳播。瞭解這點並不需要天才的洞察力，大家都知道（如生育一樣）是射精後產生的液體攜帶著感染的種子，而性病的大流行更是進一步證明，造成傳染的活物是真實存在的。

亨勒在一八四〇年的經典論文〈論瘴氣與感染〉（"On Miasmata and Contagia"）中寫道，自己進行了一系列「思想實驗」，即只用推理來思考流行病和大規模疫情。[19] 由於顯微鏡仍然很難取得，他只能用他的想像力理解細菌理論的基礎（後來這些想法在哥廷根激勵了他的明星學生柯霍〔Robert Koch〕）。亨勒認為，牛痘就是「痘毒的小粒子在整個身體上發出皮疹」。[20] 早在巴斯德之前，亨勒就思考了葡萄酒的發酵而得出結論：「這是分解植物體而得到的有機液體。」[21] 從這兩個例子可以瞭解，副產品的加成或放大都意味著有有機生物存在。實在很難想像，會有某種毒藥或有毒氣體可以直接影響人體，而無須仰賴加成（或指數上升）效應；放大效應確實發

* 譯注：當時還尚未確認微生物的概念，因此先以某種微觀的有機現象解釋。

生了，某些活物必定在人們的身體裡繁殖著。

李斯特越來越相信，若手術傷口滲出膿液，而不只是發炎或「癒合」，那麼很有可能就會腐爛、感染甚至壞死。他對野兔、死掉的乳牛和公牛的研究仍然持續進行，艾格尼絲也繼續待在他身邊，一起對發炎的青蛙腿進行了實驗，並用顯微鏡進行觀察。李斯特一直都是帶著神奇顯微鏡的孤獨天才，但為了在思想上有所突破，他仍然需要他人的啟發。在發明印刷機、建立有同儕審查制度的科學期刊（如皇家學會的哲學交流）之前，這些孤獨的天才很難單靠自己「看得更遠」，一直要到出現資訊共用的革命後，天才們終於可以相互連結起來。在一八六五年的格拉斯哥，李斯特的化學系同事建議他讀一讀巴斯德（Louis Pasteur）發表在《法國科學院院刊》（*Comptes Rendus de l'Académie des Sciences*）上討論啤酒和葡萄酒為何能發酵的論文。於是在蘇格蘭執業的英國外科醫師李斯特坐下來，閱讀了這位巴黎化學家的法文論文，這件事將永遠改變外科手術的未來。

* * *

巴斯德（一八二二～一八九五）因為在發酵、顯微學、疫苗接種和細菌學方面的研究具領導地位，一般被認為是微生物學之父。巴斯德是一位化學家（而非醫師），是最早將顯微鏡用於人類福祉的科學家。他早年在一八五五年就發表過一份研究，探討酸奶中的乳酸如何形成。他在研究中觀察了「發酵生物」，並猜測這些生物正是促進發酵的主因，類似酒精發酵時「能自我複製的微生物」。[22] 發表這份他生涯中最重要的論文時，巴斯德才剛當上里爾大學（位於法國－比利時邊境）的理學院院長，當地一家甜菜根酒製造商找上他，告訴這位化學家他們遇上一場神祕的災難，這場災難正威脅著當地的啤酒和葡萄酒業。

巴斯德這位里爾的新面孔聽完「黏稠的果汁與無用的酸味泡沫」[23] 的故事後，並不打算使用化學實驗的方式來解決問題，而是轉向微觀的檢查。也許釀酒師曾聽說巴斯德過去的酸奶研究，不過當時世界上並沒有所謂的細菌學家。巴斯德收集了壞掉的甜菜根酒樣本，在玻片上放了一滴水，然後調整顯微鏡上的小鏡子，將陽光精確定位到那團黏液上，並設想了一種奇特的合作關係。液體中有微小的酵母體，黏液中漂浮著芽孢，驗證了他一年前的猜測。現在巴斯德可以充滿自信地認定：這些活酵母就是發酵的原因。

天然酵母對糖進行發酵作用（糖存在於甜菜、葡萄、小麥、土豆、玉米、大米，甚至香蕉中），讓人類的廚房不知不覺釀造了許多液體，甚至灌醉了不少人。巴斯德已解開這個難題，而且做了另一個驚人的觀察：他認為這批酸掉的貨物中，存有大量棒狀的微生物。根據他的推理，這些棒狀微生物就是造成破壞的細菌。正如早期探險家認為這可能是有機的操作，巴斯德現在提出了證明：酵母與水果和穀物中的糖交互作用後會發酵，而細菌和糖之間的相互作用則會形成腐爛發臭的黏液。發酵有益，腐化則毫無用處。

「談到觀察這個領域，機會只留給準備好的人。」這句話是巴斯德在進行知名的「酵母、細菌和發酵」觀測實驗前一年，向里爾的學生們說的話。在十九世紀五〇年代後期，巴斯德發表了他關於發酵實驗的論文。作為一名化學家，這些論文發表在科學（而非醫學）期刊上。也難怪是李斯特的化學家同事提醒李斯特注意巴斯德的成果。

李斯特仔細研究巴斯德對變質飲料和黃油的研究，將他父親的顯微鏡裝在他廚房的實驗室裡重複實驗，並在巴斯德所謂的「無限小的世界」中發現相同的微生物。[24] 李斯特不是第一個認同巴斯德神祕分析的醫學界人士；英國皇家外科醫學會未來的院長威爾斯（Thomas Spencer Wells），也認為是空氣中的微生物導致疾病，[25]但並沒有考慮採取任何實際措施來對抗它們。李斯特認為「巴斯德的研究可以應用在外科手術上，並且又更邁出一大步，打算開始制定一些方法，來達成這個目的」。[26]

一八七六年在費城舉行的國際醫學大會上，李斯特回憶，「當我讀到巴斯德的原稿時，我對自己說，就像我們用對蝨子有毒的藥劑噴在孩子頭上把頭蝨殺光一樣，這些藥劑並不會傷害頭皮。我相信我們也能找到能使用在傷口上的藥來消滅細菌而不會傷害患者的軟組織。」[27] 李斯特想像有一種化學藥劑可以噴到空氣中消滅細菌（他仍然有錯誤觀念，認為細菌主要是在空氣中游蕩，然後落到手術部位），只是他可能需要捏住鼻子以免吸進格拉斯哥的空氣。在海岸地區，船舶的木材會塗上雜酚油（creosote，一種煤焦油衍生物）保護，這種油也被使用在鐵道的枕木上。進一步蒸餾煤焦油會得到酚，這是一種芳香類有機化合物，可用來減少汙水的腐臭味。不久之前，人們意外發現酚可以抑制霍亂這種流行病（遠在瞭解霍亂弧菌之前）。在一八五八年「大惡臭*」期間，酚（或稱苯酚）被傾倒到河流中，大幅減少倫敦周圍的臭味。這種芳香近似水果的氣味，透過化學殺菌的作用，掩蓋了汙水中有大量細菌的事實。

也就是說，苯酚是對抗外科傷口感染的天然產物。一八六五年八月十二日在格拉斯哥皇家醫院，格林利這位十一歲男孩，正讓李斯特治療他的開放性頭骨骨折。這位年輕小夥子的腿（在氯仿麻醉下）徹底被稀釋的苯酚洗過。手術結束後，李斯特用好幾層灰泥加上苯酚的混合物包紮他的傷口，最後用一層錫箔紙覆蓋（以減少蒸發）並用夾板固定。四天後，傷口上的敷料被移除，原本預期是相當麻煩、皮膚邊緣發炎、有膿狀分泌物、組織腐爛與臭味的傷口，結果癒合得非常好。格林利的腿部也以類似方式重新包紮後放了五天。在第二次換藥時，李斯特診斷皮膚有些微表面灼傷，因此第三次換藥時，除了石炭酸，還加了橄欖油。傷口及時地癒合，無需進一步手術。本來按常規會截肢的案例，沒想到好的這麼快，詹姆斯在受傷六週後順利出院。

「當李斯特意識到化膿與巴斯德研究的發酵之間的共通性，以及這些結果如何在臨床上應用時，無菌手術就誕生了。」[28] 一系列的科學觀察、簡潔的實驗和臨床應用，都與「無菌」（也就是消除致病微生物的過程）時代的誕生有關。

很快地，李斯特接下來的每一次手術都是在無菌環境中進行。李斯特和巴斯德將統一戰線，對付致病性微生物這個大敵。雖然早期的科學研究可能不夠嚴謹，沒有詳細地區分細菌種類，也沒有真的瞭解細菌成長、壯大到死亡的過程，但僅僅只是努力清潔皮膚和創傷組織的行為，就大幅改善了常規手術和緊急手術的情況。隨著時間過去，全世界都將認同「李斯特主義」（又稱「外科消毒法」，後文皆使用「外科消毒法」代之），雖然還是有些國家就算證據就在眼前，仍

* 譯注：大惡臭（Great Stink），一八五八年七至八月中旬倫敦發生的環境災難，當時大量排泄物和工業廢水未經處理就直接排入泰晤士河，又逢夏季高溫，細菌孳生導致整個倫敦臭氣熏天。

然無法心悅誠服地接受。

一方面，李斯特在塞梅爾韋斯失敗之處獲得成功。大多數的科學家和醫師從未聽說過塞梅爾韋斯和他對產褥熱的分析。另一方面，李斯特為醫學帶來了極大的變動，許多過去不可能的手術，現在一夕之間大有可為。多產的李斯特相當隨和，憑藉永不滿足的好奇心與異於常人的堅定，無私的他對工作保持毫不妥協的奉獻精神，慈愛地對待每一個出現在他身邊的人。這些特質讓他比任何其他人，更能說服這個世界當中存在著細菌。缺乏魅力的塞梅爾韋斯則是成為麻煩人物，甚至迷失在瘋狂中，於李斯特第一次完成無菌手術的隔天，在殘酷的諷刺中死去。達爾文的兒子小達爾文（Francis Darwin）認為：「科學界的功勞歸功給說服世界的人，而不是第一個想到這點子的人。」[29]

在短短幾年內，李斯特的外科消毒法將在整個歐洲大陸上受到檢驗。普法戰爭雖然打不到一年（一八七〇年七月至一八七一年五月），卻成為李斯特技術的特殊實驗室。德國人是最早採用外科消毒法的國家，在德國建立的野戰醫院裡，石炭酸是醫官的基礎設備。普法戰爭是歷史上第一次使用精確槍枝和大炮的戰爭，因此被小刀或刺刀割傷的創傷並不多見。結果是，受傷的士兵多半「帶著被遠端步槍擊中的標誌性傷疤，傷口皆為瀰漫的開放性傷口、四散的骨頭碎片和衣服混在爛掉的肌肉組織裡」。[30] 德國傷兵的傷口被沖洗、刷洗、擦拭並抹乾，結果在戰爭史上第一次出現死於傷口感染比死於創傷本身的人要少的情況。相反地，法國人堅持使用古老而不科學的方法，在開放性傷口上塗上黏膩的油膏，在截肢後感染死亡率高達七〇％。[31] 這場手術室裡的戰役，驗證了外科消毒法的重要實驗，看了這結果後，只有最頑固的人才會繼續堅持他們過時的黑魔法。

整個普魯士軍隊有上千名醫護人員，其中有兩位傑出的醫師，他們直接的影響力雖然微乎其微，但最終對整個大環境有了極大貢獻。一位是克雷布斯（Edwin Krebs），他是菲爾紹的學生；另一位是柯霍，一個來自小村莊的德國年輕人。克雷布斯遠離普法戰爭的前線，效法他那令人尊敬的教授，從陣亡士兵的傷口上取出一些組織後，利用顯微鏡觀察受感染組織的多種棒狀和球狀的生物體。與巴斯德對變質牛奶和甜菜酒的觀察類似，克雷布斯提出一個開創性的假設：這些奇怪的生物體就是細菌，不僅與感染和死亡有關，更是造成疾病以及最終促使組織崩壞的原因。

為了驗證細菌理論，我們需要一位能仔細分辨細菌、展示細菌如何生長，並且將引起不同疾病的不同細菌區隔開來的醫師科學家。對於沒有受過相關技術訓練的讀者來說，我在這裡稍微解釋一下：每種細菌（如葡萄球菌）在顯微鏡下都有確切的外觀、特定的生長模式和生長環境、DNA特徵，以及對特定動植物的影響。理解細菌理論的第一盞明燈，是由日耳曼的研究人員所點亮，使得整個細菌界可以被觀察、描述，甚至在未來適當的時候可以相互比較，這條路將由柯霍主導。

戰爭結束後不久，平常安靜封閉的柯霍於匆忙之中接受任命，成為普魯士東部沃爾什滕（Wollstein）當地的衛生官員。他與他的妻子和年幼的女兒搬到了那裡，成為該地區唯一的醫師，並取得一次重大科學發現的機會。從地名上看來，就可以知道沃爾什滕是養羊和羊毛生產中心，在十九世紀七〇年代，羊毛是全世界的高端紡織品，雖然不是城市地區，沃爾什滕仍是一個非常重要的地區。

柯霍在普法戰爭結束之後、德國統一之前，於德國北中部長大。與其他歐洲國家不同，德國沒有單一、佔主導地位的學術中心，因此像柏林、慕尼黑、萊比錫、維滕貝格、維爾茨堡和紐倫堡這樣的城市，幾世紀以來都有引以為豪的學術成就。柯霍曾就讀哥廷根的醫學院，在顯微鏡先驅亨勒的帶領下，偶然接受了訓練。事實上，亨勒的《系統解剖學手冊》（*Handbook of Systematic Human Anatomy*）是自維薩里的《人體的構造》以來，第一部偉大的解剖學巨作，深入研究了人體器官的顯微解剖學。維薩里為人體解剖學所做的是為人體結構加上精美插圖，讓我們瞭解器官和肌肉纖維間如何相連，並面對過去的錯誤認知。亨勒則創立了顯微解剖學，深入研究每個器官的微觀結構，並揭露組成人體的這些極小結構的模樣。

戈茨（Thomas Goetz）指出，亨勒和柯霍是非常理想的組合：兩人都生性害羞、喜歡「低頭研究而不是社交」，而且都非常注重細節。[32]在亨勒發表《論瘴氣和感染》這本雖然輕薄但極為重要的書後整整十年，塞梅爾韋斯對細菌的喃喃自語無疑也在柯霍耳邊不斷迴盪。他的生物數學計算讓亨勒得出結論，這些動來動去的「微生物」只能在微觀世界生存。那些症狀緩緩出現，但病情卻可能急轉直下的感染者，正反映了一個社區在面對相同疾病時，如何崩潰的樣貌。無論單一患者還是整個族群，都不可能被簡單的化學融合給搞垮：但有機生物能不斷複製，且需要宿主的供養才能存活。這就是為什麼柯霍才剛從戰爭中回來，就想證明亨勒的想法沒錯。

* * *

沃爾什滕（Wollstein）不再是德國的飛地*，現今則屬於波蘭領土（Wolsztyn）。它仍是一個小鎮，周圍一片片田野和牧場讓人聯想到美國農村。該鎮擁有幾座教堂和許多小商店，窗上點綴著幾個難以辨認的波蘭字母。不需要幾分鐘，你就會意識到這個小村莊沒什麼遊客，只有寥寥無幾的人前來朝聖柯霍一個半世紀前的居住地。

在城鎮的中心，沿著羅伯塔科查路，矗立著柯霍的房子和診所，這裡之前是專為窮人設置的慈善醫院，於一八四六年完工。柯霍一家三口於一八七二年搬到這裡，就住進這棟有扇大海灣窗戶和紅瓦屋頂的哥特式建築樓上。在下面樓層的海灣窗下，有一扇大型雙片門可以通往房子走道，也是柯霍博士樓下檢查室的入口。那個拱廊經常被一貧如洗的患者光顧，但他們可能無法從柯霍這得到任何好處。

短短幾年後，柯霍已適應一邊看患者一邊研究他心愛的顯微鏡的日常生活。然而，當他想要購買更高級的顯微鏡時，卻幾乎負擔不起費用。好在柯霍選擇清空他的銀行帳戶，買下了顯微鏡，如癡如醉地檢查他從後院收集來的動物標本。

一八七三年，此時他到達沃爾什滕還不到一年，該地區的綿羊開始大量死亡。更糟的是，當地農民和剪羊毛工也開始生病。這種疾病對該地區的居民來說實在太過常見，即俗稱的毛工病（又稱為炭疽熱）。草食動物如牛、羊、馬、山羊、羚羊等，通常最容易受到影響，人類若長時間暴露在受感染動物的組織中，也會有高度的感染風險。當綿羊和牛被感染時，臨床上會突

* 譯注：指行政上隸屬於甲國，所在地卻在乙國境內的土地。

然發作並快速致命，症狀則是嚴重呼吸困難、顫抖、突然倒地不起，甚至抽搐，[33] 有時甚至會從身上各種出口（口腔、鼻子、肛門）流出血淋淋的分泌物；在人類身上，則會出現各種可怕的潰瘍和壞死，或是皮膚發黑的症狀。自古以來，炭疽熱一直被視為是種天譴或聖經上才會出現的瘟疫，由此可見，這種無法解釋的慘劇有多可怕。

一八七四年夏天，隨著疫情蔓延到人類身上，大量患者開始湧入柯霍位於沃爾什滕的診所，於是他用民間療法來照顧這些皮膚擦傷、腫脹和壞疽的患者。身為科學家，柯霍從他受到感染的患者身上採集血液和尿液，然後在他位於地下室的臨時實驗室裡，用顯微鏡檢查受試者的樣本，並將發現記錄在個人研究筆記本上。一八七四年四月十二日，他使用了「細菌」一詞（在德國動物學家埃倫伯格之後）。他的筆記本記錄說：「細菌更為膨脹，變得更亮、更厚、更長。」[34] 柯霍的觀察反映了某些研究人員幾年前就已看到的情況，但並沒有任何科學家進一步評估那一個個排列成稻穀狀的細菌，是否就是炭疽熱的病因。

十八個月後，即一八七五年耶誕節前幾天，沃爾什滕一名當地警官出現在柯霍家中，很可能用馬車載著一具死去動物的屍體，牠的血跡又黑又濃稠。由於害怕這頭死掉的動物很可能會讓炭疽熱再次流行，員警把遺體帶到鎮上唯一可能知道下一步該怎麼辦的人家裡。

柯霍對這隻動物進行了研究，而且立刻知道顯微鏡是他最好的分析工具。柯霍有種預感，這頭動物患有炭疽熱，因此急忙從牠身上抽取血液樣本，然後在顯微鏡下檢查。這位蓄鬍、戴著眼鏡的三十二歲青年，很興奮地看到玻片上有著和前年一樣的細菌。亨勒的夢想一直是「如果一個人具有分離出傳染原與細菌的能力，那麼就會知道（細菌）實際上就是（疾病）活躍的部分……」[35]此刻這句話就在他的耳旁迴盪，柯霍突然有了靈感！

他衝出臨時實驗室、走出後門、走進花園，把一隻健康的兔子從籠子裡拉了出來。確認兔子一切正常後，柯霍劃開兔子的耳朵，將一滴深紅色血液滴在玻片上，從微觀上驗證了兔子的血液中並沒有細菌。接著，他將那頭死去動物的血滴進兔子耳朵的傷口上。當時人們並不瞭解細菌有生命週期，就連「細菌」都還不被認為是真實存在的東西，更不用說理解細菌的運作模式和殺傷力了。那晚柯霍累倒在床上，完全不知道隔天（平安夜）會有什麼發現。

我相信，憑著柯霍專一和執著的程度，他當天晚上應該睡不著覺。隔天二十四日早晨，柯霍有一整間的患者需要看診，他在樓上檢查室照顧患者時，還不斷瞄向後院（兔子被關在樓下的籠子裡）。他從早到晚工作了一整天。當結束工作後，他去看望了他的兔子病人。

兔子居然死掉了。

他把兔子帶進實驗室、抽取了血液，結果發現了與前天看到的細菌一樣的東西。他在研究日誌中以「數量相當」形容了細菌的數量。那個平安夜，柯霍躺在床上，就像心中有所期待的孩子一樣，計畫他的下一步行動。他沒有將兔子的屍體直接丟棄，而是在第二天把牠保存起來，進行更多實驗。

耶誕節的早晨，柯霍從動物死屍中取得更多的組織。一如預期，組織開始變色（要知道這是十九世紀七〇年代，當時電力、燈泡和冰箱還未發明）。細菌甚至長得更多，柯霍越來越相信這些成倍增加的生物體就是炭疽熱的病因。柯霍不僅在筆記本上記錄了觀察結果，還開始計畫進行實驗，以驗證他的假設；即這些普通的微小生物，就是災難的罪魁禍首。

柯霍很快就將疾病從兔子傳給家中的其他寵物，包括寵物鼠。每隻動物都死於炭疽熱，而每個標本都在他的顯微鏡下顯示出這種細菌。柯霍並不知道他的實驗室就是現今動物實驗室的原型，他實驗中所使用的兔子和老鼠（包括他自己繁殖的白鼠），如今在世界上每所大學中幾乎都有，就如同在沃爾什滕那間小小的實驗室一樣。

柯霍將實驗推展到下一階段，試圖在活體之外培養炭疽桿菌。毫無疑問地，先驅者總會對不斷發生的炭疽熱疫情感到困惑：這些微生物在沉寂好幾個月（或好幾年）之後，為什麼又會突然快速繁殖？此刻，柯霍正式進入人類未知的領域；少數具遠見的其他科學家，也曾懷疑顯微鏡金屬管那頭看似無害的細菌就是炭疽熱的病原體，但從未成功培養過。

柯霍相信，這些細菌也是需要生存的生物，於是對可以成為培養介質的體液進行了修補。他採取一種令人毛骨悚然的方案，使用了眼球內的水樣液（從屠宰場買來的牛眼中取得），然後用他的解剖工具收集了一小片受感染的老鼠脾臟，在薄薄的玻片上與水樣液混合後，把玻片與一片較厚且上面有他製造的凹槽的載玻片拼起來，再以一小圈油狀膠圍住那滴液態混合物的周邊，如此創造出密封的培養環境。

柯霍把它放在蔡司顯微鏡的載物台上，調整大的黃銅聚焦旋鈕，接著觀察玻片上的體液，結果什麼也沒發現。他再次小心地掃描玻片，仍然找不到任何細菌。他把顯微鏡放擺了一小時，之後又焦急地回來觀察細菌是否有增加，但還是沒有發現任何變化。兩小時後，柯霍再次檢查，但又再次失望。幾個小時後，柯霍終於看到一些奇妙的東西：成堆米粒狀的棒狀生物開始出現。隨著時間過去，他眼下的整個微觀世界充滿了炭疽熱細菌，柯霍稱它為炭疽桿菌（*Bacillus anthracis*）。

隨著它們的成熟，炭疽桿菌的菌落開始展示出不同形狀。柯霍觀察到，這些長形的棒子慢慢擴大，然後產生了小小的圓形孢子，這部分的觀察結果最近才被布雷斯勞大學（現波蘭弗羅茨瓦夫）的科恩（Ferdinand Cohn）發表過。隨後的實驗才是柯霍真正的突破性發現，從此處開始他開始改變條件。他在使用體液上獲得成功，但現在柯霍（意外地？）開始思考若乾燥或加熱培養出的樣本會有什麼影響。於是在培養出成群的炭疽桿菌後，他在高溫下乾燥這些孢子，結果發現棒狀生物和孢子都會暫停生長。之後就算把棒狀生物放回培養介質中，也不會有任何變化，顯然這些細菌的活性受到抑制，傳染性就此停止。柯霍在這一刻瞭解到，這些棒狀型態的細菌並非高傳染力的形式。相對地，孢子對溫度和乾燥具有某種復原力，一旦重新回到培養基中，就能恢復生機，變成能繼續傳染疾病的棒狀細菌和孢子。柯霍認為這就是炭疽熱感染草食動物的方式：以孢子的形態居住在農地裡，暫停活性多年，直到重新進入動物體內。他解決了炭疽熱的發生為什麼會有週期的大難題！

這位沃爾什滕的醫師暨兼職科學家知道他的研究成果相當重要，但孤單一人待在普魯士小鎮裡，不確定應該與誰聯絡才好。柯霍聯繫了科恩，他邀請柯霍到布雷斯勞來展示他的實驗。幾天內，柯霍「帶著顯微鏡、玻片、牛眼、老鼠脾臟，和一箱箱的兔子、青蛙以及很多老鼠（真的很多很多老鼠，死活都有）前往火車站。有些甚至還感染了炭疽熱。光是想像他帶著這些家當衝進沃爾什滕車站趕火車，滿載著大大小小的盒子和箱子，一定相當引人注目」。[36]

柯霍一抵達布雷斯勞，就立即在科恩的研究所把設備架好，為動物接種疫苗，並用眼球取得的液體開始進行培養。接下來好幾天，許多科學家拜訪了他，針對他的進度和一絲不苟的技術進行評估。不久後，基質上長出了棒狀的細菌及孢子，動物們紛紛病死。著名教授暨病理學研究所所長、菲爾紹在柏林的前助理科恩海姆（Julius Cohnheim）也前來瞭解進度。科恩海姆「無法忘記柯霍多麼有條不紊與行事徹底，他雖然從無名之地突然竄起，但他依舊平靜展示了科恩海姆見過最深思熟慮和決定性的實驗技術」。[37]

科恩海姆教授看得眼花繚亂，離開臨時實驗室後立刻穿過校園衝向他的助手們，要他們停下手邊正在做的事，馬上到科恩的實驗室去見證這位天才正在展示的東西。他說：「我認為這是有史以來與細菌相關最偉大的發現，我相信這位年輕的柯霍，很可能會以他的研究才華再度令我們感到驚訝和慚愧。」[38]

柯霍很快就發表了他關於炭疽熱的研究，並在未來幾年一波波的實驗和論文中展示了傷口中的確存在著細菌，進而支持外科學中「消毒法」的概念。之後，他同時在沃爾什滕及柏林等地，持續改進現在全世界每家醫院和每個實驗室每天都在使用的培養技術，包括使用洋菜膠作為基質媒介，以及使用以他的助理佩特里（Julius Petri）為名帶有側邊的圓形玻璃板（the "Petri dish"）。柯霍與蔡司公司合作改良顯微鏡，並與萊卡公司合作發明光譜學，取得了偉大的成就。

柯霍真正登上名人堂的那一刻是在一八八二年三月二十四日。就在他成為全歐洲最偉大的年輕創新者後，這位三十八歲的研究者宣布，他將要舉辦主題為「論結核病」的演講。儘管過去十年細菌理論得到了強化，但關於結核病的起源，即使是像是菲爾紹等醫界最偉大的天才也都還沒有共識。各種關於這個演講將多麼具有影響力的八卦，在柏林的專家社群中迅速流傳開來。週五晚上，柏林大學生理研究所的圖書館擠滿了人，期待柯霍的展示。

柯霍首先回顧了十九世紀結核病的統計數據，顯示有七分之一的人死於結核病。但「如果只考慮最具生產力的中年族群，就會發現結核病帶走了三分之一以上的中年人」。[39]結核病（TB）是一個真實存在而緩慢傳播的全球流行病。柯霍的觀眾深陷在這種現實中，他越是強調這件事的重要性，他們就越期待他給出一個重大的宣告。問題是，根本沒有人看過導致這種疾病的細菌。

這種細菌高度隱密的特性，也是它為什麼很難被發現的原因。現在我們已知結核病菌是分枝桿菌屬（*mycobacterium* genus）的一員，該屬約有共一百五十多個成員（包括導致漢生病*的漢生桿菌〔*M. leprae*〕），其特點是細胞壁很厚，具有蠟質和疏水特性（不親水）。這種較厚的細胞壁讓小型桿菌（源自拉丁文 *baculus*，棍棒的意思）隱藏在茫茫細胞大海中，不受典型組織染料的染汙。所以柯霍和他的團隊嘗試使用了其他化學藥物並改變環境條件，才把它給抓了出來。

柯霍和他的同事準備了好幾塊結合的組織，並採用新發明的切片機削出極薄的樣本層，然後把它們鋪在玻片上。典型的做法是在室溫下將玻片浸入乙醇—亞甲藍染料中，但這毫無效果。通過反覆試驗，柯霍嘗試了許多試劑，最終在加入氫氧化鉀和俾斯麥棕（一種工業用的棕色染料）後，周圍的組織才成功被染色。要將這神奇的化學魔法臻於完美，還得將玻片加熱到攝

* 譯注：漢生病是由漢生桿菌（又稱為痲風分枝桿菌）所引起的一種慢性疾病，容易治癒但不易傳染。全世界九成的人類對此桿菌有自然免疫力。

氏四十度，才能把反應時間縮短到僅剩一小時。

將近四百年前，第一批抵達新大陸的航海家在向西航行時，曾透過望遠鏡尋找新的土地。透過使用玻璃鏡片，先民們看到遠方新大陸的興奮，此刻也比不上柯霍在柏林實驗室裡從他那德國製的顯微鏡中看到的畫面。利用他的新型染色技術，眼前出現一大片栗色組織，在乾酪狀結節的正中央，稀疏分布著令人瞠目結舌的蔚藍色的桿菌。[40]

站在柏林大學生理研究所的講臺上，面對一群臨時被召來的天才社群，身旁盡是顯微鏡、玻片預處理、試管和培養皿等，柯霍宣布他看到了敵人的樣貌。更重要的是，他平靜地宣稱他已用培養出結核菌。

柯霍並沒有在肉湯培養基中培養這種過分講究的細菌，而是使用了凝固的牛血清或羊血清。這些血清被加熱後倒入傾斜的管子上，用以增加生長菌落的表面積。之後被分成小瓶裝的結核病樣本，在攝氏三十七度（人體體溫）下生長，菌落的形成持續受到監看。另一方面，他實驗室裡的天竺鼠也接種了這些結核培養物，在十到十四天後就會為了用顯微鏡檢查肺部組織而被犧牲掉。

柯霍也在天竺鼠的肺部看到相同的桿菌，完成了「分離出生物體」「在動物體外培養細菌」「用細菌感染另一種動物」「產生同樣疾病」，最後「在顯微鏡下觀察到同一種生物體」的迴圈。這些規則來自柯霍這位細菌學之父，是細菌研究的黃金標準，簡稱「柯霍法則」。第一個洞察到這項法則的是亨勒，但柯霍才是使其開花結果的人。

之後，柯霍小心翼翼、有條不紊地發表了他注定不平凡的巨著。他詳細介紹了自己如何辨識微生物以及培養它們的過程。他總結道：「這所有的事實合在一起，只會得出一個結論，那就是：結核中找到的桿菌，不但會在結核病的過程中出現，同時也是結核病的病因。這桿菌，就是結核病真正的感染原。」[41]

在科學、醫學、哲學和數學史上，當有人發表或呈現出偉大的證明時，總有一個傳統，就是在結尾留下「*quod erat demonstrandum*」這句拉丁文，縮寫為 *QED*，意味著「證明完畢」。在一八八二年柏林的那個夜晚，柯霍實現了人類史上最偉大的 *QED* 時刻。演講結束後，柯霍悄悄地與一些同僚握手，在場沒有任何人提出質疑。他的助手們後來也紛紛以自己的方式在科學史上留名，當他們回想起那天夜晚會說：「那晚是我們科學生涯中最重要的經歷。」柯霍的演講絕對是「純金等級」。[42]

柯霍因結核病研究於一九〇五年獲得諾貝爾獎。在他的執業生涯中，他飽受屈辱的同時也享有崇高的地位，有時甚至發現自己站在歷史錯誤的一邊。他在霍亂等其他疾病的研究工作上拯救了數百萬人的生命，可惜他的名字不如他的兩個最重要的盟友那麼出名，因為這兩人的名字被用來命名「李施德霖」（紀念李斯特）與「巴氏消毒法」（紀念巴斯德）。

這些表面光滑、外表相似而圓潤的小細菌，微觀上看來相當單調而無害。儘管膿液和糞便裡的黏液令人感到噁心，但近距離觀看，你會發現這些在分泌物中游泳的小身體有多單調乏味，根本不像龍或海怪那般有趣。蜱蟲、蝨子、蠕蟲和蛆看起來就很噁心，但所有細菌的模樣卻非常平淡無奇。人類常年害怕熊、鯊魚、老虎、狼、大象還有其他的人類，但細菌看似平淡的世界（甚至到今日）每週在全球造成的死亡數字，卻比所有哺乳動物和掠奪性的毀滅事件合起來還多。細菌的外表很沉悶，但行動起來卻快狠準，在巴斯德、李斯特、柯霍和他們的同僚辨別、培養、破解和限縮細菌的王國之前，這些細菌一直毫無天敵地主宰著我們人類。

實務上，光是減少「接觸細菌」，就能立即降低傳染病的傳播範圍。例如以巴氏殺菌法為牛奶殺菌或是改變大眾咳嗽和吐痰的簡單步驟，就已讓結核病在幾年內大幅減少。甚至在導入對結核病有效的抗生素之前，結核菌的感染程度就已急遽下降。更重要的是，發現細菌、描述細菌的生命週期、降低細菌對人類生活的影響，解開了人類社會對這些疾病思考已久的謎團。釐清細菌的真相，意味著人類可以解釋疾病，而且這也是有史以來第一次，患者花時間看醫師這件事變得更有意義。

莫爾加尼、巴斯德、羅基坦斯基和菲爾紹讓人們理解了死亡的成因，但在細菌被分辨出來之前，都無法好好解釋疾病的成因。為此，我們得好好感謝塞梅爾韋斯、李斯特、克雷布斯和柯霍。

回到位於沃爾什滕的柯霍家樓上的客廳，這裡通常是他照顧患者的地方（也可以從後窗看著他的動物籠子和馬棚），而這層樓的松木地板上有個奇妙的分界。由於柯霍對他的細菌研究全神貫注，所以他乾脆用厚重的窗簾把這個房間隔成兩區，這樣他可以在樓上治療患者，而不必走下唯一的（大家都看得到的）那條樓梯，去到樓下的簡易實驗室。地板中間有一條稍微傾斜的木條，穿過其餘木板的紋理。這是他臨床與研究空間的邊界。在這離最近的學術堡壘還有好幾個小時的小鎮上，這位自籌研究經費而且有點古怪的年輕拓荒者，反倒為現代醫學奠定了基礎。

也許更令人覺得印象深刻的是，李斯特也為現代醫學奠定了基礎。李斯特是第一個提出

「治療干預」觀念——然後評估和改變他的技術——並取得顯著治療效益的人（當然你也可以說，麻醉才是人類史上第一個產生效果的醫學手段，但在實施外科消毒法之前，麻醉對改善預後其實沒什麼用）。「最令人驚訝的是，外科本來是醫學中最少講理論的學科，卻是最早現代化的學科」，[43]而這僅憑李斯特一人（後來被蘭根貝克、比勒斯、特雷維斯〔Frederick Treves〕、巴西尼〔Edoardo Bassini〕和豪斯泰德〔William Stewart Halsted〕模仿）的科學傾向就促成這一大轉變。事物有了新的秩序，在德國的外科醫師小心翼翼地執行手術（無菌環境加上麻醉）後，很快就取代了古代那些令人眼花繚亂的做法。[44]這是有史以來最有用的革命，而這次革命基於李斯特的預感，以及巴斯德（和其他人）對細菌的正確看法。

建立細菌理論的創始者們，為無菌手術的出現鋪平了道路，一開始是挽救生命的創傷手術和腹部手術，五十年後（隨著抗生素的出現），則讓常規手術與植入物的搭配變成可能。因為有這些捕獵細菌的開創者提供一個極度乾淨與無菌的環境，才使植入物的革命成為可能。

第08章 抗生素

把一個人的手臂截肢，是令人痛心和震驚的行為。無論臨床治療和執業了多少年，從身體上將肢體拿下來，都需要頑強的決心與強烈的個人信念。也許有些外科醫師對這件事已經習以為常，但我從不這麼想。

我現在是賓州州立大學的外科實習醫師，此刻最想要的就是能好好睡上幾個小時。如果我現在能躺下，我會立刻睡到淩晨四點之前，讓自己可以撐下去，迎接白天的各種工作。不過在這個冬夜，我的身體抖動了幾下把自己從睡夢中叫醒，呼叫器不斷振動讓我回到現實。就像所有外科實習醫師一樣，值班時我待在「院內」接電話，一整晚都會待在醫院裡，接聽從急診室或醫院其他樓層護理師，以及外圍患者的電話。

我試圖在黑暗中於床頭櫃上，摸索我那黑色摩托羅拉小型呼叫器。想要看清楚四個數字的代碼時，我於一片茫然中認出「六六五〇」，那是心臟加護中心的一支分機號碼。我們不常接到這支號碼的電話，我希望這只是傳錯了號碼。我沒有開燈，用左手撐起自己，在綠色的AT&T桌上型電話上撥通了號碼。

一位護理師接了電話，告訴我有位手肘疼痛的七十八歲男子，需要接受緊急手術的會診。她接著說明，該名患者在幾小時前因心臟病發作等症狀入院，但所有初步測試都排除了心肌梗塞。通常，心肌梗塞患者會抱怨有胸痛，合併左手臂或下巴疼痛；救護人員聽到這些主訴後，會立即測試患者的「心臟病症狀」。雖然所有初步測試都排除心肌梗塞，但他的症狀還是嚴重到需要住院。隨著時間過去，他的手臂越來越痛，一直到凌晨兩點，醫療團隊開始緊張起來，這位年長患者的左手臂開始出現水泡和瘀青。他們現正考慮，他的肌肉骨骼系統是不是出了問題，而不是心肌梗塞。

我只是一個剛從醫學院畢業幾個月、什麼都不懂的外科實習醫師，但我還是要來評估患者的狀況，為我的外科團隊做第一線的回應。我坐在床上，深吸一口氣，滑進我已經穿了一整天、有點臭味的襪子。探了探鞋子後，我的腦袋突然變得清楚很多，甚至開始想起一些「鑑別診斷」，亦即依照患者的症狀敘述，所有可能的病因清單。我試著不吵醒跟我睡同一間值班室的夥伴和其他實習醫師，偷偷溜出值夜室，在充滿回聲的樓梯慢慢跑到醫院樓層。

我輕手輕腳地走在昏暗的走廊上，來到了加護中心，這裡有如一個忙碌的蜂巢。護理師和助理們四處奔波，看到我的時候，居然異常地感到安下心來。通常，醫療中心的病房護理師都對實習醫師不屑一顧。這些實習醫師每年七月帶著剛拿到的醫學學位進入醫院，就像剛領到執照的駕駛第一次試圖操控排檔桿，將車往上坡開一樣無助。不過，這些護理師是醫療護理師，擅長照顧心臟患者，但對於處理一個通常在幾個樓層之外的骨科病房才會出現的奇怪骨科患者，就很生疏了。

一位年輕護理師指著角落的病床，在那裡，那位七十八歲的男士正焦躁不安地躺在病床上，以左手臂撐在枕頭上。很快地，我就看到護理師說的瘀青，我也看到他的前臂真的腫了起來。所以我問：「路易士先生，你的手臂會痛嗎？」

老先生真的病得不輕，只能嘟噥著「嗯」。我開始有點擔心，於是走近他的床邊，仔細檢查了他的手臂。的確有一些深色的斑塊，有點像是葡萄果凍的顏色。我靠在床上，檢查他的手肘內側。他的手肘上方有幾處酒紅色水泡，我開始覺得這顯然超出我的能力了。這到底是什麼？

我伸手去拉著他的手腕，試圖帶起他的手臂，立刻感覺前臂皮下有氣泡破裂的劈啪聲，感覺就像用力擠了一個裝滿潮濕米餅的袋子。我的胃沉了下去，雖然我的手術經驗實在不算多到有什麼判斷力，但我知道這是氣體壞疽，是「肉食」細菌的副產品。這類細菌非常臭名昭彰，感染的速度非常快，會導致體內軟組織大量死亡，即所謂的「壞死性筋膜炎」，偶爾會有一些「皮下氣腫」副產品，即皮下氣泡。至少我知道，身體檢查時發現皮下氣腫，實在令人害怕。

我把路易士先生的手臂輕輕放回枕頭上，我知道這是我的第一例壞死性筋膜炎（這就是住院醫師的工作方式，你讀遍所有關於皮下肺氣腫和壞死性筋膜炎的文章，但直到某個人的肢體在你的手中皮下發出氣泡爆裂聲之前，你都不算真的懂得這個病。多看點案例還是有點用處的。雖然這類案例相對罕見，但幾乎每個外科住院醫師都一定看過壞死性筋膜炎）。

我轉向護理師，說：「可能是壞死筋膜炎。」所有對話都停了下來，每個人都呆住了。

「真的嗎？」她說。

「是的。我要打給莫爾頓醫師，我的資深住院醫師。」

我打給莫爾頓後，向他解釋了這個案例的細節。談到重點時，他問我說：「我們還有時間拯救他的手臂嗎？還是必須截肢？」我只好坦白跟馬克說，我真的不知道，我沒有任何相關經驗。馬克叫我馬上把患者送到手術室，我們將努力挽救路易士先生的性命，前提是，如果他的手臂還有救的話。

一連串打給手術室和麻醉小組的電話實現了這個不可能的任務，我們在半小時內就衝進手術室。命懸一線。骨科小組的其他成員淩晨三點之前就到了醫院，我的老闆李德醫師很快就得出結論，看來截肢無可避免。在手術準備區，我們用移動式X光機拍到一張X光片，發現這些氣泡一路延伸到肩膀。這是典型的壞死性筋膜炎，細菌會大膽地四處流竄，並在後頭留下一些氣泡，我們得趕在這些壞蟲子到達胸部之前，勇敢地開進去。我們不僅需要把他的整個手臂截肢，就連鎖骨和肩胛骨也必須切除，即所謂的「上肢」（下肢的相反）截肢。

在將患者運送到手術室前，我們給路易士先生打了高劑量的青黴素，但壞死性筋膜炎在緊急情況下，對抗生素出了名的沒有反應，因此相當令人討厭。即便青黴素有用，但如果患者想要再多活一個小時，緊急手術還是非常需要。

很快地，我們將患者轉到手術室，由麻醉小組插管，迅速將他安置在手術臺上。所有人都急著要救他一命，讓他維持側躺姿勢，好讓整個左側和手臂布滿藍綠色的手術鋪單。李德醫師的動作非常迅速，在患者的肩胛骨和胸部周圍做了一個像是足球紋路的特大切口。在非緊急狀態下，這樣的手術可能需要九十分鐘才能完成，但在緊急狀況下，我們得以閃電般的速度完成，因此只用了十幾分鐘就完成截肢。鎖骨、肩胛骨、整個手臂以及連接到這些骨骼上的所有肌肉都被迅速切除。頸部神經和胸腔中出現的大血管，都必須被綁起來並切開。

身為剛開始接受訓練的住院醫師，我知道如果我試著做手術，可能會害了這個患者。畢竟我還沒有任何技術。李德醫師是一位傑出的外科醫師，是具有獨特理解力、嫻熟雙手、超常專注力和耐力的大師，以及現在最需要的：英雄般的勇氣。這樣的時刻，鼓勵我在接下來的人生中取得以上這些屬性，李德醫師給我最大的禮物就是信心，以及承擔那看似不可能的肩膀和手肘手術任務的能力。外科醫師經常被批評過度傲慢和急躁；這種批評很有可能是真的，但此時此刻，透過自信培養出的無所畏懼，是成為外科醫師的基本條件。

外科醫師知道他是否已經處理完肉食細菌的感染——就看他正切開的軟組織中還有沒有氣泡。隨著我們團隊完成上肢截肢的最後一步，我們將會透過靜脈管道給路易士先生注射一系列救命藥物。包括最新的抗生素，還有青黴素，就在我們急忙分離上肢時已打進他的身體。

剩下的部分終於移除完畢，最後在胸廓上留下一個凹陷的傷口。當把手臂從胸腔分離，放進生物感染性廢棄物垃圾袋時，我同時感覺到戰勝細菌的感覺以及微生物的力量。最後我們用含有抗生素的鹽水拼命沖了又沖，整個手術室裡，明顯有種對生命的樂觀情緒閃動著。

路易士先生雖然失去了手臂與肩膀，但終究保住了性命。

路易士先生的性命是被現代化的外科手術和青黴素救回來的。我曾多次向朋友和患者提出以下問題：你知道第一劑青黴素是在什麼時候用在病人身上的呢？是在古代？五百年前？革命戰爭期間？或是在一戰之後？只有極少數人意識到，第一次使用青黴素進行臨床治療是在英國一家小醫院裡，距今僅僅七十五年。

巴斯德、李斯特和柯霍極具開創性的研究，終於使科學家和醫師們相信細菌是真實存在的事物。當柯霍從微觀角度敘述細菌的生命週期和人類的交互作用時，就揭開了人們對傳染病一無所知的那層黑暗面紗。塞梅爾韋斯和李斯特等人證明洗手和清潔的優點，之後斯諾（John Snow）確立了流行病學、南丁格爾改變醫院設計，在這些事情發生後幾年內設立公共衛生機構，也就毫不意外了。雖然改善衛生條件和清潔程度，已大大降低罹患傳染病的風險，但醫學對於個別患者的急性或慢性感染依舊毫無解方。

現代化學的出現與一八八〇年代細菌理論的勝利相輔相成，很大程度上是因為各種新型染料的出現，為原本單調模糊的微觀世界，提供了高對比度與各種色彩。大發利市的德國工業化學公司，也從一開始的染料製造商，轉為製造化肥、香水、攝影與製藥的公司。埃利希（Paul Ehrlich，一八五四～一九一五）是普魯士的猶太裔醫師科學家，延續了德國引以為豪的傳統，繼續改良組織染色這門藝術，最終製造出能用於區分周邊血液中各種成分細胞的染劑而聲名大噪。[1] 埃利希就像是更近代版的柯霍，他對染劑對於組織和細菌染色時的化學反應有突破性的認知。他開始初步瞭解，某些染料對某些特定細胞（及胞器等），具有特殊的親和力。丹麥醫師革蘭（Hans Christian Gram，一八五三～一九三八）則對染料做了更進一步的試誤測試，得出細菌顯微分析史上最重要的發現，即細菌可以被大致分為兩類細胞——用水晶紫羅蘭色和番紅染劑經過一系列染色後，會是紫色（革蘭氏陽性）或紅色（革蘭氏陰性）。

埃利希對於為什麼不同的染料會吸附在不同細菌上很感興趣，但由於手邊的研究工具太過原始，沒辦法形成科學化的解釋。然而，埃利希展示了天才所具備的敏銳洞察力，他跳過中間的好幾個步驟，想知道染料是否不只用在讓玻片看起來更美，甚至還能殺死細菌。如果染料能辨識目標，還能與特定類型的細菌結合，那麼這位科學先驅認為，也許染料也可以作為殺死細菌的武器。

埃利希於一九〇七年前往倫敦，在英國皇家公衛研究所教書，在那裡待了一陣子。他想像有一天會有一種「標靶式藥物，一種不傷害為病而苦的患者，卻能攻擊致病微生物的藥物」。[2] 離研究人員終於證明細菌理論僅僅過了十年，埃利希就想像出一種化學物質，會像神奇子彈那樣有效。此刻距離一八五四年斯諾在霍亂爆發期間所進行的革命性流行病學研究，僅僅五十年左右。埃利希回到曾充斥著腹瀉患者的倫敦附近，苦苦追尋著魔法子彈。

當埃利希踏上前往倫敦的旅程時，他已經在尋找魔法子彈的路途上。現代化學正蓬勃發展，門德列夫的週期表成為學界焦點，許多人開始欣賞原子如何結合而形成複雜分子的過程。對於像埃利希這樣極有想法的研究人員來說，一般簡單化合物的祕密，在進入二十世紀前就已被一一破解。作為組織染色的先驅，他轉向甲基藍、剛果紅和茜素黃等偶氮染料，尋求化學上突破，也就不是什麼奇怪的事了。自一八八〇年代中期以來，埃利希一直把偶氮染料當成有潛力的治療藥物，雖然他曾在無意之間改變了患者的眼睛和尿液顏色，但他和他實驗室的夥伴證明了染料對瘧疾的反應。

偶氮染料——是一種苯胺衍生物，就如珀金（William Perkin）在一八五六年發現的淡紫色化合物——在化學上相當穩定，不容易變異。埃利希和他的同事希望找到另一種行為（表現出與某些細菌結合的傾向）像染料的物質，但化學上更不穩定，在實驗室裡也更容易被操控。埃利希知道一種名為對胺苯胂（*atoxyl*）的化合物，這種化合物已被證明能殺死導致非洲昏睡病等疾病的單細胞寄生蟲。他對對氨基苯胂非常感興趣，特別當他意識到這是一種化學不穩定的砷基分子，而不完全是苯胺類的染料時。

於是他立刻展開了實驗。埃利希和他的同事伯特海姆（Alfred Bertheim）和秦佐八郎於一九〇七年開始修改對氨基苯胂的化學結構，一點一點地慢慢改變分子的組成。慢慢地，有了不同版本的化合物，並依照這些化合物建立了編號系統。第四種化合物（編號四一八）的第十八個版本，能有效治療昏睡病，但在秦佐八郎的一些實驗動物身上造成失明，因此被放棄。到了一九一〇年夏天，在現在看起來相當粗糙的實驗過程後，生成了化合物六〇六，並進行了測試。

這種第六種化合物（砷凡納明）的第六個版本，在治療實驗動物身上的許多疾病時（甚至包含梅毒），都取得巨大的成功。[3]

在一四九五年探險家從新大陸把梅毒帶回歐洲之前，歐洲很可能根本沒有發現過梅毒，然而後來梅毒肆虐整個歐洲大陸至少四百多年。梅毒會慢慢形成可怕的水泡，造成睪丸疼痛、喉嚨痛、長皮疹，最後階段甚至會造成臉部畸型與腦部感染。由於沒有任何有效的治療，人類對長得像軟木塞狀的梅毒螺旋體毫無抵抗力。一直到化合物六〇六問世。

同樣位於法蘭克福地區的德國化學公司霍伊斯特公司，於一九一〇年開始以「灑爾佛散」為名，販售化合物六〇六。經過反覆試驗，埃利希創造了一個分子，這分子既是染劑也是藥物。砷凡納明的染料部分會與梅毒細菌表面結合，而砷酸根會殺死細菌。我們可以說，他發明了世界上第一款人工合成的化療藥物。為了方便，埃利希也創造了「化療」這個術語。

灑爾佛散迅速成為世界上最常被開立處方的藥物，很多人期盼這藥物也能在其他更多不同類型的細菌中得到廣泛的應用。不幸的是，灑爾佛散和其改進版新灑爾佛散，在微生物世界中的功效極其狹窄。加上明顯的副作用，使這個藥物的成功僅在及格邊緣。更重要的是，灑爾佛散的出現不過是個假議題，因為所有未來的抗生素（在磺胺藥後）都是從自然界的真菌或細菌中收集到的「天然」分子，並不需要從染料或其他簡單的化學分子中合成。當製藥公司進行一系列複雜的化學工程來尋找新的抗生素時，通常在自然界的生物體上也可以找到類似的化學物質。

一次大戰期間（一九一四～一九一八）引入了駭人的作戰方式，雖然醫學總是能不出所料地從戰場上取得長足進步，但此刻德國製藥工業的機器也暫時停擺。德國的生物化學革命是透過嚴格的學術項目、勤勞的德國文化，以及令其他鄰國羨慕的長期金援下，由不同大學推動的。[4] 德國化學和染料企業合併之後進行了大規模的整合，啟動了強大的化工、農業和製藥製造企業。拜耳、愛克發、巴斯夫公司等知名品牌，於一九二五年合併成立法本公司（IG Farben），創立世界上最大的化學公司。[5] 但就如人們所知，德國化學公司參與二次大戰時，造成的危害更大、破壞性也更強。

在二戰的前幾年，日耳曼人的化學創新運動，在化肥開發領域也取得了重大突破；即便在今日，德國的化肥產量仍占世界一半以上的作物產量。[6] 由福特（Henry Ford）首創的生產線製造，成為二十世紀初下一波工業革命的基礎，然而德國的研究機器不是把它用來製造汽車，而是利用大規模製造組織，強力地迎擊科學挑戰。對有前景的化學化合物進行測試已大規模規格化，使得大量應用在細菌上的潛在藥物被開發出來，我們說這是「運用科學大量製造的能力，進行無止境的組合遊戲」。[7]

埃利希，這位組織學染色、免疫學（他是第一個掌握抗體的人）和化療的先驅死於一九一五年，此刻正逢一戰爆發。被戰爭中斷和在他具遠見的領導後的空窗期，讓化療的研究停滯了下來。直到一九二五年法本公司成立，以及一九二七年多馬格克（Gerhard Domagk，一八九五～一九六四）來到拜耳，才開始搭建積極尋求真正的抗生素藥物的舞台。「若說埃利希為了找到抗梅毒的治療藥物，測試了幾十種不同組合，那麼拜耳將嘗試數百或數千種。」[8] 在預期石化與聚合物工業蓬勃發展下，拜耳的化學家開始使用煤焦油生產數千種化合物；煤焦油是從焦炭生產天然氣時的副產品。

身為病理學家和細菌學家，多馬格克對這些微小的敵手相當瞭解（尤其他在一戰中曾是傷兵），也在建構實驗框架上扮演了重要角色，他甚至還發現一種特別致命的鏈球菌（*Streptococci*，一種革蘭氏陽性球菌，以扭曲的鏈條連結）菌株。鏈球菌是一種因為會造成咽喉感染、肺炎、腦膜炎和壞死性筋膜炎等疾病而聞名的病原體，也是理想的測試用細菌，不僅因為它相當常見，更因為它能有效殺死實驗室動物。多馬格克和他著名的德國前輩柯霍一樣，刻意用細菌感染實驗白鼠。在該計畫的一開始幾年裡，成千上萬的罹病老鼠死亡，儘管拜耳的化學家注射了無數煤焦油衍生物，老鼠依舊對鏈球菌束手無策。

按照科學的要求，科學家只得持續使用化學方法修補偶氮染料的分子，一開始加入氯原子、然後是砷原子，再來是碘原子。在一年又一年的失敗和幾乎無望之下，團隊這麼多年來施行的流程，不過驗證了一個無聊的結果：將活的鏈球菌培養物注射到老鼠的腹部，的確會讓老鼠在一兩天內死亡。然而，他們開始試著連接偶氮染料與磺胺分子團，直到一九三二年出現了第一個突破。一九三二年末，在德國杜塞爾多夫郊區，科學家將致命細菌注射到十二隻老鼠身上後不久，讓牠們服用一種偶氮染料與磺胺基結合的化合物；於此同時，另外十四隻注射了同樣細菌的老鼠，沒有服用任何藥物。結果，對照組的十四隻老鼠，全在幾天內死亡；而十二隻注射新化合物 KL-730 的動物全數存活。拜耳的科學家踩在堆積如山的老鼠屍體上，頑強地努力前進，直一九三二年才成功製造了世界上第一顆抗菌的神奇子彈。拜耳以為，這種稱為「百浪多息」（Prontosil）的新藥 KL-730，是因為媒合了偶氮染料與磺胺才能有效抵抗細菌，但其實他們並不完全瞭解這種藥，因為德國科學家從未分離出磺胺基進行單獨的測試。巴黎巴斯德學院有另一組法國科學家，在四十隻小鼠身上重複了使用各種磺胺的實驗，其中有個治療組單獨使用磺胺而沒使用偶氮染料。

幾天後，巴黎的團隊評估了試驗動物的反應。使用其他新的偶氮—磺胺組合藥物治療的老鼠全都死了，只有使用百浪多息、魯比阿唑（Rubiazol）和單獨使用磺胺治療的老鼠還活著。拜耳的科學家一直致力於保護自己對百浪多息的專利權，認為這肯定是筆財富，但從未想過磺胺本身就是有效成分。直到巴斯德大學科學家發現這個現實時，拜耳集團才被這事實打醒。雖然對全人類來說這是一個偉大時刻，但對拜耳來說卻是一場金融災難：磺胺分子的效用於一九〇八年由維也納化學家蓋爾莫（Paul Gelmo）發現並獲得專利，如今落入公有領域。可以說，整座金礦在他們眼前蒸發了。

拜耳其實也還是從磺胺獲得不少利益。即便意識到磺胺根本無需偶氮染料也會有效，但他們還是在世界各地販售百浪多息。這解釋了為什麼百浪多息只在體內有效，而不是在體外。在充滿細菌的試管中，百浪多息根本毫無威脅力。因為動物身上才有能將染料與磺胺分離的酶。如果當初的實驗只使用試管，而沒有在動物身上進行，百浪多息就會失敗，正是這藥物和其他類似藥物讓早期的製藥商體會「前驅藥物*」真的存在。有時，前驅藥物非常理想，因此他們甚至會故意製造前驅藥物，因為藥物成分可以在消化過程中存活，並在進入血液之後被活化。

百浪多息和其他形式的磺胺藥於一九三五年打進全球市場，產生了龐大影響。「幾乎在一夜之間，兒童發燒（鏈球菌感染）的死亡率從二〇到三〇%左右，下降至四．七%。」[9]橫跨美國和歐洲的醫師都擁抱這種新藥，但是大眾對這種新藥開始有了認識，卻是在小羅斯福（Franklin Delano Roosevelt Jr.）一九三六年於哈佛大學就讀、咽喉感染危及生命的鏈球菌之時。當時波士頓的醫師用這種新的神奇子彈挽救了他的生命，並在過程中幫助美國走入現代醫療。《紐約時報》在頭版大肆宣傳這個消息，在全美國引發一股「磺胺狂潮」，甚至還有患者拿著藥物名稱，向醫師討這種新奇藥物（史上第一次）。即便在抗生素革命的初期，濫開處方就已是強烈的誘惑。

隨著全世界即將投入二戰，歐洲尋找化學合成藥物分子的努力可說是火力全開。化學家們沉醉在各種化學物質的研究，認為新的人造粒子可以致勝於細菌。雖然現代製藥業已做出能降低血壓、增加血液流動和降低膽固醇的化學物質，但抗生素分子還是來自大自然，而非科學家的心智。化學家並不知道在磺胺藥問世之前好幾年，在倫敦的一個意外發現，已開啟未來醫療照護的視野。

弗萊明（Alexander Fleming）是位年輕的蘇格蘭醫師，在倫敦聖瑪麗醫院工作，雖然他受過內外科醫師的訓練，但他在實驗室研究方面的才能，讓他最終成為細菌學家。弗萊明身材矮小，一九〇六年加入聖瑪麗的疫苗部門，很快就把注意力轉向了埃利希的灑爾佛散。

細菌研究人員一直以柯霍為榜樣，在營養的環境中以培養皿培養細菌菌落，來研究微生物的生命週期和藥物敏感性。弗萊明和他的同事專注於重要的致病菌，如葡萄球菌和鏈球菌上，

* 譯注：前驅藥物（prodrug），是一種經過生物體內化學反應或酶的作用後才會產生活性藥物分子的特殊藥物。

因此專門培養這些細菌、評估哪些條件會影響菌落形成。一九二二年，弗萊明和一名實驗室助理在清理培養細菌菌落的培養皿時，注意到上頭出現一種奇怪的圖案。一般來說，在有細菌菌落的培養皿中，細菌會均勻地生長、佈滿整個培養皿，但弗萊明沒看到這種常見模式，而是注意到上頭有一小塊沒有細菌菌落的空白區塊。弗萊明後來回想起，幾天前自己有點感冒，鼻水滴到培養皿上。他很快就猜到是自己的鼻水阻礙了細菌的生長。這位害羞且沉默寡言的研究人員得出結論：鼻腔黏液中一定有某種能抑制細菌生長的物質，並暫且將其命名為溶菌酶。這是人類史上，第一次發現純有機物質具有抗菌特性。

弗萊明相當迷戀於溶菌酶，但相關研究卻遇上了死胡同。隨著時間過去，研究人員已可以解釋溶菌酶是如何削弱細菌的細胞壁；但更重要的是，辨識出抑制或殺死微生物的化學分子，讓弗萊明為一九二八年開創性的重大觀察做好心智上的準備。

一九二八年夏天轉為秋天之際，弗萊明結束海邊度假的行程，返回倫敦。當他回到他在聖瑪麗醫院的小小實驗室（現已保留下來，以紀念他與他當年在九月三日時的重大發現）時，有一堆亂七八糟的培養皿擺在桌上，其中一個甚至掉了出來，連蓋子都打開了。他看了一眼培養皿，覺得不敢相信，便忍不住又看了第二眼。這個培養皿上的葡萄球菌形成十幾個圓點，然而它們的傳播範圍被角落一個黴菌形成的較大白點給限制住了。他立刻意識到這跟他五年前看到的模式一模一樣，黴菌周圍形成一圈像是非軍事區的地方，那裡完全沒有細菌菌落，也沒有任何黴菌。

弗萊明喃喃自語地對自己說：「這不大對。」

幾千年來，人類在不知不覺中利用黴菌製造葡萄酒與啤酒、用細菌製作乳酪。早在弗萊明之前的一百年，巴斯德就解開了發酵之謎。不到半個世紀前，柯霍證明細菌的存在。五年前，弗萊明就已經知道來自人體液體的酶具有抗菌性質。而現在，他在普拉德街的小實驗室裡，開始試著理解這個全新的概念，他認為黴菌本身正在製造一種能夠殺死葡萄球菌的物質。

那麼，這種黴菌的名字是什麼？青黴菌屬（原文為 *Penicillium*，看仔細，並不是「青黴素〔Penicillin〕」）。

青黴菌屬的黴菌可能來自建築物內或是從打開的窗戶經空氣帶來的汙染物。關於黴菌的來源有很多猜測：是從附近的實驗室來的？還是這是研究鬆散的證明，是不是因為弗萊明的助手太懶，才汙染了細菌培養皿？但總歸來說，青黴菌屬很常見，幾百萬年來可能一直藉由製造某種特殊化學物質來保護自己。它是如何進入實驗室並不重要，事實上，弗萊明停下來思考黴菌的行為才是最重要的。

對於青黴菌屬正在產生一種抑制細菌攻城掠地的物質之正確假設後，弗萊明和他的助手克拉多克（Stuart Craddock），一開始沉醉在培養青黴菌屬，並收穫藉此產生的「黴菌精華」。弗萊明隨後對其他細菌進行了類似的濃縮測試，發現它只對葡萄球菌和鏈球菌有效，最後決定以「青黴素」作為使他聞名於世的物質名稱。一九二九年三月，弗萊明發表了一篇題為〈論培養青黴菌屬與其抗菌作用〉的論文，特別提到青黴素對B型嗜血流感桿菌（*B. Influenzae*）的作用。這比德國發現磺胺類藥物還早，但弗萊明和他的團隊從未培養出足夠多的黴菌，讓這種挑剔的黴菌具臨床價值，而失去了發現第一種抗生素的頭銜。

事實上，青黴菌屬難以照顧到讓弗萊明根本就放棄了。弗萊明是否參與（可以說是）開發這個人類史上最重要藥物仍有爭議。他既缺乏複雜的研究工具、實驗室空間、人力，尤其缺乏最重要的，想將真菌培養出來的動力。缺乏這些資源，意味著在十多年後，很有可能由另一團隊來發揮青黴素的力量。令人驚訝的是，弗萊明放棄了青黴素，再也沒談論過這個藥物。

八年過去，就在弗萊明發表他的失敗之後，他或任何其他研究人員都未能成功培養青黴菌屬並生產青黴素。雖然幾位科學家受到弗萊明在一九二九年發表的論文啟發，但還是沒有人能克服同樣的技術難題來理解它的行為，牛津大學鄧恩病理學院的德雷耶（George Dreyer）也是其中一位。「鄧恩」病理學院成立於一九二二年，由蘇格蘭商人銀行家、政治家鄧恩爵士（Sir William Dunn）捐贈十萬英鎊而成立。該機構將成為世界著名研究病程和細菌學的機構，研究所主體建物於一九二七年竣工時，一個強大而足智多謀的智庫團隊也正在組織起來。

兩位勤勞、靈敏、失怙而不屈不撓的研究人員，在二十世紀三〇年代中期來到牛津，一位來自澳洲，另一位來自德國。他們將共同馴服青黴菌屬，完善青黴素的生產，並與全球研究人員合作，在世界即將崩潰時提供突破性的藥物。

弗洛里（Howard Florey）一開始以羅德獎學者*的身分前往牛津時，才剛從阿德萊德的醫學院畢業。他的父親幾年前去世，而這位雄心勃勃、來自澳洲的年輕人，在開始為期三年的病理學研究計畫時，做出人生中的第一個調職決定。弗洛里在入學期間獲得許多獎學金，除了羅茲獎學金，他還獲得洛克菲勒基金會獎學金，這讓他可以在畢業期間偶爾前往紐約、芝加哥和費城進行研究旅行。在哥本哈根、維也納和馬德里的短暫停留，加上最終在一九二七年於劍橋大學取得博士學位，為他提供了難以匹敵的學歷背景。一九三五年，他被任命為鄧恩病理學學院的第二任院長，將注意力轉向細菌誘發的腸漏現象，並研究溶菌酶是否能保護腸胃道免受細菌侵害。弗洛里在專業領域磨練經驗，表現出驚人的幹勁、智慧和領導才能；他所需要的，只是一位有相同雄心壯志和才華的同事。

柴恩（Ernst Chain）一九〇六年出生於柏林，父母是俄裔的猶太人移民。和弗洛里一樣，柴恩的父親也在他求學期間過世（當時他十三歲）。弗洛里擅長運動（他在網球、板球和足球方面表現出色），柴恩則是鋼琴演奏家，曾在各大洲舉辦音樂會。柴恩於一九三〇年畢業於弗里德里希·威廉大學（現為柏林洪堡大學）和柏林查理特醫院的病理學研究所。看照片的話，會發現柴恩與愛因斯坦長得極為相像。這位年輕的病理學家從各方面來看，都像個真正的天才（他真的是），一九三〇年四月開始他在大學附屬醫院的化學病理實驗室工作。幾年後，柴恩在劍橋找到研究職位，幾年後，他成為鄧恩研究所的生物化學家，在弗洛里手下工作。

弗洛里終於成功聘請到一位受過世界級訓練的科學家（即德國訓練出來的化學家），可以幫助他研究感染和免疫生物學方面的知識。他不可能找到更好的同事了——柴恩後來寫道，他「激勵自己的最主要原則，就是找到一個有趣的生物現象，然後用化學或生化進行解釋，並分離出造成該現象的活性物質，研究其作用的模式」。[10]

曾在研究實驗室工作的人都知道，通常每週舉行一次的研究會議，是研究工作的命脈。會

* 譯注：羅德獎學金是一九〇二年設立的國際性研究生獎學金，每年挑選各國已完成大學教育的優秀學生前往牛津大學進修。

議期間，實驗室主任將要求更新實驗的現況，並邀請團隊各個成員就結果的意義發表評論。不被預期的結果往往會成為會議的主要焦點，因為那要不代表失敗的可能，就是代表潛在的新研究方向。每週會議中偶爾會出現的另一個議程，是檢視全新的研究領域，通常與某篇新發表的論文或演講有關。全新的研究願景，對渴望突破的實驗室來說，簡直是閃閃發亮的寶物，而有時候挖掘舊的研究論文，並清除一些當時探索不足的概念，其實是發想新點子的最好方式。

關於青黴素先驅的故事，有時聽起來有點像是人為杜撰，但弗洛里和柴恩的實驗室研究人員之間，在一次廣為人知的下午茶討論中，討論了一九二七年弗萊明遇上的研究困境。儘管沒有任何研究小組在研究青黴菌屬的副產品上取得成功，但弗洛里之前的先驅研究者曾設想，把青黴素和其他微生物的樣本冷凍起來，作為可能的抗菌物質。一九三七年，就在小羅斯福接受挽救他生命的磺胺藥後一年，弗洛里和柴恩開始執行這項幾乎不可能的任務，試圖高效率地培養青黴菌屬和生產青黴素。他們與團隊建立了一項共識：這是很有可能無法成功的研究，但如果想理解這團軟綿綿的白色黴菌防禦細菌的機制，就要努力發想。即興與否，這都是一場歷時數年的實驗室會議。

希特利（Norman Heatley）有如在當代劍橋的柴恩，雖然他是拿到博士學位的科學家，但他有使用各種零件和廢棄物搭建實驗設備特殊技能，就像是第二個虎克一樣。由於實驗室預算實在少得可憐（「說鄧恩實驗專案很窮是一種讚美」[11]），希特利是必不可少的人才。世界上沒有人知道如何成功培養青黴素，這需要創造力、堅持、敏銳的洞察力和一點運氣。而希特利謙遜、優雅、高大又細瘦，完全沒浪費時間在破解栽培青黴菌屬的理想條件上。

一九三九年，青黴菌屬的生命週期已清晰可見。青黴菌屬會在培養基上長出一條薄薄的白色覆蓋物，隨著變得成熟，枝狀菌絲體會長大並產生富含青黴素的液滴，它們會在乾掉時變黃。這些液滴可以用定量吸管收穫，太早收成時會減少產量；但若等上太久，真菌會過度飽和而進一步抑制生長。

黴菌在培養基上長得很好，但珍貴的「青黴精華露」在沒有額外補充營養物的情況下，產量少得可憐。於是，希特利轉向使用不同的生長容器並改變了溫度，加入硝酸鹽、鹽、糖、甘油和肉類提取物，並結合大量的氧氣和二氧化碳。釀酒用的酵母也被加進去。當你讀到希特利實驗的過程，你會不禁質疑他感覺更像一個廚師、園藝師、釀酒師，還是科學家。

一九三九年九月一日希特勒入侵波蘭，迫使他們更加努力。柴恩再也回不了德國，也無法救出他的母親和妹妹，因為兩人都已在納粹集中營裡去世。英國和法國在遭到入侵後，幾天之內向德國宣戰，進一步升高生產與測試青黴素的急迫性。到了一九四〇年，改良培養青黴菌屬和生產青黴素的工作仍在持續，但尚未對成品進行測試。

一九四〇年三月十九日，第一批合適的青黴素終於被生產出來並通過穩定性的測試。柴恩作為化學專家，開始致力於研究青黴素是哪一類的分子。儘管初步的測試結果顯示青黴素分子不是蛋白質，讓柴恩很驚訝，但它到底是什麼卻仍不清楚。臨床分析的第一步，是在兩隻小鼠的腹部注射收集到的所有青黴素。讓團隊成員大為開心的是，老鼠注射之後都平安無事。更令人驚訝的是，注射藥物被完整排進尿液中，沒有產生特別的變化。

青黴素的生產仍在進行，短短兩個月內的一九四〇年五月二十五日，牛津鄧恩研究所就對一組受感染的小鼠進行了實驗。八隻小鼠感染了鏈球菌，其中四隻接受一系列的青黴素注射治療，四隻作為對照未接受治療。第二天早上，四隻未經治療的老鼠全都死了，而接受青黴素的四隻老鼠仍然活著，身體狀況很好。這是來自大自然的神奇子彈，而且來的正是時候。第二天，正逢敦克爾克大撤離，不需花多少時間思考，就可以知道在戰爭中使用抗生素會有多少好處。於是，人類史上第一次廣泛使用了抗生素，並且效果顯著。

對牛津團隊來說，生產青黴素的方式將會是一大挑戰，尤其當時納粹已開始封鎖不列顛群島，英國的物資開始出現匱乏。到一九四一年戰爭開始爆發時，鄧恩學校以原本簡略的設備，已經達到可以生產出足夠的抗生素進行第一批人體試驗的程度。

一九四〇年秋，牛津的員警亞歷山大在玫瑰叢中被刺劃傷了臉。簡單的傷口清洗顯然毫無用處，他的臉部和頭皮上被某些革蘭氏陽性細菌感染。隨著英國的冬天來臨，四處都是灰暗低矮的雲朵，日光時間變短，他也就沒有及時就醫。過沒多久，阿爾伯特的感染迅速蔓延到軀幹、手臂、肺和左眼，即便使用磺胺藥治療也沒有效果。他的全身長滿流膿的膿包，只好緊急進行了左眼切除手術。經過幾個月的煎熬，最後死馬當活馬醫，亞歷山大先生於一九四一年二月十二日成為世界上第一個因感染而注射青黴素的人。

從靜脈注射青黴素自早晨開始，每三小時注射一次。隔天，他的臉就消腫了，也不再發燒。原本不斷冒出的膿液，幾乎馬上少了很多，每個人都開心極了，而這位警察也開始吃得下東西。但這個奇跡帶來的勝利感，馬上被研究室無法大量生產的現實給沖淡。當第二位患者出現時，這樣的感覺更為強烈。第二名患者是叫做瓊斯的十五歲男孩，他在進行髖關節手術後嚴重感染，幾乎危及生命。亞歷山大接受了為期五天的青黴素療程，基本上已耗盡弗洛里和柴恩的所有庫存；再過十天，他的病情逐漸趨向穩定。

兩名患者都需要全天候接受注射；然而藥物已嚴重短缺到團隊甚至需要收集亞歷山大的尿液，重新處理後再給予注射的程度。當時還有一組自行車隊在拉德克利夫療養院（現為拉德克利夫人文學院所在地，位於伍德斯托克路，有教職員工辦公室、圖書館和教室）和鄧恩研究所的實驗室之間不斷來回，才能為第一批的受試者們維持生命線。瓊斯注射的青黴素，是從亞歷山大的尿液中，經過希特利的製造裝置處理之後重新獲得的青黴素。[12] 經過一個月的努力，亞歷山大最終還是向細菌這個古老敵人屈服，但青黴素的表現已令人印象深刻。至於年輕的瓊斯則活了下來。

弗洛里和柴恩正式體認到，他們的小分子可能是個驚人的大突破，而且能為他們贏得名聲，甚至到去斯德哥爾摩（頒發諾貝爾獎的城市）一趟的那種程度。但眼前更迫切的，還是要先提升製造的規模。英國衛福部顯然無法滿足這一要求；而德國、日本和義大利是敵對國。

最終，他們的注意力轉向美國。在二戰之前，美國已經迅速成為世界唯一的超級大國。美國的製造業巨頭們，已把這個相對年輕的國家變成國內生產毛額的巨人，雖然美國在化學和科學方面（與德國相比）相對缺乏經驗，但「美國農業部門的複雜程度和生產力，在世界上獨一無二」。[13] 因此，一九四一年六月，弗洛里和希特利從英國飛往葡萄牙里斯本，經過三天的中途停留，登上泛美波音迪克西快艇三一四客機，跨過大西洋，飛往拉瓜地亞機場的海上航站大樓，於七月二日降落。

現在回想起來，這次前往美國的旅程是一次空前的勝利。大紐約地區新的製藥公司如輝瑞、必治妥施貴寶和默克，都讀了一九四〇年八月刊載在《刺胳針》（*The Lancet*）上的〈青黴素作為一種化學藥物〉論文，因此非常希望與弗洛里和希特利會面。但最重要還是與美國農業部（USDA）研究實驗室的科學家建立合作關係。

美國農業部實驗室一直以來的任務是改善農業生產，同時確保農作物、肉類、家禽和雞蛋的安全與健康。美國農業部的北方實驗室，位於伊利諾州的皮奧里亞市，在弗洛里和希特利到來之前，已經收到來自世界各地數十個青黴菌屬的樣本。雖然牛津團隊是一群天才的組合，但沒有人是真菌學家。辨識最強青黴菌株並找出生產青黴素最有效方式的挑戰，就在皮奧里亞的美國農業部實驗室控制中心達成。短短幾個月內，青黴素的生產提高了一千倍。經過好幾輪的測試，一株青黴被特別分離出來，成為「世界上現在幾乎所有青黴素的來源」。[14] 這株青黴來自皮奧里亞當地市場的一顆哈密瓜。[15]

美國農業部的實驗室成功發現了一種理想的青黴菌株，並改善了發酵流程，最終贏得「好種子，好土壤，自然會有更好的培養結果與收穫」[16] 的競賽，而美國和英國的製藥公司利用這些技術來滿足人們對青黴素的需求。為了吸引製藥公司參與青黴素的生產，美國政府為新興公司建立了前所未有的財政支援和專利保護系統，為它們戰後的爆炸性增長奠定了堅實的基礎。戰時科學研究與發展辦公室（OSRD）和醫學研究委員會（CMR）進行了一項全面的計畫，以應對戰時的醫療問題，本質上來說，就是將美國的科學武器化，以對抗軸心國。二十世紀五〇年代，令人眼花繚亂的各種政府資助、複雜的研究、新建的醫院和外科知識大幅增加，掀起了現代醫學革命；而這些發展，多少都可以歸因於青黴素的強制性工業化培養。

一九四二至一九四五年間，美國青黴素的產量呈指數增長，但奇怪的是，德國卻幾乎沒有開發抗生素。幾十年前，李斯特在傷口淋上石炭酸的治療方式（德國也延續了這種作法），改變了普法戰爭的權力平衡。德國士兵從戰傷中復原，法國士兵則沒有。隨著二戰期間的戰鬥越來越激烈，數以萬計的德國士兵卻死於敗血症；而美國則大幅增加青黴素的製造，為D-Day[*]做準備。

為什麼德國人在抗生素開發上花費的時間和金錢如此之少？他們不是世界上最偉大的化學家嗎？

部分理由是因為對燃料的需求不同。在羅馬尼亞以外的地方、從大西洋沿岸到烏拉山脈之間沒有足夠大的油田，這使得納粹在開發合成石油和合成橡膠方面，耗盡了所有的科學資源。德國人堅持使用只有部分有效的藥物，亦即以磺胺藥為基礎的抗生素，並將剩餘的資產和精力全數用在支持他們的戰爭機器上。

納粹在科學上失敗的另一個主要原因，是教育體系的退化；而教育原本是德國令全世界最羨慕的地方。過去幾十年來的科學自治，突然在納粹掌權後一夕消失，而「美國的科學家、大學和醫界則在最低限度的控制下茁壯，許多創新主要來自獨立的私有機構，而非政府實驗室」。[17]此外，由於德國謀害或驅逐了無數高天賦的猶太科學家，大大削弱德國各機構過去引以為傲的人才庫。

---

* 譯注：通常指諾曼第登陸的日子，是二戰西方盟軍在歐洲西線戰場發起的一波大規模攻勢，逆轉了德軍的進攻局面。

德國至今再也沒有恢復在化學和生物領域的世界級領導地位。

一九四五年十二月十日二戰結束，歐洲一團混亂，弗萊明、柴恩和弗洛里則因為發現與開發了青黴素，獲得諾貝爾生醫獎。雖然磺胺藥也有抗菌能力，但它並非生物體製造的有機分子，因此磺胺藥並非科學家瓦克斯曼（Selman Waksman）定義中的「抗生素」；在他的定義中，抗生素必須是「微生物產生的化學物質」。[18] 在斯德哥爾摩舉行諾貝爾獎頒獎典禮的前一年，位於明尼蘇達州羅徹斯特附近的礦物泉療養院（梅約診所所在地），一名結核患者者接受了第一劑的鏈黴素，自此永遠改變了結核病的治療、抗生素的發展以及整個世界。

鏈黴素是由瓦克斯曼（Selman Waksman）和沙茨（Albert Schatz）發現的，他們專門研究放線菌（*actinomycetes*）。放射菌是一種細菌的名稱，這種細菌以土為家，具有類似黴菌的分枝菌絲。此外，由於放線菌在地底世界中能對抗其他細菌，因此人們推定放線菌可以分泌類似抗生素的分子。二十世紀的二〇與三〇年代，瓦克斯曼和他的同事在羅格斯大學花了將近十年的時間收集土壤樣本，並測試了數千種被挖出來的細菌。一茶匙的土壤中，可能含有數十億的細菌；這些細菌爭奪稀缺資源和演化的分子武器，用來保護自己免受其他細菌和動植物界中各種成員的侵害。

一九三九年，法裔美國人杜博斯（René Dubos，後來以著作《人類也是動物》〔*So Human an Animal*〕獲得普立茲獎）從土壤傳播的細菌中分離出的第一批化合物，雖然能抵禦其他細菌，但對哺乳動物的細胞有毒。隨著時間過去，人們漸漸發現，最有效的抗生素會針對細菌特有的構造和機械性質進行攻擊，並且會避開動物組織。雖然一九三九年的藥物在臨床上失敗了，卻也激勵更多微生物獵人繼續追尋。這個挑戰的規模之大似乎超出了想像：成千上萬的細菌被研究，某種程度上卻有點武斷地測試抗菌的特性。

儘管任務艱鉅，但瓦克斯曼和他的追隨者還是制定出一種固定流程，分離出產生毒性極小、但很有可能製造臨床上有效藥物的細菌。多年後他說：「我們分離出十萬株鏈黴菌（當時以為是放線菌），其中有一萬株在培養基上具有活性，只有一千株在肉湯培養基中具有活性，一百株在動物身上具有活性，十株在實驗室對結核菌有所反應，最後只剩一株能產生鏈黴素。」[19]雖然這些數字只是粗略的估計，但確實傳達了對疾病有效的解藥有多麼難尋；更有趣的是，儘管瓦克斯曼是抗生素研究的先驅與天才（一九五二年，他眾望所歸獲得諾貝爾獎），但他上面說的這句話卻很可能並不準確，因為分離鏈黴素的關鍵研究，是由他的研究生沙茨於一九四三年六月至十月獨力完成的。

默克資助的羅格斯研究，引起梅約診所研究人員費爾德曼（William Feldman）和欣蕭（Corwin Hinshaw）的注意。梅約診所也從一八八〇年代在羅徹斯特小鎮上一對父子開設的診所，轉變為世界上最偉大的研究機構。這是接受外科消毒法、實施現代細胞病理學、培養大量科學家與醫師，以及將之無私地轉型為非營利機構的結果。

在梅約診所，費爾德曼是世界級的動物病理學家，欣蕭則是對細菌學有著高度興趣的醫師。費爾德曼和欣蕭都癡迷於肺病，尤其是結核病，這是歷史上最致命的傳染病。結核病已造成全世界將近七分之一的人死亡，算一算約有一百五十億人。柯霍未能找到的治療方式，成了費爾德曼和欣蕭孜孜矻矻的目標。這兩位梅約診所的研究人員，閱讀了瓦克斯曼一九四一年一開始發表的鏈黴素論文[20]後（事後發現鏈黴素對腎臟極具毒性後，被證明是場臨床實驗災難），聯繫了瓦克斯曼，希望之後的抗生素研發能夠共同合作。

沙茨發現鏈黴素的故事，是頑固的奉獻精神與自我犧牲的結果。沙茨獨自一人在羅格斯瓦克斯曼研究大樓地下室的實驗室工作，在各種土壤樣本中搜尋一種可以對抗肺結核的細菌，而且還要能夠對抗他在梅約的同事所提供的最強菌株。沙茨最終分離出兩種鏈黴菌，其中一個樣本來自過度施肥的土壤，另一個則來自雞的喉嚨。這兩個鏈黴素樣本在人體外對結核有效，但要通過體內測試才能知道是否是有效而安全的抗生素。

費爾德曼和欣蕭是最早收到沙茨和瓦克斯曼一九四四年那篇知名論文草稿的人，這些論文大肆宣傳鏈黴素的到來。[21]到了一九四四年四月，兩位梅約研究人員開始在感染多種疾病（包括腺鼠疫、兔熱病、志賀氏菌感染和結核病）的白老鼠身上檢測鏈黴素。到了一九四四年六月底，他們已經知道鏈黴素顯然是一種神奇藥物，它治癒了每一種疾病的每一隻老鼠，包括結核病。之後的幾個月，他們又繼續進行了其他的測試，到了一九四四年秋天，欣蕭準備讓人類使用第一劑鏈黴素。一九四四年十一月十五日，派翠夏成為第一個接受這種神奇藥物的患者。派翠夏感染了嚴重的結核病，幾乎沒有生存的希望。在接下來的五個月當中，她接受了五次的鏈黴素療程，劑量多少一半基於科學，一半則基於猜測。結果，派翠夏不僅活了過來，還結婚生了三個孩子，又多活了二十二年。

要確定鏈黴素是否就像一開始所認為的那樣有效，需要進行突破性的分析。雖然過去曾經有些簡單的臨床試驗，比較了不同的飲食方式與藥物（可追溯到先知但以理在希伯來文聖經的故事），或是像一七九三年由蘇格蘭外科醫師林德（James Lind）主導的重要實驗。他做了對照試驗，證明橘子能有效預防壞血病，但直到一九四八年以前，人類還從來沒有做過真正的隨機對照試驗。

在「隨機對照」的臨床試驗中，所有患者都得到替代性的實驗選項，這非常容易出錯，因為無論患者的分配方式多麼嚴格，臨床醫師就是很難在分配給患者治療的藥物時，排除選擇上的偏見。英國流行病學家、統計學家希爾（Austin Bradford Hill）意識到以往實驗設計的缺點，他的結論是：評估藥物的唯一合理方法，就是讓臨床醫師和患者保持雙盲。鏈黴素的臨床試驗於一九四七年初設計完成，這個試驗的三盲設計（患者、臨床醫師和評估人員）對患者是否實際接受了抗生素或安慰劑藥物一無所知。

此時戰爭才剛結束，英國的資金相當稀少，根本就沒有太多資源可以治療大量患者。事實上，當時鏈黴素供應鏈還幾乎不存在，也沒有太多研究經費，隨機臨床試驗中不給患者藥物，不僅在科學上值得探討，也是非常必要的手段。希爾後來寫道：「在這種情況下，進行臨床試驗不太有道德問題。的確，試驗有些不道德，但這種機會再也不會有了。」[22]六個月後，世界上第一次故意但偶然的隨機對照試驗結束，結果讓人無法否認：接受鏈黴素治療的五十五名患者中，只有四人死亡（二十八人病情好轉）。至於在對照組中，僅接受安慰劑的五十二名患者中，有十四人死亡（後續研究發現了相反的結果，讓研究人員認為鏈黴素的耐藥性正在增強。後來的研究表明，若同時服用阿司匹林，效果會獲得改善，並能強化使用鏈黴素的案例）。

鏈黴素成為了巨大的成功，但並非沒有爭議，包括發展這個藥物的功勞究竟要歸給誰。鏈徽素的故事中最重要的部分，在於它為抗生素和抗癌藥物等化學藥物的未來發展鋪平了道路。大多數抗生素都來自土壤中的細菌（不是工業染料和化學品），而且多數顯然來自世界上怪異的地方，包括海洋深處或是空氣中。但是勤奮辛苦地工作加上一點運氣，人類在五十年內實現了醫師和科學家曾經以為不可能實現的目標，像是控制（雖然不一定治癒）結核病，以及擁有解決任何可能出現的感染之能力，至少在耐藥性和細菌演化超越現代學者的知識之前是如此。你看，蟑螂都不如細菌優秀。

辨識、染色、培養和測試細菌的能力，有助於形成我們今日所知的新的工業化巨型製藥公司。令人驚奇的是，「青黴素、鏈黴素、四環黴素、氯黴素和紅黴素，都是在一九四一至一九四八年間發展出來的，」[23]而且全都是在土壤中找到的。我問過幾十位患者，製藥公司是如何將新的抗生素推向市場？大多數人都給了我一個茫然的表情，然後說：「難道他們不是在製藥公司的辦公室設計出這些藥物的嗎？」事實上，製藥公司的科學家非常仰賴世界上最小的生物，觀察它們數十億年的演化，從中破解出有哪些分子發展出防禦和彼此對抗的全新方法，並利用這些新的微生物來對抗攻擊我們的微生物。

考量到財務實力或過往名聲，人們會以為在過去的七十五年裡，這數百家製藥公司會發現並改良數千種抗生素。實際上，從「一九三八至二〇一三年，只有一百五十五種抗生素獲得美國食品藥物管理局的批准。考量到耐藥性、毒性，以及被新一代藥物替代的可能性，目前只有九十六種抗生素可以用」。[24]微生物學家、化學家、統計學家、醫師和商人手上能夠用來預防或對抗感染的武器已越來越少，但即便現代人無法將自己完全武裝起來，我們依然可以驕傲地意識到，在過去的幾個世代當中，人類已不再那麼容易受到微生物的侵害。抗生素的革命建立在我們已從器官和細胞層級對疾病有一定的認識，還有細菌學的建立。這也是有史以來第一次當你生病時，醫師值得一看的理由。

一直到本世紀中葉，像是拉許醫師那種含有重金屬的瀉藥（所謂的「雷電霹靂」〔thunderbolt〕）、「蛇油」*專利藥物、砷中毒、有毒工業溶劑、服用有毒動物糞便，以及致命植物材料的病態治療，都即將退出市場（雖然這些東西至今陰魂不散，例如某些家庭祕方，以及「另類醫學」專家和電視廣告上「醫療機構不希望你知道的」療法）。隨著脆弱的醫療干預因自己的重量而崩潰現，醫師的聲譽開始增長，正如斯塔爾（Paul Starr）詳盡地描述的那樣，「美國醫學的社會變革」意味著美國人能將戰後的新繁榮，與對健康的新興趣結合在一起。[25]從對傳染病（不得不的）的關注，轉向改善比如癌症、心臟病、神經疾病和關節炎等慢性病。

嬰兒死亡率直線下降，人類預期壽命增加一倍，可怕的疾病得到緩解。一九五〇年代開始，甚至有些癌症在十年內得以治癒。也許抗生素革命對轉變西方哲學觀的最大貢獻，不是降低人們對感染的恐懼，而是醫師（及其患者）因為有了抗生素，開始願意相信將異物植入人體內是安全的，並對此保持開放態度。「一九五〇年，全美約有二十三萬名執業醫師，絕大多數在第一批抗生素出現前就離開了醫學院。」[26]然而，正是這些醫師，率先使用植入物作為他們的科學夥伴，同時創新了植入材料，如合金、塑膠甚至電晶體。

* 譯注：蛇油（snake oil）是指誇大成效、實則無用的藥品。

醫者和夢想家都有某種預示能力，從四百年前就預示了一個想像和趨勢，即人類未來將會陸續出現抗生素和一系列的發明，如此才能在人體內放進植入物。

第09章 麻醉

「醫療業可能永遠是美國最重要的一環。一個國家最大的財富，就是人民的健康，醫學界真正的工作，就是擴展當今醫學施展的範圍，以及將來能做到哪些目標，這需要所有人的一同努力才能完成。」

——梅約（William James Mayo）[1]

「痛苦實在太過強烈，強烈到我無法用言語來表達。情感上的空蕩迴旋著，極度黑暗的恐懼，以及被上帝和人類遺棄的感覺，席捲了我的腦海，佔據了我的心，我永遠忘不了這種感覺。」

——阿什赫斯特（J. Ashhurst）[2]

你知道自己怎麼到這裡的嗎？

為什麼你會在這裡？

當我們認識新朋友時，通常第一個問題都會問到這些與「存在」有關的問題，例如：「你來自哪裡呢？」我們都想瞭解自己從何而來，以及存在的意義。尤其在我們受苦的時候，會更想要瞭解自己存在的意義與原因。

遠在科學家和醫師瞭解人體有多複雜，還有疾病和治癒的概念之前，有必要先專心解決減緩痛苦的問題。就算醫學單單只發展出止痛的方法，也將是極大的勝利。當然，醫學和外科手術的進步不只是簡單的止痛而已，還需要逆轉退化部位、征服微生物感染、管理創傷、給予全身性疾病不同用藥、治療癌症、重建受損的身體部位，以及強化生物組織等等。然而起初，想減緩痛苦的本能絕望（當時甚至對人體這台機器絲毫不瞭解）驅使我們的祖先上天下地尋找方法。

從遠古時代開始，我們就習慣用藥草讓自己感覺舒適、興奮或變得無感。但全面控制清醒機制，甚至誘導深度睡眠的能力，仍是外科的一大難題。

在我們這個充滿化學物質的世界裡，植物和動物間的交互作用總是令人訝異。為什麼透過植物發酵產生的乙醇，會在我們的頭腦中產生如此強大的影響？大自然是如何決定蜘蛛、蛇和昆蟲體內的有毒化學物質，會在我們體內產生邪惡影響？我們要怎麼解釋元素鋰，為何能用於治療雙相情感疾患和抑鬱症？為什麼有些植物製造出自己不需要的化學成分，然後如同被上天所用地製造出只對人的心靈和心臟起作用的奇妙化合物？

毛地黃是一種裝飾用的植物，顏色鮮豔，拉長的鐘形花朵，能用來製造毛地黃（*digitalis*）這種藥物。這是一種能夠有效治療心律失常（如心房顫動）和充血性心衰竭的藥物。身為藥物的毛地黃分子，在植物毛地黃裡不會產生任何作用，而是只作為一種色素而存在。更重要的是，能對討厭的食草動物產生毒性威脅。但為什麼大自然在裝飾用植物中安插的一個小分子，能使我們的心臟收縮得更好、更有節奏？這真是一個謎，大自然裡到處都充滿與生物共生的奇怪化學物質。

古代巫師不懂化學和藥理學，甚至不懂疾病治療的概念。希臘和羅馬的治療者充滿想像力和好奇心，但缺乏有效的藥物——古代醫師的工具箱幾乎是空的，少數有用的藥物效果很差，甚至還具有危險的毒性。因此，任何治療干預最重要的就是要有一定的效果。而藥物最明顯的效果，就是讓人的精神狀態快速改變，例如醉酒或產生幻覺。即使是原始的人類，也知道在喝了酒或吃下迷幻蘑菇後，有可能會失去意識或變得躁動。

這些具生物效力的植物，開啟人們對身體運作機制提出某些不同的假設。西元二世紀蓋倫時代的疾病醫療概念，是基於相互抗衡的理論。生活就是不斷進行平衡——健康意味著平衡良好，如果生活不平衡，那就是即將生病的預兆。以希波克拉底體液理論為基礎，如果患者為大量（潮濕的）痰液（身體的四種主要體液之一）所苦，對應的治療方法就是要利用乾燥的熱將其排出。這一點在阿基里斯*的生活中相當常見。據傳，阿基里斯小時候喝的是膽汁（而非母奶），因此讓他養成「大膽」且好戰的性格。[3]

---

* 譯注：阿基里斯（希臘語：χιλλεύς，拉丁語：Achilles）是古希臘神話和文學中的英雄人物，參與了特洛伊戰爭，被稱為「希臘第一勇士」。

帕拉塞爾蘇斯（Paracelsus，一四九三～一五四一）和後來的哈內曼（Samuel Hahnemann，一七五五～一八四三）對於人體的系統性平衡，則提出一個完全不同的概念。像帕拉塞爾蘇斯這樣的哲學家，在器官生理學出現之前，試圖不靠顯微鏡，單單藉由思考來理解我們身體框架的內部運作，肯定會覺得我們的身體是一個令人困惑的迷宮。他所謂的突破性概念「順勢療法」，現在也已被認為是絕對的偽科學。這個理論認為，造成某種健康的人生病的物質，同時也能治療有相同症狀的患者。例如，如果一個人患有腹瀉，順勢療法將給予他更多瀉藥，讓他腹瀉得更多。令人難以置信的是，這種瘋狂的療法，至今還是有人買單。

這種順勢療法傾向，以及後來的對抗療法，吸引了各路江湖郎中，關注各種植物性藥物的療效（和副作用）。即使是在生物化學解開許多分子真實面目之前的時代，對各種植物和土壤材料進行詳盡的分析，也會產生許多有用的配方。科學家慢慢破除瘴氣的神祕面紗，編排出週期表，並瞭解化學反應的規律，最後終止了煉金術這種偽科學，專注在改良和純化具有潛力的藥物上。

更重要的是，對於某個原本深不可測領域的執迷，現在看來變得可能：人們想要控制睡眠——進入神的領域，取得調節意識的能力。

希臘的睡眠之神修普諾斯（Hypnos，羅馬人的索姆努斯〔Somnus〕）有很多兒子，他的兒子莫菲斯（Morpheus）是夢之神，以夢為媒介，將神的訊息和預言傳到人間。奧維德（Ovid）說，莫菲斯憑著這種高超的能力，在英雄和國王的夢中隨意變換成任何人的樣子，模仿「他們的步態、臉蛋和情緒」。[4]所謂「進入莫菲斯的懷裡」（In the arms of Morpheus）這句片語，指的就是進入夢鄉與神交會。

蘇美人至少在五千年前就開始種植罌粟，並一路傳播到廣大的中東地區。雖然許多罌粟品種因其引人注目的花朵，在世界各地受到珍愛，但鴉片罌粟（*Papaver somniferum*）就是鴉片和其他生物鹼的來源，它不僅改變了醫學、點燃了戰爭，也成為不少獨裁政權的財源。

鴉片的來源是「罌粟的眼淚」，即罌粟果或種子豆瓣內的乳白色乳膠。幾千年來，鴉片種植者拿著小刀，平行地面劃開綠色種子的外殼，收集流出的乳白色罌粟膠。這些「眼淚」需要經過一整夜的乾燥，待其顏色變深，就用刮刀收集起來。幾千年來，罌粟農一直用這樣粗糙的形式，從罌粟田裡取得這種黑色膠狀物。青銅時代的農民，就已經使用罌粟來緩解腸胃疼痛、誘導睡眠，一直到後來才蒸餾出裡面複雜的組成物，靜靜等待皮下針的發明。

西德納姆（Thomas Sydenham，一六二四～一六八九）於一六八〇年引進了雪利酒和鴉片的混合物——鴉片酊（*laudanum*），這是醫學界幾百年來最重要的解藥。隨著十九世紀初現代化學的出現，德國化學家塞爾特納（Friedrich Wilhelm Sertürner），於一八〇四年改良了從鴉片中純化出嗎啡的過程，成為第一個從植物中提煉單一藥物分子的科學家。[5]德國化學巨頭們開始以工業化的方式生產嗎啡，隨後在十九世紀三〇年代轉為由美國公司生產。這意味著喜歡自我藥療的西方人，一直到二十世紀初，都可以在藥局買到嗎啡和可待因而進行自我「麻醉」（英文為narcotize，來自希臘文*Narke*，即昏迷之義）。沒有什麼比在你痛苦的時候，用這種極端的方法被抬到莫菲斯的翅膀上更舒爽的了。

＊　＊　＊

一般藥物通常只有在進到血液後，才會在體內具有活性；因此，醫師必須瞭解藥物如何在人體內被吸收、改變其化學性質並且進行代謝。大多數藥物在腸道中會不同程度地被吸收，但在醫療上使用口服藥作為控制心靈的物質，通常不大可靠。因此，在患者服用鴉片酊後，麻醉的深度和時間總是讓人無法信任，導致外科手術的先驅們老是得面對全身發抖、受盡折磨的患者。

藥物進入血液後循環的路徑，是科學界前輩透過不斷發展的化學世界，才一點一滴地將這些謎團解開，逐漸拼湊出一個完整的雛形。然而在一八五五年，伍德（Alexander Wood）發明注射用（皮下）空針之前，[6]根本沒有靜脈注射的藥物能提供外科手術級的麻醉。雖然一八〇四年分離出嗎啡的確是個重大突破，但是積極尋找另一種可用藥物也必須被認真看待。

事實上，真的是這樣。

普里斯特利（Joseph Priestley，一七三三～一八〇四）是最認真將氣體研究導入現代化學和物理的人，儘管他總是驕傲地說自己從未受過正規科學教育。[7]雖然水對於地球上的生命不可或缺，但氧氣才是這個星球大氣組成中最具活性的成分。我們幾乎感受不到氧氣的存在，直到普里斯特利的實驗才正式揭開氧氣的存在。在他生涯早期，自學成材的普里斯特利認為，空氣不過是一種「簡單的基本物質，無法摧毀，也不可改變」。[8]基本上，普里斯特利的觀念符合古希臘將氣、土、火和水，視為生命四大元素的觀念。他想都沒想就相信空氣是同質的，無法分出其他氣體，然而他簡陋的實驗即將解開空氣的奧祕。

普里斯特利是在哲學與宗教相互衝突的背景下長大的，他孤獨地研究各種有趣的事物，並提出特立獨行的神學觀點。他天生懷疑各種事物的傾向，在他成為喀爾文教派信徒以及後來受到長老會的教導後，變得更為強烈。就像一百年後的李斯特一樣，普里斯特利也因為不是英國教會的成員，在申請進入牛津或劍橋就讀時遭拒。不久，普里斯特利「受到鼓勵攻讀神職，而這件事證明了他很擅長於學習」。[9] 他自學了「拉丁文、希臘文、法語、義大利語、德語和少量中東語言，以及數學和哲學」。[10] 普里斯特利沒有上神學院，而是就讀達文特里學院這所充滿異見者的學校。毫無疑問地，他作為局外人的出身，讓他的思維方式和其他人十分不同。

接下來的十年裡，為了讓自己能接受正規教育，普里斯特利在富人家庭裡擔任家教。與一個世紀前的波以耳一樣，普里斯特利花了很多時間思考世界運作的法則，也思考電力、植物、礦物和空氣的問題。他經常去倫敦旅行，與許多專家互動，其中包括美國天才佛蘭克林（Benjamin Franklin），兩人成為了終身摯友。普里斯特利在一七六六年進行了一系列的電力實驗後，成為皇家學會的成員，這個身分使他得以聆聽學會成員的演講、學習他們的實驗方法與工具，並相互交流科學研究的成果。

大氣是如何流動的？是由什麼東西組成的？如果你是十八世紀的業餘科學家，你將如何解釋呼吸的意義？思考一下你呼吸的過程：為什麼你僅憑動物本能呼吸的時候，空氣就會湧入你的胸腔？親愛的讀者，請按照我說的一起做做看，就當作一個有趣的實驗吧！先深吸一口氣，然後將你的肺充到最極限，然後憋住這口氣。在你讀到接下來幾句話之前，你根本沒意識到你正在呼吸，對吧？但我希望你暫時停止呼吸，思考一下空氣的存在。來吧。

當你再也憋不住氣時，把一切都吹出來——我的意思是你肺裡所有的空氣，全面清空你的肺，然後再次停止呼吸。你能撐多久？二十秒？兩分鐘？你為什麼要呼吸呢？在吸入和呼出之間，實際上完成了什麼？空氣的成分又是什麼，為什麼我們必須享受它？

在皇家學會探索空氣的組成之前，除了一種同質、看不見成分且不確定有何功能的事物外，當時的人幾乎無法想像空氣的存在。古希臘關於空氣具有生命力的理論不再令人滿意，這個講求實驗精神的新時代，希望能對空氣進行各種實驗。然而，評估空氣的唯一方法就是先區隔出空氣，科學偵探們選擇的儀器是透明玻璃製成的氣密罐，它通常被倒扣在淺水池或汞池裡，將空氣困在裡面好進行實驗。英國皇家學會最新潮的科學家們，最早進行的一些實驗就應用了玻璃罐和真空幫浦。如果有隻小鳥被放在密閉的罐子裡，而空氣被手動真空機給抽走，那麼這個不幸的生物會立刻翻倒過去、丟掉小命。就算沒有抽真空機，把一隻老鼠和一根蠟燭一起關在裡頭，也能瞭解空氣的重要性。蠟燭的火焰一熄滅，老鼠的動作就立刻變得異常緩慢。這些實驗是在還沒發現氧氣之前的時代進行的。要怎麼解釋一根燃燒的蠟燭或一隻正在呼吸的動物？

十八世紀初的知識份子提出的理論是，動物和無生命物體都含有磷化物（*phlogiston*，即希臘文「燃燒」的意思），當生物呼氣或東西燃燒時，這些磷化物就會被釋放到空氣中。當空氣中充滿磷化物時，這理論認為火就會自發性地熄滅，或者動物就會在鐘型玻璃罐裡垮掉。這似乎是一個乾淨的解釋方式，不過這樣的理論實在太戲劇化、可笑，甚至是錯誤的。

讓我問你一個簡單的問題。一六四八年，荷蘭醫師范赫爾蒙特（Jan van Helmont）發表了一項巧妙的實驗結果，該實驗的目的在於探索植物和樹木生長的本質。幾年前，范赫爾蒙特仔細收集並烘乾了重達兩百磅的土壤，然後放入一個大鍋裡。他在裡頭種下一棵重達五磅的柳樹苗，在接下來的五年裡，他細心地用花盆給樹木澆水。當實驗結束時，他小心翼翼地取出這棵樹的根，發現它增加了整整一百六十四磅。范赫爾蒙特再次烘乾所有土壤，並秤了土壤的重量，發現在這五年中，土壤只少了兩盎司的重量。他的結論是：植物僅靠水就增加了重量。

問題是：你同意范赫爾蒙特嗎？（待會再回答）

一七五四年，布萊克（Joseph Black，一七二八～一七九九）向愛丁堡大學交出了他的醫學博士學位論文。作為訓練有素的醫師，布萊克（在格拉斯哥和愛丁堡）同時對腎結石的特性進行了實驗，測試用酸將結石溶解的可能。布萊克收集了各種腎結石和膽結石，然後在各種酸性溶液中將它們切開。令他驚訝的是，某些石頭（如石灰石）浸泡在酸中時會產生氣泡，他稱這種氣體為「固化空氣」，並推測這些氣體是固化在固體裡的一種成分。後來用固化空氣進行的實驗證實，這種空氣並不能讓火焰持續燃燒或讓動物活著；但是，植物卻能仰賴固化空氣繼續茁壯成長。

布萊克的發現，在接下來的幾十年裡啟發了無數化學界的大師，做出其他的基礎研究。有人認為他的論文是「一個輝煌的模型，也許是第一個計量化學領域的成功模型，也是經典的實驗科學的典範，媲美於牛頓的《光學》」。[11] 這一切都始於一位年輕的蘇格蘭人靠在一小瓶酸上，想著為什麼香檳般的氣泡會從浸在酸性溶液的石頭裡釋放出來。

再回到范赫爾蒙特。有沒有可能樹的重量並非從水中增加，而是從空氣中增加的？

空氣是由各種分子組成的概念很吸引人，但解開謎團的巨大挑戰卻相當嚇人。有些英國化學家使用鐘罐生產氫氣（卡文迪什〔Henry Cavendish〕，一七六六）和氮氣（盧瑟福〔Daniel Rutherford〕，一七七二）；這些早期的化學家大多利用加熱或燃燒被困在罐子裡的某種物體，觀察植物和動物在罐子裡的反應，或者在隔間中燃燒某些物體，來瞭解空氣中各種成分氣體。毫無疑問地，蒸汽機的發明和對燃燒的瞭解日益深入，鼓勵了人們對氣體的高度興趣。在這群充滿好奇的人當中，有個逐漸浮現的問題是「究竟是什麼助長了燃燒？」

普里斯特利在英國學者間的聲望正急速上升，隨著英國政府在美國殖民地瓦解，他接受了在博伍德之家擔任導師和學者的職位。博伍德之家是謝爾本伯爵留下的遺產，位於倫敦以西一百英里處。一七七三年，普里斯特利成為伯爵及其家族的圖書管理員和智庫，更重要的是，他成為實驗裝備的看守者，這將誘發人類思想史上最重要的發現。

一七七四年夏末，普里斯特利將注意力集中在一種叫做紅升丹的紅色特殊材料上，這種深紅色粉末看起來有點像辣椒粉。紅升丹加熱後會變成液態汞。這種傳奇的銀色液體金屬，幾世紀以來一直誘發煉金術士的好奇。但即便是牛頓這樣的學者，也錯過瞭解汞粉顆粒裡所隱藏祕密的機會。

當科學家點火燃燒塗著紅升丹的熔爐，當紅升丹變成汞時，紅色粉末上方會產生強烈的火焰。普里斯特利決定進行嘗試，並在他的鐘型玻璃裡把粉末變成液體汞，來調查這種在小小汞上製造如此明亮火焰的「氣體」。但要如何將玻璃容器內的粉末液化呢？普里斯特利巧妙使用了一個十二英寸的「燃燒鏡頭」，即架設了一個放大鏡，將陽光的熱力集中到一小塊紅升丹上，就像許多調皮的中學生折磨螞蟻時做的那樣。普里斯特利拿著罐子走到戶外，將粉末熔化成液體汞，充飽鐘型玻璃罐內的空氣，讓前室裡的蠟燭燒得更明亮，也讓老鼠埋進密閉的陷阱時能活得更久。

這種豐富的氣體副產品與布萊克的「固化空氣」類似，無論是粉狀固體融化時，或是石頭接觸酸性液體時，都有某種氣體在化學反應過程中被釋放出來。普里斯特坐在博伍德莊園的小實驗室裡（一直保存到今日）思考著空氣的意義，然後寫下：「我肺裡的東西，感覺與普通空氣沒什麼差別，但我一直幻想我的胸部經過一段時間後，會感覺特別輕盈。誰能說得準，隨著時間過去，這種純淨的空氣說不定會成為時尚的奢侈品？到目前為止，只有兩隻老鼠和我有吸它的特權。」[12] 普里斯特利當時吸的是超濃的氧氣。紅升丹實際上是氧化汞，當紅色汞粉被加熱時，氧氣就會被釋放到空氣中。

那布萊克的固化空氣呢？它是二氧化碳。那為什麼玻璃鐘罐內的植物暴露在固化空氣時會茁壯成長？因為植物能通過光合作用（也由普里斯特利發現）切下碳原子而釋放出氧氣分子。順帶說一句，這也就是范赫爾蒙特柳樹實驗的答案。柳樹變大並不是靠土壤，也不是靠水，而是靠周圍的空氣提供的二氧化碳。我們世界上所有的樹木和植物都幾乎能將二氧化碳轉化留住碳原子，形成各種枝葉而變得更大。

布萊克、卡文迪什（Cavendish）、盧瑟福（Rutherford）、普里斯特利和拉瓦節等化學先驅們，發現了空氣的氣體組成，為現代化學鋪平道路，一併為麻醉的發明奠定了基礎。戴維（Humphry Davy，一七七八～一八二九）是英國人，在父親去世時年僅十幾歲，曾當過外科醫師的學徒。此時有個怪異的巧合應該會讓外科行業感到慶幸，那就是戴維對外科手術並不感興趣，寧可在家裡做實驗，試著讓一些化學藥劑燃燒起來。在他年輕時，認識了幾位傳奇的科學先驅，也曾受邀去氣動研究所（Pneumatic Institution），這是布里斯托爾專為研究氣體的醫療應用而建立的研究設施。

普里斯特利在一七七二年成為第一個合成笑氣（一氧化二氮）的人，也是第一個注意到這個氣體能改變人類的心智狀態。但辛苦測試笑氣的人是戴維，並且他在瓦特（James Watt）的幫助下建造了測試室，並改良了氣體的生產方式。最重要的是，戴維是第一個考慮笑氣具醫學用途的人。他在一八〇〇年評論說：「由於笑氣在許多手術中似乎能抑制疼痛，因此在進行外科手術時，倘若過程中沒有大量血液流出的話，也許可以被拿來應用。」[13]

將要進入十九世紀之際，我們已能瞭解地球大氣的組成，並且隨著化學從定性學科轉為定量科學，原子世界的拼圖也逐漸拼湊成形。道爾頓（John Dalton，一七六六～一八四四）是英國人，他正式提出原子論，也就是原子（無法進一步細分的化學元素）結合在一起形成化合物的概念。道爾頓觀察到，這些組合總是以特定比例、形成特定方程式的分子，如此揭開了宇宙結構的面紗。每個化學系學生都一定在邦森燃燒器上加熱過試劑，每個廚師一定都有將小蘇打（$NaHCO_3$）等配料組合成麵包麵團的配方，道爾頓也意識到我們的世界具有的相稱性（巧合的是，小蘇打之所以用於烘烤，就是因為它在進行化學分解時，會釋放出水和二氧化碳，而這種氣體會導致麵糊膨脹，使其更輕、更鬆軟。寫成化學式的話，就是：$2NaHCO_3 \rightarrow Na_2CO_3 + H_2O + CO_2$）。

十九世紀化學的崛起非常重要，正因為化學的大幅進步，全世界才能全面而迅速地改變。

合成藥物、精煉石油、改進合金、生產肥料和製造合成纖維的能力，改變了我們飲食、旅行、用藥、儲存食物的方式，也製造出現在你身上的衣服和各種材料。在十九世紀中葉，醫學大幅改變最重要的原因，就是業餘煉金術士能製造出對人體有真正和強大影響的藥水。

要驗證一個藥物有效，從接觸藥物起到預期作用的時間之間隔，應該要有一定的限制。當我們在線上串流平台的首播集看到有人中毒並在人群面前翻滾倒地，最好酒杯還在他的手上，這樣效果最好。如果選擇的毒藥還需幾小時或幾天才能取人性命，這樣的節日就沒人要看了。人類在很早以前就會醉酒，但沒人相信喝太多酒會導致抑鬱、頭暈和昏厥。要達到這種醉酒程度需要花上一些時間；因此，新的麻醉藥物要在幾分鐘內甚至幾秒鐘內，就達到一定程度的昏迷，才會更令人印象深刻。這就是在十九世紀三〇年代發生的事情，此時化學革命才剛起步。

當美國慶祝其五十歲生日時，乙醚聚會和笑氣派對曾在東海岸風靡一時。當時，懷有科學大夢卻又馬虎的化學家們在學會如何製造乙醚氣體和笑氣後，就像巡迴傳道者一樣從一座城鎮到另一座城鎮，讓市民陶醉在新奇的煙霧中。想像一下你是一八三九年費城的一名中年婦女，正在一個公眾場合中目睹你的丈夫在舞台上接觸到一塊濕答答的海綿後，站都站不好，動作十分不協調，完全不在乎自己的身體會不會受傷。或者，想想看在那婦女旁邊，來自喬治亞州郊區的二十五歲年輕醫學生，看著舞臺上的男人變得神智不清，簡直嚇傻。這種新配方在醫學領域帶來什麼可能性？

朗（Crawford Long）就是那位十九世紀三〇年代末待在費城的醫學生。他來自丹尼爾斯維爾，一個離亞特蘭大九十英里的小鎮，是一個成功商人的兒子。從喬治亞州雅典大學畢業後，朗在美國最古老的醫學院——賓州大學就讀醫學院，並於一八三九年畢業。這所學校是由在歐洲接受過培訓的醫師和外科醫師創辦，朗很幸運地接受了最好的教育；儘管在一八三九年，人們對細菌、癌症、疾病的細胞基礎一無所知，也沒有麻醉和抗生素的概念。但朗確實學會了正規的科學方法，即便他醫學老師的臨床療法對患者實在幫助有限。

朗於一八四一年離開費城，到紐約市實習，進入了貝爾維尤醫院這所全美國最古老的公立醫院（始於一七三六年），這所醫院在當時還是一個原始而匆忙的外科手術醫院。在十九世紀三〇年代，絕對沒有現在的次專科分工，因為無論做什麼都無法對病患產生用處。然而，在城市醫院接受培訓的好處，就是永遠不缺患者和氾濫的疾病，而對醫學和外科手術來說，累積經驗又是非常重要的。在朗接受醫學教育的期間，醫學期刊還處在草創階段，沒有什麼比處理傷患的量更能累積經驗了。當然，在十九世紀中葉，美國的醫學完全無效，但是新的診斷技術（由莫爾加尼和羅基坦斯基開創）至少能讓醫師對是什麼害死了患者，進行有根據的猜測。

毫無疑問，紐約的患者如雪崩般湧入，加上朗後來對笑氣和乙醚的神祕功效相當在行，甚至有些謠言認為，當時他們就已擁有使人失去感覺的能力。雖然至今沒有證據可以證明，朗在紐約期間就討論過麻醉時是否可以使用氣體。然而奇怪的是，在美國這兩個最重要的醫療聖地接受培訓，回到喬治亞州的另一個小鎮後僅僅一年，他就創造了歷史。

儘管朗抵達傑斐遜（丹尼爾士維附近的小鎮）的一年內就創造了歷史，但全世界還需要好幾年時間才會意識到他的成就。一八四二年三月三十日，朗為一名後頸長了腫塊的年輕人提供（之後全世界都會知道的）麻醉，而這個大突破就發生在一棟長如鞋盒、有紅磚外觀的兩層樓建物中，這棟樓房至今仍保留在傑斐遜的大學街上。就是在這個地方，這位高大、苗條、留著鬍子的南方人將乙醚氣體輸送給年輕的維納布爾。與抗生素出現前的所有手術一樣，治療腫塊的方式就是移除腫瘤，而非植入任何東西。這個手術在窗邊進行，藉助日光來照明，畢竟此時離發明白熾燈泡還有幾十年的時間。

一開始，朗根本沒有想要將他的革命性技術昭告天下。科學和醫學的幾十個最重要時刻，都是在小村莊中由孤獨的天才默默實現的。奇怪的是，他們通常沒有向同個時代的人宣布發現的衝動。就這樣幾年過去了，直到一八四六年十二月九日，沃倫（John Collins Warren）在《波士頓醫學和外科期刊》（*Boston Medical and Surgical Journal*，《新英格蘭醫學期刊》的前身）上看到一篇報導，記錄了在手術過程中使用乙醚預防疼痛的驚人成就。你可以想像朗會有多驚恐，他的祕密居然被一群波士頓醫師和外科醫師挖了出來。另外，他也對其他人跟自己一樣，使用乙醚來解決疼痛問題感到震驚；同時也對沒有利用他的時間優勢賺點錢，感到有點沮喪。這些沮喪心情萌芽之後會漸趨成熟，特別是波士頓的三位先驅者開始互相鬥爭、爭奪名利之時。

從波士頓的紅線列車下車，站在查理斯／麻薩諸塞州總醫院車站的T號出口，你會看到閃閃發光的地面站體金屬和玻璃材質的鮮明對比，以及自由酒店（前薩福克郡監獄）那令人生畏的石牆大廈。沿著劍橋街向東走，你會遇到醫學史和創新博物館（這顯然是我在波士頓最喜歡的地方）。向左轉，朝北沿著格羅夫街走，兩側是諾大的市區停車設施。往前大約一個街區，在紅磚長方形房屋與銀色金屬和玻璃表面的門診大樓交會處，有一座圓形的白色磚塔，那就是麻薩諸塞州總醫院（MGH）。事實上，這所有建築都是麻薩諸塞州總醫院院區的一部分，還包括許多你看不到的建築物。

不要往麻薩諸塞州總醫院塔走去，而是沿著派克曼街向東，經過王氏門診中心，你會遇到左邊有一排綠樹成蔭的車道。這裡是醫院的另一個迴轉道，你會被公園般的環境圍繞而感到意外。你可以繼續沿著人行道走，並試著看看樹木後方的結構，然後走上坡。徒步約四百英尺後，沿著人行道蜿蜒而行，有棟建築物會映入眼簾。這是原本舊的麻薩諸塞州總醫院，已有兩百年的歷史了。如今它被稱為布爾芬奇大樓（以建築師布爾芬奇〔Charles Bulfinch〕為名），現在是院區的行政辦公室。

看著白色花崗的岩布爾芬奇大樓，眼睛一路往上看向三樓窗戶上方和三角形基座的上方，中間的方形塔支撐著一個大圓頂，上面覆蓋著另一個小圓頂，兩個都包覆著銅，現在則鋪滿了銅綠。這家高貴古典的歐洲復興風格的醫院，看起來似乎有些過時；周圍的臨床醫療大樓擠滿了患者、住院醫師、護理師和主治醫師，但布爾芬奇大樓卻是如此安靜。值得慶幸的是，即便院區不斷擴建，這棟大樓始終不受影響，當你站在大樓前面，你會覺得自一八四六年歷史在這棟圓頂建物內被創造以來，時間似乎不曾流逝。

西半球的第一個手術外科劇場於一八〇四年在賓夕法尼亞大學啟用。與十九世紀在歐洲或美國建造的所有手術劇場一樣，費城和波士頓的劇院也位於頂樓，並設有大窗戶和天窗。雖然蠟燭也提供了一些光亮，但在發現電之前的年代，陽光是外科醫師最好的照明。麻薩諸塞州總醫院於一八三二年完工，建築師將外科劇場放在離太陽最近的地方，這種做法相當完美。僅僅四分之一個世紀後，這座醫院上方的劇院將成為外科手術革命的重要象徵。

一八四四年十二月十日，康乃狄克州哈特福德庫蘭特市舉辦了「吸入笑氣的成效」大展，吸引了許多一般民眾和專業人士前來觀賞。具體來說，哈特福德一位名叫威爾斯（Horace Wells）的牙醫與他的妻子，也一起參加了展示活動，他對於笑氣在志願者身上產生的止痛效果相當驚訝，其中包括一位受到腿傷甚至還在流血的年輕人。幾週後，威爾斯醫師在笑氣的幫助下為病人拔掉一顆牙，之後寫道：「這個發現實在讓我很開心，我立即前往波士頓，決心把這個技術交到適當的人手中……」[14]

威爾斯跋涉了一百多英里後，最終抵達波士頓。他委託一位前合夥人，向波士頓醫學界的意見領袖做了介紹。威爾斯之前曾與莫頓（William Thomas Green Morton，一八一九～一八六八）一起在哈特福德開過牙醫診所，雖然時間很短（一八四二～一八四三），但他們顯然是和平拆夥。莫頓於一八四五年二月安排了一次與麻薩諸塞州總醫院外科主任沃倫的會面，此時是威爾斯開始使用笑氣進行牙科手術約兩個月後。

威爾斯以為到了波士頓，就可以與美國頂尖的外科醫師交流，向哈佛的醫學生展示他的技術，沒想到這種興奮的情緒很快就轉為尷尬與羞辱感。威爾斯受邀為一個需要截肢的患者施用笑氣，在白白等了好幾天後，患者終於點頭同意（但又有誰能責怪這個患者呢？）讓威爾斯負責他在拔牙時所需的笑氣量。對威爾斯來說這本是一大寬慰，表示他終於踏出熟悉的牙科麻醉領域，進展到四肢手術的領域。在那個寒冬的日子裡，應該要開心才是。

結果，沒想到迎來的是一場災難。威爾斯後來回憶說：「現場聚集一大群學生與好幾位醫師，想要觀看手術，他們當中的一人自願當成患者。然而不幸的是，實驗時氣囊太快被拿起，當牙齒被拔下時，患者的麻醉深度不夠，有點受到影響。患者作證說他覺得很痛，只是沒像手術時那麼痛。由於沒有其他患者在場，無法重複實驗，有些人認為自己被騙了（事實上應該要感謝我的免費服務）。第二天早上，我就離開這裡回家了。」[15]

威爾斯在羞辱之中離開波士頓，但在那之前，還是與莫頓和莫頓的哈佛化學教授傑克遜（Charles Jackson）見上一面。雖然莫頓的展示失敗了，但三人的會面將是使用乙醚的開始。莫頓是麻州人，早先就讀於巴爾的摩牙外科學院，這是世界上第一所牙科學校（在此之前，牙科與早期的外科類似，使用學徒制）。莫頓是否真從牙科學校畢業存在爭議[16][17]，但他回到新英格蘭後，曾短暫地與威爾斯合作。

莫頓可能受到他在巴爾的摩的牙外科教授的影響，執業的風格相當積極。無論是在哈特福德還是後來在波士頓，這導致他在找尋患者上較為不易，他的患者也因為他更侵入性的療法而吃了很多苦頭。一八四四年，雄心勃勃、勤奮工作、為了獲得認可而奮鬥的莫頓，進入哈佛醫學院，參加了傑克遜的化學課程。

傑克遜（Charles Jackson，一八〇五～一八八〇）也是麻州當地人，出生於地質學、化學、醫學和礦物學知識爆炸的時代。傑克遜畢業於哈佛大學和哈佛醫學院，雖然一開始選擇留在波士頓教授與研究令人興奮的新化學，不過他很快就因為不同的興趣，在歐洲與美國間奔走，切換到另一個職涯上。他一生都保持了靈巧的洞察力和強烈的好奇心，也對發明的優先順位有著怪異的堅持，宣稱自己在發展電報、槍砲，以及最重要的乙醚麻醉上，擁有領先地位。傑克遜與他最終的對手威爾斯和莫頓一樣都死得恥辱，但毫無疑問，他在讓莫頓瞭解乙醚的特性並發現乙醚作為麻醉劑的可能性上，扮演了重要的角色。

在威爾斯於哈佛醫學院師生面前失敗的笑氣展示後幾個月，莫頓開始對乙醚進行祕密的研究。一開始，這是為了他自己而做的研究，有著「與錢有關的動機，畢竟他每天都在拔牙，麻醉能減輕或消除患者進行手術時的痛苦」。[18] 他直接在兩位年輕的牙科助手身上使用乙醚蒸氣進行試驗，到了一八四六年夏天，莫頓已確信使用乙醚進行牙科手術和普通手術都很管用。

莫頓以謹慎的商業頭腦計畫了他的科學步驟，再次與傑克遜就乙醚的製造進行了討論，並與專利專員討論是否能宣稱自己為第一位使用乙醚的人。一八四六年九月三十日，莫頓終於嘗試用乙醚浸泡過的濕手帕，讓患者吸入氣體後進行拔牙。手術是在一位昏昏欲睡、毫無痛覺的男性身上完成的；莫頓醫師這次拔牙不再像往常那樣辛苦，這給了他勇氣去聯繫美國最受尊敬的外科醫師。

基於莫頓在這位患者身上的經驗，他大膽接近了哈佛大學的外科教授沃倫，而沃倫對此也相當好奇。莫頓很清楚二十個月前才發生的笑氣事故，一般人一定想知道他「究竟是過於自信還是過於愚蠢，或者兩者兼具。這整件事至此已掙脫科學的限制，因為這位二十七歲的牙醫使用乙醚的經驗很少，對於乙醚的危害幾乎一無所知，他甚至沒有花心思去完善可以安全使用這些氣體的設施」。[19]

然而，莫頓一股腦地往前衝了。

沃倫（John Collins Warren，一七七八～一八五六）是哈佛大學第二位外科教授（他的父親老沃倫是第一位）。雖然他的父親創立了哈佛醫學院，但沃倫在歐洲接受醫學教育，在倫敦的庫珀爵士（Sir Astley Cooper）和巴黎的杜普伊特倫男爵（Baron Guillaume Dupuytren）手下接受訓練，最終從愛丁堡大學取得醫學學位。

當沃倫回到波士頓後，他成了「美國醫學之父」，創辦了《新英格蘭醫學期刊》（*New England Journal of Medicine*），也是麻薩諸塞州總醫院和美國醫學會的共同創辦人，成為哈佛醫學院的第一位院長，並擔任三十多年的外科教授。沃倫醫師被大大推崇，也擁有一身高超技藝——他那「蒼白的臉色、嚴肅的外表，讓人想不到他開了一輩子的刀，卻還是無法習慣之前在外科劇場中發生的恐怖事件」。[20]

儘管莫頓很樂觀，他還是對沃倫同意在他的一個患者身上進行實驗感到訝異。莫頓狂熱地與一家儀器製造商合作，製造了一種有兩個開口的中空玻璃容器，裡頭裝有浸泡過乙醚的海綿。只需要幾天的時間通知，沃倫就邀請莫頓帶著設備來到麻薩諸塞州總醫院，為下顎下方有血管腫瘤的年輕人動手術。

一八四六年十月十六日週五早晨，年輕的結核患者者艾博特在麻薩諸塞州總醫院的外科劇場準備接受手術。結果沃倫等待莫頓等到幾乎失去耐心，一度想以一般方式進行手術。莫頓直到最後還在對設備進行調整，讓他比指定時間遲到了十五分鐘。通往醫院頂端的狹長石階是對這位年輕醫學生的最後挑戰，不過他終究順利抵達，在一大批懷疑論者面前喘著氣。而這些懷疑論者甚至期待另一場失敗，以及另一場彌天大謊。

莫頓迅速開工把裝置架好，然後把口罩放在緊張的患者面前。他請艾博特持續呼吸，幾分鐘後就睡著了。在那個新英格蘭秋日早晨，陽光從上面的玻璃窗灑下，哈佛的學生從陡峭狹窄的座位上俯身探看，莫頓向高貴的外科醫師點了點頭，「先生，你的患者準備好了。」

五週後，沃倫將那個美好的早晨寫成報告，發表在《波士頓醫學和外科期刊》（*Boston Medical and Surgical Journal*）上。沃倫醫師寫道，三分鐘後患者「陷入麻醉狀態。我立即在他的頸部皮膚上切開大約三英寸長的切口，開始對重要的神經和血管進行解剖，患者沒有任何疼痛的跡象。之後，他被問到是否遭受了很大的痛苦時，他說只覺得自己的脖子好像被劃開了」。[21]

雖然聽起來有點道聽途說，但據說當沃倫完成手術時，還平靜地抬頭看著沉默的人群說：「先生們，這一切沒有任何作假！」

沃倫的論文中記錄了接下來的三週裡，他陸續在乙醚麻醉的控制下進行的幾個案例。他認為這樣做「的確能減輕疼痛」，而且藥物對身體的影響「很快就會過去，沒有留下任何明顯的痕跡」。論文中的最後一句話尤其美妙：「我想恭喜我這些專業夥伴們已獲得一種減輕人類痛苦的模式，這種模式可能成為謹慎及受過指導的從業者手中的寶物，即便現在想像中的應用還不夠普遍，但這些天才會讓它們變得值得期待。」

這就是朗在喬治亞州傑斐遜鎮讀到的論文，此時離他開始使用乙醚麻醉已過了四年半。你可以想像他有多驚慌。

好在最後朗贏得了他應得的榮譽。亞特蘭大的埃默里大學醫院就是以他的名字為名，而美國國會大廈也放置了他的雕像。但他從沒想過自己有天會背負極大惡名。

對威爾斯、傑克遜和莫頓來說，情況則糟糕得多。

威爾斯在莫頓成功示範後的幾個月當中名氣迅速下滑。他經常搬家，牙科診所關門大吉，最終沉迷於乙醚和氯仿。在氯仿的影響下，他在紐約市的一個牢房裡自殺了（距莫頓的示範僅僅十五個月）。

傑克遜則一生都汲汲於名聲和認同，最終死於貧困和瘋狂。

莫頓更渴望實質的利益與尊重，但一樣困在遺憾與後悔之中。他爭奪專利權失敗後，失去同事的尊重，還因為「行為不檢」受到美國醫學會的譴責。

四十八歲時，莫頓在輸掉一場法律訴訟、無法取得他所「發明」的乙醚麻醉設備的專利後，在紐約市的夏季熱浪中自殺身亡。「出於一時衝動，他決定帶妻子伊莉莎白乘坐一輛輕型馬車穿過中央公園。在毫無預兆下，他突然把馬煞停，從馬車上出來，跳進湖水裡。大家都嚇壞了，要他回到馬車上，但才過了一會兒，他又跳出駕駛座，撞向附近的柵欄，倒在一旁的地上，昏迷不醒」，最終死於腦溢血。[22]

幾個世紀以來，歐洲一直走在醫學創新的最前沿，這次是美國醫師和科學家第一次做出重大貢獻。幾週後，有消息傳到倫敦，說麻醉技術終於成功了。對於那些身處倫敦的人來說，距離波士頓茶黨事件[*]還不到七十五年，認為波士頓港似乎不太可能有此成就。

倫敦大學著名的外科教授李斯頓（Robert Liston）急忙測試乙醚對於患者的療效。一八四六年十二月二十一日，李斯頓進行了膝關節以上的截肢手術，這是歐洲首次在乙醚麻醉下進行的手術。手術非常成功，外科手術終於不再像是屠宰現場，患者接受了無痛高效的治療過程。後來，李斯頓還做了大腳趾的指甲切除手術，這種手術痛苦指數很高，一直困擾著患者和外科醫師。手術前，李斯頓告訴聚集的外科學生：「先生們，我們今天要嘗試美國佬的招數，讓這個人失去知覺。」

當腳趾甲移除手術成功（年約十九歲的李斯特也在現場）時，現場其他的外科醫師和觀眾出現了類似的靜默時刻，他們深知乙醚麻醉不是什麼「美國佬的招數」，吸入性麻醉顯然是徹底的突破，任何看過展示的人都立刻知道不可能再回到老方法。幾個月後，乙醚手術遍布整個歐洲，瞬間改變了外科醫師治療患者的方式。

詹姆斯・楊・辛普森（James Young Simpson，一八一一～一八七〇），是在愛丁堡接受過訓練和執業的蘇格蘭產科先驅，得知李斯頓展示了乙醚麻醉後，毫不遲疑立即前往倫敦與李斯頓會面，並觀看了幾次手術。幾週後，辛普森也在產科患者身上試驗乙醚，這證明了在醫學發展相當艱難且混亂的日子裡，患者完全聽從醫師的擺布。在有天竺鼠和實驗鼠之前，人類就是主要的實驗對象。

辛普森認為乙醚的最大缺點是高可燃性，所以他開始進行一個自動實驗計畫，有鑒於辛普森在愛丁堡的家裡，四處都是燭光、煤氣燈和煤火，若使用乙醚不慎而爆炸，有可能讓附近所有人送命。對十九世紀愛丁堡擁擠的公寓來說，若發生爆炸將會是極大的災難。辛普森和他的科學夥伴於一八四七年十一月，在一位化學家朋友的建議下，對所有可能取得的化學物質進行了檢測和評估。

---

* 譯注：波士頓茶黨事件，是美洲殖民地的地方反抗組織「自由之子」所發動的抗爭運動，反對英國在殖民地的徵稅與壟斷貿易。反對者登上英國東印度公司的茶船，將所有茶葉倒進波士頓港。

一群男男女女聚集在愛丁堡辛普森的家中體驗氯仿的影響，讓人想起讓美國人開始使用乙醚的那場聚會。研究計畫很簡單——辛普森和他的醫師朋友手持大玻璃杯，將測試液倒進玻璃容器，然後找人吸入蒸汽以確定是否有效。一八四七年十一月四日，辛普森突然想起他先前就想知道能否成功的一小瓶沉重液體。「隨著玻璃杯被重新注滿，吸蒸氣的人恢復元氣。突然間，一陣喧嘩讓派對安靜了下來——他們整個人變得非常亮眼、開心而多話，滔滔不絕地談論著新液體的香氣……突然間，傳來的聲音越來越響亮；一會兒，一切突然安靜下來，有人昏倒在地！」[23]

所有吸入氯仿蒸汽的人全都失去知覺，過了一會兒，有些人醒了，發現其他人以各種姿勢倒在地上。當晚的氯仿全部耗盡，辛普森的侄女吸到氯仿蒸汽時，還尖叫說：「我是個天使！哦，我是個天使！」

雖然聽起來像是現代的吸毒派對，但這卻是個讓麻醉變得更好的準科學研究。辛普森的探索，讓他在產科工作時用上氯仿。最後，氯仿甚至成為歐洲未來幾十年首選的外科手術麻醉藥物。

斯諾是世界上第一位流行病學家（因為他在霍亂方面的工作）和世界上第一位全職麻醉師。他善於使用玻璃吸入器進行乙醚麻醉，開發出一種更安全使用辛普森的藥物的吸入器，因而避開用氯仿浸泡手帕進行麻醉這種相對簡略且危險的給藥方式。與美國使用乙醚的先驅不同，辛普森和斯諾都被譽為英雄創新者，執業生涯的成果豐碩。斯諾甚至於一八五三年和一八五七年，在維多利亞女王分娩時提供了氯仿麻醉。[24]

到十九世紀六〇年代，氯仿和乙醚在美國和歐洲被廣泛使用。在美國內戰*期間，我們對麻醉有一種不準確的看法，許多人想像著可怕的截肢場景，就像電影《亂世佳人》中那樣，人們乞求憐憫、尖叫地說：「別管我……我受不了了！不要切下去，不要切下去，拜託……不要了！」事實上，內戰期間，雙方都使用了氯仿，儘管麻醉劑的供應有時仍無法預測。

內戰期間，命運的一個有趣轉折是莫頓為聯邦軍隊進行麻醉，朗則擔任了邦聯軍隊的麻醉師。即使在戰爭中，這兩位對手也站在對立面。這不是第一次（也不是最後一次）戰時醫學使醫界偉人們相互競爭，間接成為戰鬥人員，為他們的同胞服務。

有些人會想，為什麼笑氣、乙醚和氯仿的吸入蒸汽具有這些作用？也許這樣說比較簡單，當你知道鴉片不過是腦內啡的替代品，你就可以想像為什麼鴉片類藥物會引發一種欣快與平靜的感覺。吸入麻醉劑的機制很難理解，因為那與我們體內的化學分子完全不同。有趣的是，我們對於所有麻醉劑的化學行為，一直到了最近才有初步的瞭解。目前認為，主要與大腦和脊髓中激發和抑制路徑的改變有關。

較新的麻醉劑（如異氟醚〔isoflurane〕、地氟醚〔desflurane〕與七氟醚〔sevoflurane〕）具有快速致效和消退的特點，因此現代的麻醉又比過去更安全、更快速，系統性的副作用更少。乙醚和氯仿雖然重要，但已成為歷史遺跡。

* 譯注：美國內戰（American Civil War）又稱南北內戰，發生於一八六一至六五年期間。一方為北方的美利堅合眾國（聯邦），另一方為南方的美利堅邦聯（邦聯）。

現在我們應該可以很清楚知道，外科史為什麼這麼短，為什麼一直到最近才能切割、解剖、縫合、重建和植入了。只有在近一百五十年當中，外科醫師才能積極地讓現代人類有奇蹟般的轉變。印刷和同儕審查制度的革命，使分享突破性的發現成為可能，而化學、計量化學以及在瞭解氣體行為方面的進步，則為麻醉帶來的鉅變創造了舞臺。

如果我們的祖先沒有解開化學世界的複雜性，並獲得對意識的支配權，現代手術就不可能實現。在星際航行中發現生命（即便原始）的其中一個擔憂，就是發現對方用與我們完全不同的分子構建生命，演化出不同的化學受器，這會讓我們極度脆弱，可能無法與之抗衡。如果人類還是地球上的原始動物，數億年來毫無進化，無法對我們這個世界的化學物質做出反應或處理，又會怎麼樣呢？很有可能我們還無法控制感覺和感知，無法掌管痛苦和意識。值得慶幸的是，我們是整個生態圈的副產品，與其他生物共用某些化學結構、分子受器，並與其他哺乳動物有著類似的解剖特徵和器官系統，這使麻醉變得可能，也使得外科手術得以實現。

在波士頓公共花園的西側（有備受喜愛的兒童讀物《讓路給小鴨子》的雕像），你可以看到潟湖中的天鵝船，以及矗立在聯邦大道的乙醚紀念碑。這是一座四十英尺高的花崗岩雕塑，紀念一八四六年第一次公開展示的乙醚麻醉。紀念碑的一側是銘文，上面寫著「為紀念吸入乙醚，讓我們得以抑制痛覺。首次在波士頓的麻省總醫院向世界證實這個發現。西元一八四六年十月」。碑文的用詞與用句十分精彩，撇開朗、莫頓、傑克遜和威爾斯的爭議不談，清晰明瞭的措辭強調了最重要的一點，即一八四六年十月十六日在波士頓，人們向世界證明乙醚能真正抑制疼痛。數千年來，人們在花草藥和酒精裡尋尋覓覓，始終找不到有用的麻醉藥物來處理痛覺。

然而現在十分明顯，朗就是乙醚麻醉的真正先驅。正是在波士頓的那一天，他意識到自己終於戰勝痛覺，確立了人類對意識的控制。在人類史上，這是我們最神奇的時刻，對於任何強忍痛苦與外科手術刀的患者來說，麻薩諸塞州總醫院乙醚圓頂的那一刻是超然且光榮的，有如夢見眾神一般。

第 10 章
常規手術

幾乎每位患者都會提到手術室有多冷。我們將房間保持在攝氏十五．五度左右，部分理由是為了讓我們在穿了好幾層衣服和手術衣時也能很舒服，另外就是意識到溫度較低的房間有助於降低感染率。麗莎也不例外。當她被推上推床時，昏昏欲睡的她突然醒了，喃喃自語了一些關於覺得很冷的事情。

在把她送進手術室之前，我今天的麻醉科指導醫師柯恩，要先對麗莎進行神經阻斷。他舉起超音波探頭，透過電腦螢幕導引針頭的軌跡，讓針頭細膩地穿過皮膚，順便探測了頸部組織的深度。一旦針尖的陰影接近臂神經叢（連接大腦和上臂的神經束），他就拿起一支注射器，推進一整支麻藥。這個程序會讓她的手臂感到麻木無力。收到通知後，我們這支小型團隊連忙走向手術室。

在半透明的藍色手術帽下，我們可以清楚看到麗莎一頭明亮的紅褐色頭髮被好好收了起來，與我們一起待在這個乾淨的房間裡。她是另一位住在東岸的器官移植者，中年時往西搬到科羅拉多。過去幾年裡，她的左肩出現難以忍受的疼痛，藥物注射和物理治療相繼失敗後，她選擇接受肩關節置換手術。在術前準備區，麗莎緊張地問她今晚會有多痛，不過如今這顯然不是問題了。鎮靜藥使她陷入深度睡眠，完全不省人事。她的妹妹透露，他們昨晚在 YouTube 上看了一次肩關節置換手術，而且是在非常勉強的情況下才看完那支可怕的影片。

高中時我看過一個關於賈伯醫師（Dr. Frank Jobe）的電視特別節目。他長期擔任洛杉磯道奇隊的隊醫，發明了許多肩關節和手肘手術。那天，我決定未來要做整形外科醫師，之後不曾動搖過這種追求。在中西部醫學院畢業後，我到賓州的外科做完住院醫師，獲得賈伯醫師（也就是二十年前啟發我的那個人）的體育醫學獎學金。我曾和湖人隊一起旅行，與南加大特洛伊人橄欖球隊一起跑到洛杉磯體育館的球場上，在春訓期間住在傑基・羅賓遜路的一間小房間裡，聽著現在已步入中年的埃魯齊奧內（Mike Eruzione）在美國奧林匹亞冰球隊更衣室裡哀怨的叫喊聲（背部和腳部都受傷），那是他們自一九八〇年取得普萊西德湖金牌以來唯一的一次重聚。正是這些在世界級骨關節科權威醫師指導下的經驗，讓我成為現在的外科醫師。

手術室裡的所有人都穿著刷手服、戴上帽子和口罩，但只有刷手護理師穿著無菌手術袍，忙著準備儀器桌。我的醫師助理阿什利和我則幫忙麗莎爬上狹窄的手術臺。

科恩博士利用靜脈注射和吸入性麻醉的組合，建立起更多樣的麻醉深度。我們的主要目標是無痛手術，但我們也希望患者完全不要移動，好讓我們不用擔心，她突然動起來的話，可能會傷害到神經或血管。科恩使麗莎失去知覺。當面罩牢牢戴在她的嘴巴上時，乳白色的丙泊酚被推進靜脈注射管線中。幾秒鐘內，這些藥物就會進入她的心臟，經血液循環送到大腦，將麗莎推入毫無知覺的神奇狀態。

現在麗莎已經完全被麻醉了，我們小心翼翼地把她的身體放到桌子上。此時需要非常小心——雖然她的身體完全活著，但無法自我保護，就像新生兒一般脆弱。

我們將她擺到定位，盡可能減少壓瘡或神經損傷，然後調整桌子的高度，使手術區域跟我的手肘同等高度。這能最大程度減少肩關節拉傷，並讓我更靠近地看。在肩關節置換手術中，我會全程站著。一旦我們的擺位完成，巡迴護理師就會開始用化學藥劑消毒，使用酒精和其他殺菌藥物，塗抹整個手術區域。

當護理師正在塗抹患者肩膀，而我刷完手之後，為了穿上手術衣，我對著已經穿完手術衣、戴上無菌手套的技術人員，表演了一個有點奇妙的舞蹈。我面對她，她把我手術衣上的綁帶繞過我舉著的手臂下方，沒有碰到我的身體或衣服的無菌部位，再把乳膠手套套在我剛刷過的手上。另一位護理師從身後將我的長袍繫好，在無菌的微環境下，我轉了三百六十度，好讓自己完全被包覆。

在忙完這些之後，我們從術前準備區將麗莎帶過來、處理她妹妹的焦慮、匆忙完成一個籃球運動員的身體檢查，讓他可以在這個週末打球。我還打電話給我的辦公室助理，問一個橄欖球運動員的核磁共振結果，然後準備著患者的手術。忙完這堆事情，是時候劃下手術刀了。科恩博士和我對看了一眼，在這個主導生命的時刻，我們深深信任著彼此，彼此連接在一起。他憂鬱的眼睛傳來溫柔的同意，並點頭確認我們準備完成，可以繼續往下走了。

手術刀由兩部分組成——柄部和刀片。手術刀的柄部是平的，由不鏽鋼製成，能夠反覆清洗、消毒和重新包裝。柄部可以持續用上數年，甚至幾十年。然而，刀片每次都必須更換。刀片不是不鏽鋼做的，而是更加鋒利的碳鋼製成的。在許多手術中，刀片若在手術過程中失去必要的銳利度，就必須丟棄。作為外科醫師，眼睛不能離開術野，伸手拿儀器時，不能轉向刷手護理師。經驗豐富的刷手護理師知道，在那麼多的工具當中，外科醫師接下來會要求哪一項器械，以及將器械以正確方向放入外科醫師的手中。仔細觀察就會知道，外科手術就像遠洋水手用最少的交談和最大的技巧控制他們的船那般，透過精心演練的動作來做出最大的協調性。

我的目光現在牢牢鎖定在我畫在麗莎肩膀上的那條紫線上。所有的定位、擦洗、著裝、準備和鋪單的工作，都歸結到這個時刻。是時候該劃刀了。這是最真實的時刻，一旦越過就沒有再也沒有回頭路了。

「手術刀。」

你只有兩種拿手術刀的方式。第一種像拿鉛筆一樣，捏著不鏽鋼的柄部：另一種則像指揮家揮舞指揮棒一樣握著。前者的技術適用於大多數的手術切口，後者則是在較大的切口中使用。當我在麗莎身上劃刀時，我必須穩穩地定住我的手和手腕，運用手肘和肩關節周圍的肌肉，將刀片穿過皮膚。

右手拿著手術刀，戴手套的左手拇指和食指則放在切口部位的兩側，把皮膚撐開拉緊。此時全世界上沒有其他事物存在、沒有其他的想法、沒有現實、沒有爭議、沒什麼好笑的、沒什麼可悲的，也沒什麼好玩的。我在純然的真空中，在這十英寸以外的一切全然消失。

我的父親在成為獸醫之前，曾在韓國海軍陸戰隊擔任狙擊手。我實在好奇他的軍事生涯，於是看了一部關於狙擊手訓練的紀錄片，像他這樣的菁英標記員在受訓時，被教導在擠壓扳機前要深深地吸氣和呼氣。我也運用這種技巧，在精確的動作中穩定住我的手；我每天都在手術室裡用上這個技巧。

經過短暫的呼吸練習後，我將手術刀的刀片移到我預計的切口頂端。鋒利的刀片輕觸皮膚，但直到我彎曲手肘將器械向下施力，金屬刀鋒才會穿透皮膚。每個人都知道，剛出道的外科醫師有時會誤判正確切開皮膚所需的力道，他們通常不敢太過用力，常常切得不夠深。他們的老師會開玩笑說，迴紋針都能造成更大的傷害。然而，施力太大會使刀子深深刺入傷口，對深部的神經或動脈造成潛在的災難性損傷。

切皮的感覺就像在切新鮮的桃子。當我沿著皮膚劃刀時，黃色的脂肪從傷口上擠了出來。隨著年齡增長，我們的皮膚會越來越薄，我必須一邊考量到這點，一邊在麗莎的肩膀上繼續劃刀。沿著皮膚邊緣會有一些小血管，鮮紅的血滴從切口處流出；這些血管必須用一種叫做 Bovie 的電燒裝置進行燒灼，用熱密封起來。

完美的切口只會穿透真皮，更進一步的解剖則需靠剪刀和電燒來做。劃完一開始的手術切口後，我就會交出手術刀，而刀片會被立即丟棄。我們的皮膚表層，含有一些危險的細菌（即使斤斤計較地進行手術預備，也還是會有），會汙染「切皮刀」，所以即便手術刀只用了幾秒鐘，也還是會先收起來。

麗莎一動也不動，沒有意識到身體的界限正被打破。

肩關節置換手術剩餘的工作，涉及對於更深層組織的探索。這種對身體的深入研究，在攝影、電報、蒸汽機以及捲筒衛生紙剛被發明的時代是難以想像的。經過多年的解剖學學習，每個偉大的外科醫師都建立起一種與生俱來的立體空間感。每條肌肉、細小血管和神經，都令人驚奇地幾乎都在預期的位置上。天才外科醫師會通過快速而精確的解剖，來理解這一層又一層的組織。老化的關節就像一棵纏繞在岩石峭壁上的古樹，會長出厚厚的骨刺、鬆垮的軟骨本體，以及過度生長卻毫無彈性的韌帶。當我深入到患側的肩關節，我不得不放棄手術刀，換一種更堅硬的器械。

其他的專科醫師負責處理像大腦和腸這樣的軟組織。骨科醫師則負責處理骨骼、韌帶、肌肉和關節。我們的工具組都是做粗活的傢伙，像是金屬鋸、鑿子、鑽頭和鎚子。在深入分離肱骨頭周圍的軟組織後，我讓肩關節露出來，用電池供電的金屬鋸子切斷骨骼頂部，並依序將較大的金屬莖部放入空心的肱骨凹槽中。準備完成後，就可以插入最後的人工肩關節。在某些階段，每個動作都要再三計畫，偶爾需要一些蠻力進行敲打、切削、拋光，還要提取某些組織和身體部位。

植入新的人工肩關節後，我需要反轉整件事情的順序，從肩關節退出來。最後一個步驟則是縫皮。早在抗生素出現之前，早期的外科先驅用絲線或羊腸線將組織邊緣縫合。

這些材料可自己溶解，但還是會誘發免疫反應，導致感染的大門大開，不慎的話甚至會造成死亡。因此我們現在多半使用「低敏」或低發炎性縫合線或金屬縫合釘，將皮膚靠在一起。

當我的手術團隊蓋上最後的敷料時，科恩醫師也開始反轉他的動作。他先停下吹到插管內管中的短效吸入性麻醉劑，並停止靜脈管路中使麗莎保持麻醉狀態的藥物。藥物（如乙醚）需要幾天時間才能消失，這早就是過去式了，如今全新設計的分子可以在幾分鐘內消失。麗莎開始移動她的身體，抗拒嘴裡的管子。在評估一切狀態安全後，我們移除她的呼吸管，把她送回推床。

手術小組把麗莎推向走廊，朝恢復室走去。患者常常害怕自己會在手術室裡說些傻氣或尷尬的話，但大多數時刻不會出現這種現象。在麻醉誘導和恢復時，頂多只有一些難以理解的喃喃自語。然而，大多數患者在覺醒之前的幾分鐘，都有一種繳械的心情：對時間的流逝毫無知覺。當科恩醫師和我一起將麗莎推回去的時候，科恩醫師問她是否一切安好。

「我們準備好要開始了嗎？」她這麼回應。

一八七七年，在德國的布雷斯勞，柯霍第一次見到名叫韋爾奇（William Henry Welch）的年輕美國人。韋爾奇才二十七歲就畢業於耶魯大學和內外科醫學院（亦即紐約哥倫比亞大學附設醫學院）。與許多美國應屆畢業生一樣，他也去了歐陸「壯遊」了一趟，待在斯特拉斯堡、萊比錫和布雷斯勞的時候，他接觸到世界上最領先的微生物學家、病理學家和細菌學家。熱切的韋爾奇，在機緣湊巧下受到鼓舞，意識到病理學的這個全新領域將成為他生命中的重要部分，於是接受這些新穎學科之父，如柯霍、雷克林豪森（Friedrich von Recklinghausen）、路德維希（Ludwig）、瓦格納（Wagner）等人的指導，而科恩海姆（Cohnheim）將讓韋爾奇在美國醫學界成為一個重要角色。

韋爾奇在萊比錫期間會見了比林斯博士（Dr. John Shaw Billings）。這位陸軍上校負責建造外科醫師圖書館（現為國家醫學圖書館），並被約翰霍普金斯大學新任校長吉爾曼（Daniel Coit Gilman）聘用，幫助設計這家全新的醫院，並負責招募有前途的醫師到巴爾的摩任職。

在富有的實業家約翰霍普金斯（貴格會學者）龐大捐贈的支助下，這所大學與以往成立的任何大學都不一樣。該醫院（以及附設醫學院）將採用以實驗室為中心的德國模式，以及英國的臨床照護模式。[1]吉爾曼和比林斯用全職教授組成科學化醫院的夢想前所未見，並要求創新的醫師畢生致力於改善醫院的運作方式。韋爾奇和比林斯於一八七七年相約在萊比錫的奧爾巴赫凱勒（一家傳奇的葡萄酒吧和餐廳，曾出現在《浮士德》中）一起喝啤酒，在這次會面中，韋爾奇將成為霍普金斯大學關鍵人物的願景，對這兩位遠見者來說都很有吸引力。

隨著時間過去，韋爾奇將成為約翰霍普金斯大學的其中一位創始醫師。不過首先，他得回到紐約市，監督貝爾維尤醫院病理學實驗室的設立，這是美國第一個病理學實驗室。這項新的學科需要最新的顯微鏡，以及相關工具、化學藥物與各種後勤用品，還有組織化的太平間與結構式的作業流程，好仿效德國病理學的最新進展。

韋爾奇是紐約市醫學界的傑出人士，他是著名的教育家，是每一位雄心勃勃的醫學生都希望能跟隨而充實自己的教師。韋爾奇的聰明才智和無與倫比的訓練，大大突顯了他的社會地位。最重要的是他喜歡和所有人打成一片，這才是這位來自康乃狄克州好幾代鄉村醫師家庭的大師，深受學生和患者喜愛的原因。韋爾奇的父親「不僅是他們的醫療顧問，而且是他們真正的朋友和輔導老師」。[2] 身材矮小的韋爾奇在耶魯大學期間，被選為骷髏會成員（一八七〇年畢業班），終生享受在俱樂部、餐廳和起居室被同事團團包圍的生活。

一八八〇年九月，豪斯泰德（William Stewart Halsted）這位喜歡指揮別人、個性活潑的紐約人，剛從畢業後的歐洲之旅歸來，準備在紐約這個城市四處闖蕩並鍛鍊其他外科醫師。韋爾奇曾接受全歐洲大陸最優秀的病理學家指導；而豪斯泰德這位前耶魯足球運動員也曾被維也納最著名的外科醫師帶過，是位開明且相信外科消毒法（李斯特主義）的醫師。作為成功商人的兒子，豪斯泰德將成為美國史上最了不起的人，而這一切從他在羅斯福醫院擔任外科醫師，以及在內外科醫學院擔任解剖學講師開始。

豪斯泰德醫師只花了一點時間，就在紐約建立了自己的影響力。他的熱情、專業知識和華麗感，給人留下深刻的印象；他極具開創性的手術方法以及渾然天成的才華，也鞏固了他成為未來時代醫療人的地位。他引發的熱潮在這個馬車依然是主要交通工具的時代，讓曼哈頓周圍的許多醫院預約大為爆滿。豪斯泰德鐵藍色的瞳孔、大都會的派頭、無可挑剔的衣著品味，加上住在昂貴的麥迪遜廣場，強化了他作為知名醫師的聲譽。此時外科醫師才剛脫離被世人嘲笑的慘況不久。

豪斯泰德的第一個創新，是為內外科醫學院學生籌辦了非正式的醫學教學之夜。這種教學之夜每週會舉行好幾次，通常是在他位於第二十五街的住所辦公室舉行「提問」，[3] 教學任務則由醫界的未來之星們共同分擔，其中最受歡迎的兩位老師就是豪斯泰德和他的好友韋爾奇。韋爾奇是大豪斯泰德兩屆的學長，這兩位開拓者都是耶魯大學和內外科醫學院的畢業生，他們是群居動物也是天才教育家，正是他們激發了這種新形式的醫學教育。

在接受成為約翰霍普金斯大學創院醫師的提議後，韋爾奇於一八八四年前往歐洲進行了另一次考察。他在貝爾維尤當了七年開創醫師，不過與他之後在霍普金斯大學的工作相比，現在的工作根本就是小巫見大巫。韋爾奇獲得十八個月的休假，重訪先進的醫療中心，也離開了他的好友豪斯泰德。此時豪斯泰德正以外科醫師、解剖學專家、測驗大師和實驗科學家的身分，重塑整個大都會的醫學地景。

一八八四年，豪斯泰德在五家醫院（包括長老會、紐約醫院和著名的貝爾維尤醫院）任職，但他想要擁有全面無菌設施和「現代化」手術室的夢想仍未實現。豪斯泰德從朋友和家人那裡籌集資金，興建了美國最先進的手術室，那是一個鋪上楓木地板，精心打造的獨立帳篷，裝設了對外天窗、自來水、照明用瓦斯和消毒設施。在一八八五年，這可能是整個西半球最先進的手術室。

豪斯泰德在貝爾維尤醫院的手術帳篷，是他在奧地利和德國手術室看到的精簡版本，同時也借鏡了維也納、萊比錫、哈雷和基爾等地的手術室。他最著名的外科醫師模範，是敏感且憂鬱的醫師詩人比勒斯（Theodor Billroth）。自稱為「感性北海魚」[4]的比勒斯，在柏林接受蘭根貝克（Bernhard von Langenbeck）的指導後（一八五三～一八六〇），於維也納大學擔任了二十五年的外科教授。

蘭根貝克在大動盪的時代為外科手術的發展做出了重大貢獻。十九世紀三〇年代，他在倫敦接受過外科專科訓練（在麻醉發明前十多年），在庫珀（Astley Cooper）和布羅迪（Benjamin Brodie）的領導下服役，並將德國外科醫學院與約翰·杭特（一七二八～一七九二）相互連結。

蘭根貝克的臨床生涯多次因戰爭而中斷，包括普丹戰爭（一八四八～五四年和一八六四年）、一八六六年的奧地利戰爭，以及一八七〇年的普法戰爭。[5]戰場醫學從未在二十年間變化得如此劇烈；在這二十年中，人們發明了麻醉並導入了無菌外科治療觀念。在普法戰爭期間，比起法國醫師提供的傳統治療方式，德國接受無菌技術，幫助普魯士部隊（由蘭根貝克及其同事照顧）取得極優越的手術效果。因此，德國和奧地利的醫師成為外科消毒法最早且最積極的採用者。

蘭根貝克也是知名的人道主義者，公正地對待盟國與敵軍，同時也是德國紅十字會和日內瓦國際公約的創始成員，他說「受傷的敵人不再是敵人，而是需要幫忙的同志」。[6]普魯士和德國在十九世紀與二十世紀的戰爭似乎沒完沒了，需要德國外科醫師做出許多貢獻，在扭曲的命運波折中，德國外科醫師在二戰期間仍然進行許多極具開創性的手術；當時受傷的美國士兵根本無法想像回國時身上會裝著創新的骨科人工植入物。

蘭根貝克的另一個貢獻就是栽培後進；他幾乎訓練了當時每一個最傑出的外科醫師，包括比勒斯、科徹（Emil Theodor Kocher）和特倫德倫堡（Friedrich Trendelenburg）。他對於醫學生在醫學院畢業後持續接受組織化訓練的想法，使得年輕學生住進醫院，並隨著訓練課程的演進，逐漸承擔更多責任，這讓他贏得「外科住院醫師之父」的美譽。

如果說約翰．杭特是科學外科之父，那麼蘭根貝克在現代無菌戰場手術、醫師在戰場上保持中立，以及建立外科住院醫師制度上是當之無愧的第一人。在無菌手術和麻醉結合而將外科手術從「各種中世紀的窠臼」之中解放出來之際，蘭根貝克的影響力如日中天。[7] 比勒斯待在柏林的期間接受蘭根貝克的指導，讓我們有幸見證兩位有史以來最強大的外科醫師在同個時代並存，而比勒斯也成為蘭根貝克最重要的學生。

比勒斯在瑞士蘇黎世短暫停留後，便永久定居在維也納，成為近四分之一個世紀以來全世界最具影響力的外科醫師。從一八六七年到一八九〇年代，比勒斯在維也納大學的外科手術室成為了全世界外科的中心。在那裡，他開創了許多外科技術，輔導了無數來自歐美的畢業生，改善了他設計的住院醫師制度，發表了許多論文，校對了自己寫的經典教科書，頒布了手術成果評估的過程（亦即後來的手術預後），以及啟發了好幾個世代的外科領導者。一直以來，他與音樂家和作曲家建立了親密的關係，包括他的密友布拉姆斯（Johannes Brahms）。

比勒斯教授以獨特方式準備好痛擊古老、荒謬的體液理論與庸醫技術的核心。化學、微生物學、細菌學、胚胎學、生理學和診斷學的結合，預示著醫學即將迎來一個驚人的時刻，而比勒斯在當時無疑是世界上所有外科醫師的領頭羊。「對研究人員來說，這是一個動盪的時代，德國醫院的氣氛孕育了各種可能性。」[8] 那些關於放血、用杯子收集血液、淨化、水蛭和毒藥的傳統，將被德國實驗室中基於對器官和細胞生理的瞭解，以及仔細的研究和科學介入所取代。正是德國人對疾病的深入理解，啟發了更多研究者對正常生理結構和功能的認識。

比勒斯花了很長的時間解剖大體，並對外科手術進行規劃。他之所以可以在腹部手術居領導地位，要歸因於他細心準備並嚴格遵守的細膩無菌技術。動物實驗和利用大體練習手術技術，讓這位維也納教授意識到腹部是可以進行手術的，並敢於深入腹部這個無人之地。正如慕克吉所說的，涉及到腸道手術，不能沒有「如神一般的創造精神」。維也納有著數百年音樂之都的美譽；本著帝國精神，比勒斯大師將在音樂之都最偉大的劇場——維也納總醫院外科手術劇場進行大師級的演出。

一八七二年，比勒斯切除了部分食道並成功接起剩餘的兩端。一八七三年，他進行了首次喉部完全切除手術。更令人驚奇的是，他成為史上第一位切除直腸癌的外科醫師。到了一八七六年，他已經做了三十三次這樣的手術。[9]

今日人們可能司空見慣的腹部手術，在當時其實跟魔術表演沒有太大差異。

首先，腸道任何部位的手術都潛藏著危險，尤其當你動到腸子的最下面部位：結腸和直腸。一般而言，口腔與肛門之間是由連續的腸胃道連結，而人類腸胃道的長度約三十英尺，是由食道、胃、小腸（十二指腸、空腸和迴腸）、大腸、直腸和肛門組成。腸胃道的「管子」由許多防水防菌的軟組織層組成，全程保持各組織分層的完整性。這條彎曲、不斷蠕動而獨立的導管附著在腹腔深處，讓血管能夠供應腸道養分，使腸道得以持續吸收處理各種營養物質。最重要的是，腹腔是完全無菌的環境，感染後會變得極其脆弱。胃和小腸相對「乾淨」，大腸和直腸則充滿了細菌；雖然這些細菌通常與宿主（我們人類）保持共生關係，但如果消化道裡的東西穿過層層組織溢到腹腔，就會造成極嚴重的後果。

另外一個科學奇蹟，是讓外科醫師能夠將兩段組織連結起來並使之癒合。很多人可能覺得這是理所當然的事，但我們為什麼會假設不同的邊緣能自行協調、彼此給予營養並重新結合成功能正常、防水且具彈性的組織呢？簡而言之，外科手術的連結過程不外乎連接、打縫合釘、縫合、擰緊骨釘、固定夾板或黏合，並期待我們的身體能在微觀層次，甚至在分子層次上，引進結締組織來加強這些人工連接物，就像搭起臨時的層架一樣。

比勒斯試著以超越時代的方式做出正確的診斷（記住，他們沒有核磁共振、電腦斷層、超音波甚至X光），在最原始的條件下實現麻醉，在沒有電燈的情況下進行手術。因此，他們將手術室蓋在醫院頂樓，利用天窗引入陽光照明。比勒斯運用早期的無菌技術和有限的消毒器具維持無菌環境，沒戴任何手套就切開人體，並用早期的羊腸線和絲線進行縫合。雖然這樣說有點狂妄自大，但比勒斯教授的確取得了龐大的成功，而全世界正注意到這點。

據估計，一八五〇至一八九〇年間，美國有四〇至五〇％的頂尖醫師在德國和奧地利學習。一八七〇至一九一四年間，至少有「一萬名美國人在維也納接受了某種正規醫學教育」。[10] 他們是為了學習醫學實驗室的運作而來，而比勒斯也試著將德國的實驗生理學和病理學轉化為臨床上有意義的介入方式，而這是人類史上的首次壯舉。

一八七八至一八八〇年間，豪斯泰德也踏入這個世界。他學習了這種心態以及技術和流程，並觀察需要哪些工具和機器。他將會複製比勒斯一手建立的架構（組織結構與實體建築物的配置），在貝爾維尤建造帳篷。他像頭野獸一樣求知若渴，一開始在日耳曼人底下求學，現在則在紐約市大放異彩。豪斯泰德只穿訂作西裝和巴黎製造的Charvet襯衫，將這些衣服送到法國清洗（他將髒襯衫用輪船送到巴黎，幾週後會收到洗好的衣服），並戴上花花公子的帽子、領帶和眼鏡。他在這座城市的臨床工作與夜生活上，不分晝夜地釋放出相同的衝動和癡迷。

韋爾奇於一八八四年三月離開紐約，來到新大陸。韋爾奇抵達歐洲時正逢藥理學取得巨大成功：當時德國藥廠默克公司，從安第斯山脈東坡的古柯樹（*Erythroxylon*）上分離並純化出某種生物鹼。咀嚼和吮吸葉汁是原始的印加傳統，這麼做能讓人體充滿活力並改變情緒，但跨洋航行總讓被帶回歐洲首都城市的植株變得相對較脆弱。默克公司的科學家培育出古柯植物，並利用精煉出來的新化學成分，分離出活性化合物，製造出被他們稱為「可卡因」的生物鹼。

生物鹼是一組不同的簡單化合物，排列組合的方式令人眼花繚亂。這裡要科普一下，令人驚訝的是，細菌、真菌、植物和動物都會製造這些「鎖和鑰匙」分子，它們能與某些人體細胞的受器對接，因而產生某些改變。奇怪的是，我們哺乳動物的大腦有些細胞受體可與哥倫比亞的古柯植物、阿富汗的罌粟種子、衣索比亞的咖啡豆，以及墨西哥的大麻分子相互作用。這些生物鹼具有廣泛的藥理活動，包括治療精神疾病、抗心律不整、抗癌、抗瘧疾、抗菌和舒張血管等。科學家認為，之所以會發生這些相互作用（通常有毒或致命的），是演化選擇了在與另一個物種相互作用時能發展出這種生物鹼的物種。

我們不禁想問：為什麼古柯葉能合成海洛因？化學家發現，海洛因的作用如同殺蟲劑，能強力抑制昆蟲大腦中的神經傳導物質（神經細胞用來與其他神經相互作用的化學物質），否則這些昆蟲將會威脅到古柯植物。這種物質對蜜蜂來說則是具吸引力的「誘因」，能誘使牠們留下，繼續給植物授粉。蜜蜂是授粉遊戲中有用的步兵。也許我們沒什麼好訝異的，人體內竟然有數千種相同的分子受體，這些受器能廣泛與植物和動物王國相互作用。

雖然直到一八九八年（未來的諾貝爾獎獲得者威爾斯特〔Richard Willstätter〕）才準確地描述海洛因的化學結構，但德國藥理學家早在一八五久年就已分離出海洛因。[11]將海洛因放入研究對象（醫學生）嘴裡似乎是顯而易見的第一步，這不過是複製印加族群的模式。多數人會注意到口腔內面變得麻木，某些年輕人也出現行為異常的狀況。在維爾茨堡和後來的維也納，藥理學家注意到這些藥物能對憂鬱傾向的人以及身心壓力極大的巴伐利亞士兵帶來積極影響。

維也納對這種新藥的可能性充滿猜測。維也納神經學家佛洛伊德（Sigmund Freud，一八五六～一九三九）聽說了這種新藥，認為它相當「神奇」。一八八四年他寫信給未婚妻，「我經常服用非常小劑量的可卡因，用來對抗憂鬱和消化不良，效果相當好。」[12]在維也納眼科診所（距比勒斯的手術外科劇場只有幾步之遙），初級實習醫師科勒（Carl Koller）一直在試驗麻醉眼睛的藥物，包括嗎啡、硫酸鹽、氯和溴化物。科勒已經做好準備。

科勒一直在協助海洛因的實驗，並決定將這東西放進自己嘴裡試試。他對這種藥物在自己的口腔粘膜上造成的影響印象深刻，並知道下一步該要進行動物實驗。一八八四年，在同事幫忙壓制一隻大青蛙時，科勒將海洛因粉放入蒸餾水中作成溶液。他把一滴溶液放進青蛙突出的眼中。幾秒之後，科勒摸了摸青蛙的眼睛，測試牠的反射作用。一開始藥物效果不彰，但一分鐘後，「來到偉大的歷史時刻……他們能碰觸青蛙的角膜，甚至刮傷它也完全沒有反射動作。」[13]測試完兔子和狗後，年輕的實習醫師們轉向彼此。他們將溶液滴入自己的眼睛裡，然後用針戳了戳自己的眼睛。他的助手後來回憶說：「當下我們幾乎可以開心地向自己保證說，我什麼也感覺不到，我們發現了新事物！我很榮幸我是第一個祝賀科勒醫師為人類做出貢獻的人。」[14]

不久後，海洛因溶液就被用於實際的眼科手術並取得巨大的成功。幾天後，德國眼科學會會議在海德爾堡舉行，科勒派了一位同事搶先一步介紹他們的新發現。與現在一樣，大多數醫療會議的演講極其沉悶，很少能吸引人們的目光，偶爾才有一些論文會讓一整屋的專業人士眼睛一亮。第二天，他們甚至在會議觀眾面前做了眼科手術。一八八四年久月的那天，美國人諾耶斯（Henry Noyes，一八三二～一九〇二）就在現場，匆忙回家寫了一篇關於以海洛因作為局部麻醉劑的說明，刊登在《紐約醫學紀錄》（*New York Medical Record*）十月號裡。諾耶斯描述了使用海洛因的過程，但他在最後說到：「然而，我們仍須繼續研究這種物質的所有特徵，我們可能會發現這種物質有某種黑暗面，就如它的光明面一樣輝煌。」[15]

豪斯泰德在《醫學紀錄》中閱讀到了這篇報告，馬上思考如何進一步利用海洛因。豪斯泰德多年來的臨床經驗相當紮實，他相信可以運用新的方式使用海洛因溶液。豪斯泰德沒有把它滴到眼睛裡，也沒有把它塞進嘴裡，而是認為這種藥物的真正的潛力，要搭配新發明的皮下針頭來發揮。作為解剖大師，豪斯泰德對各種神經走向和支配的器官相當瞭解，他立刻構思出局部麻醉的概念。

作者，我本人還是年輕醫學生、第一次待在解剖實驗室時，並不知道人體的神經到底有多粗。「我們可以用肉眼看到神經嗎？」我自問。令我大為訝異的是，周邊神經非常粗，當它們沿著手臂或大腿向下走時，就像鉛筆一樣粗；然後它們會分支成微小的神經分支，終止在肌肉或皮膚。每一條神經裡都有許多難以察覺的神經纖維，它們交替地將訊號從大腦向下傳遞，或是向上傳遞到大腦。運動神經纖維沿著脊髓將電訊號向下傳遞，然後沿著周邊神經，連接到它們負責的肌肉。相反地，感覺神經則將來自皮膚、骨骼和軟組織的電訊號，經過周邊神經將痛覺、觸覺、感覺、振動覺等等資訊，傳回大腦的「中央處理器」。

豪斯泰德現在正在完全未知的領域中航行。檢驗他的局部麻醉假說的唯一方法，就是開始找受試者來注射藥物，而在今日絕不可能發生的是，他去找了他身邊最好的白老鼠——他的「提問」聚會上的醫學生。相比之下，柯霍不過是在他女兒的寵物兔身上作試驗，顯得文明許多。

在諾耶斯出版論文後的兩週內，豪斯泰德從派克戴衛斯公司處取到四％的海洛因溶液，並開始在他麥迪遜廣場的家庭辦公室裡給學生注射。繼之而來的注射派對聽來十分聳人聽聞：豪斯泰德手上拿著精緻的金屬與玻璃注射器（當然沒有現代化的「一次性」針頭）在客廳四處遊蕩，一次又一次把針頭打入學生的胳膊和腿中。偶爾刺到深部的神經，四肢就會感到一陣電擊感，讓他和他的附庸們同時被嚇到。然而，當藥物沉積在神經附近，麻木感就會沿著解剖構造逐漸沿著肢體往下走。幾天之內，就證明了局部麻醉不僅僅是一個概念性的夢想，更是一個現實。

許多學生經歷了突如其來的興奮感，偶爾會感到噁心、面部潮紅、心跳加快和頭暈。然而只要改變海洛因的濃度，症狀就會獲得緩解。不久後，他在羅斯福醫院開始使用海洛因溶液，定期為真正的患者進行手術。豪斯泰德的牙醫朋友也用這個溶液完成了牙科手術。

今日，很多人都聽過利多卡因（lidocaine）、諾沃卡因（Novocain）和西洛卡因（xylocaine）這些藥物名稱，但很少有人理解它們與海洛因的關係有多密切。前面的藥物相對安全無害，使用在世界各地的臨床環境當中，但海洛因是個完全不同的野獸。正如諾耶斯在第一篇提到海洛因的美國論文中所預測的，這個神藥的確有它的黑暗面。

在紐約，直到一八八五年秋，各種麻煩的跡象開始陸續出現。那些學生和外科學徒們現在陷入磨難之中，開始用起海洛因鼻菸，甚至在社交場合注射混合藥物。「學生們的視力逐漸變差，醫師的行為越來越不穩定，他們睡得很少，說話說個不停，極度興奮，卻做了更少的手術，開始怠忽職守。」[16] 一開始善意的準科學實驗，最終導致了化學依賴。

他們中了海洛因的毒癮。

在第一次實驗注射後的一年內，豪斯泰德以及他的同事和學生已經把自己生活的控制權讓位給海洛因。豪斯泰德開始錯過羅斯福醫院的晨間會議，他古怪的行為與在城市周邊開始出現的癮君子相似。他的同事看著他手部痙攣、緊張抽搐、焦躁不安和滿身大汗。他變成了一個瘋狂需要藥物的人。狂野、惡魔般的豪斯泰德令人感到害怕且不安。

豪斯泰德於一八八五年秋成功回到維也納，儘管在國外仍瘋狂吸食海洛因。他向外科醫師和牙醫們展示了他的局部麻醉技術，並與老朋友聯繫。雖然我們沒有他和佛洛伊德在維也納會面的紀錄，但你可以想像這可能帶來怎樣的交流。因伯（Gerald Imber）在《手術刀下的奇才》（*Genius on the Edge*）一書中寫道，豪斯泰德失去了對生命的主控權，和他關係最密切的人擔心他將會永遠迷失。

豪斯泰德於一八八六年一月回到紐約，沉淪在失控、說謊和思緒混亂當中。韋爾奇身為他的舊友，此時正在巴爾的摩展開將霍普金斯大學建設成菁英組織的工作。當時有一位兩人共同的同事，提醒他說豪斯泰德的狀況非常糟。「他曾是一個謙虛又自信的人，現在只會不停說話，很少關心那些與他交談的人如何反應。」[17] 有鑑於此，韋爾奇和另兩位醫師朋友共同制定一項醫療介入措施，這四位專業人士為了挽救年輕外科醫師免受海洛因的詛咒而在辦公室會面。

唯一能與豪斯泰德相提並論的醫師，可能就只有韋爾奇這位來自康乃狄克州的醫師和前耶魯骷髏會成員。韋爾奇對於處理友誼和邏輯推理同時很有天賦。身為學者的韋爾奇直接對豪斯泰德點出他有濫用毒品的問題，但沒停在懲戒方面而已，而是提出一個解決方案：來一場漫長的海上勒戒之旅，結合清新的海風並強制戒毒，切斷海洛因對他的控制力。豪斯泰德同意了。一八八六年二月，韋爾奇租了帆船「布里斯托爾」號，目的地是加勒比南部的風向群島。

韋爾奇和豪斯泰德之間的協定，是讓較年長的韋爾奇持有大量海洛因，並擔任藥物保管人和勒戒員。治療計畫規定韋爾奇逐漸減少每日劑量，直到豪斯泰德完全戒掉海洛因為止。預計等到四千英里往返的航程完成時，豪斯泰德已被治癒。

字面上來看，布里斯托爾號是眾神之船，是名副其實的海上飛馬。韋爾奇這位希臘文學專家（甚至曾是大有抱負的大學教授）一定想起了奧德修斯（Odysseus）逃離女海妖歌聲的故事。女神瑟西曾警告奧德修斯，女海妖是凶殘的怪物，會用誘惑人的聲音偽裝成迷人美女。著名橋段裡寫著：奧德修斯用蠟塞住他手下的耳朵，讓他們暫時聽不到聲音，使他們免受誘惑；但是他自己反而因為太過好奇，想享受「聽見的樂趣」而把耳塞拔掉了。迫不得已，船員只好把奧德修斯綁在桅杆上讓他無法逃脫，可惜他已經被誘惑很深而不斷掙扎，綁住他的束帶甚至深深咬進了他的肉體裡。

當他們到達加勒比海時，這段旅程宣告失敗，因為豪斯泰德對日益減少的劑量深感痛苦。韋爾奇和豪斯泰德之間的友誼受到極大的挑戰，有天深夜，豪斯泰德甚至打破船長的藥箱，搜刮剩下的海洛因針劑。從各種意義上來說，豪斯泰德就像是在海上漂流一樣，當他們回程時抵達佛羅里達海岸時，他被「噩夢、疲憊、煩躁所困擾，而且完全懷疑他的同行旅伴」[18]。這真的一齣活生生的希臘悲劇，也許豪斯泰德能存活下來的唯一理由是，眾神希望豪斯泰德活著，所以讓他看到紐約港，同時未來有天能重回巴爾的摩。

由於剝奪治療宣告失敗，豪斯泰德很清楚自己需要更強力的醫療介入。韋爾奇仍然相信他的朋友，但堅持要豪斯泰德向勒戒所尋求協助；而在當時，勒戒所是治療毒癮的流行方式。一八八六年，豪斯泰德因為吸食海洛因，在羅德島州普羅維登斯的巴特勒療養院住院七個月。當時治療的邏輯是用另一種藥物取而代之，而豪斯泰德被放進嗎啡的治療方案中——這導致他終生對嗎啡上癮。雖然勒戒所強調健康飲食和戶外活動，但引入嗎啡導致了困窘的平衡行為：「一種藥物增強了感官和無所不能的感覺，另一種藥物則帶來從世界脫離的平靜感。」[19]

豪斯泰德現在的人生處在極不穩定的狀態中。他父親生意帶來的不再是私人財富，而是幾乎垮台。他沒有什麼可依靠的；距離他完成醫學訓練已經六年，他過去為自己建立的名聲全都毀了。他的奢華品味根深蒂固，豪斯泰德迫切地想要恢復他的職業地位。一八八六年十二月，距離他宛如一場災難的遠洋實驗已過去八個月，韋爾奇再次來到救援現場。豪斯泰德乘坐火車抵達巴爾的摩，和韋爾奇一起搬進巴爾的摩市中心的同一棟寄宿房。

約翰霍普金斯大學於一八七六年在巴爾的摩市中心成立（後來在二十世紀初遷往郊區），雖然比哈佛和耶魯小兩歲，但被認為是美國第一所研究型大學。在德國教育領導人（特別是柏林洪堡大學創始人洪堡）的帶領下，吉爾曼校長強調研究在教育中的作用，無論是大學生還是研究所都一樣。強調發現科學新知識，而不是對過時事實毫無想像力地不斷背誦，將大幅改變美國學術界。

在這一百年來，人類對疾病的本質有了驚人的成長。莫爾加尼最先將症狀與解剖狀況聯繫起來。羅基坦斯基和菲爾紹進行了器官和細胞層級的病理解剖，從而加深對發生率的瞭解。新的細菌科學也開啟人們對傳染性疾病的理解，而實驗室科學的新地位也正準備改變新世界的醫療照護。韋爾奇（在吉爾曼的注視下）將在巴爾的摩的勞登斯拉格山上建立美國醫學的萬神殿。在這裡不得不提到約翰霍普金斯大學的第一棟樓就是病理研究大樓。這個組織的願景並不只是建立一個有臨床病房、外科手術室和門診大樓的醫學校園，而是一座致力於瞭解疾病的建築物。是那種倘若莫爾加尼、羅基坦斯基和菲爾紹在世，都會引以為豪的學校。

霍普金斯大學附設醫院要到一八八九年才開張（第一堂醫學院課程則要等到一八九三年才開課），豪斯泰德在新生活中的角色，將是與韋爾奇一起待在病理學實驗室工作。在接下來的幾年裡，豪斯泰德專注於動物實驗和基礎科學研究，極大地推進了外科這門科學。

在維也納，比勒斯為腹部手術這領域開闢了一條道路，但他的成果依舊是試誤出來的結果。豪斯泰德認為，更好的手術技術就可以改善臨床結果，因此需要的是對技術建立起一定的科學分析能力，更重要的是「顯微解剖」的技術。在莫爾（Franklin Mall）到達後的一週內，豪斯泰德和莫爾就開始對腸道的不同組織層進行動物實驗手術和顯微評估，發現迄今被低估且看似平凡的「黏膜下層」。

腸道有三層組織：外肌肉層、吸收內皮，以及夾在中間的結締組織，即所謂的黏膜下層。在幾個月的時間裡，他們進行了六十九項實驗，評估了黏膜下層的作用，並測試新修復的強度。一八八七年四月，豪斯泰德在哈佛醫學院發表了一篇論文，進一步加深如何讓組織癒合的更好的知識。這項開創性研究（如今已成為一般手術的基礎）使腸道吻合（縫合兩端）更為可靠，立即影響了腹部手術的生存機率。腸道手術再也不一樣了。

奇怪的是，豪斯泰德並不完全相信自己是正確的；他並沒有在人類身上進行類似手術。韋爾奇曾帶他到巴爾的摩，在他的監督下為患者進行分娩，但作為一個外科邊緣人，他並不被患者所信任。實驗室就是他的診所，狗是他的患者。令人欽佩的是，豪斯泰德對狗的照顧相當一絲不苟。事實上，他發展出「一種處理動物實驗的方式，很快成為了國家標準」，[20]這是他在巴爾的摩短暫時間中為外科做出的驚人貢獻。

韋爾奇曾請求吉爾曼校長容忍豪斯泰德的不良聲譽，這就是韋爾奇對他這位紐約朋友的尊敬。狗的手術有助於基礎科學研究，在哈佛受到熱烈歡迎，豪斯泰德看似終於矯正了他的方向，但可惜並不是這麼一回事。在波士頓演講後不久，豪斯泰德醫師再次進入巴特勒療養院，這次時間長達九個月。在長達二十二個月的時間裡，「威廉・斯圖爾特」（他在巴特勒的化名）在療養院裡待了十六個月。在外科生涯的鼎盛時期，他卻在科學上一無所獲。當時沒有人認為他能重拾手術刀，更不用說成為美國史上最重要的外科醫師。

一八八七年十二月，豪斯泰德從巴特勒休養將近兩年後，悄悄回到病理學大樓工作。這位單身的外科醫師，老老實實地在巴爾的摩住所附近的馬里蘭俱樂部用餐和社交，白天則與韋爾奇和年輕醫師們一起認真研究。這位過去精力充沛、身邊圍滿一堆人的外科醫師，戴上了保護殼，他的老式別針眼鏡還掛在鼻子上，掩蓋了海洛因和嗎啡同時上癮的黑暗祕密。也許只有韋爾奇知道（當然）豪斯泰德是個毫不妥協、不知悔改和喪失部分行為能力的毒癮者。

關於煉金術士浮士德的經典德國傳說裡，這位失能的知識份子與魔鬼締結契約，用他的靈魂交換了無限的知識和世俗的快樂。毫無疑問地，豪斯泰德是在無辜之下使用海洛因的，但他也很快就被它的力量給迷住了。他在療養院取得嗎啡的處方，自此希臘的夢之神莫菲斯進入豪斯泰德的身體中。可惜的是，豪斯泰德醫師從此個性丕變，他變得嚴肅、神祕、羞愧且脆弱，他把自己逼到角落，很少有人可以闖入。一般而言，外科醫師都是「控制狂」，落得如此無能為力，豪斯泰德肯定相當受到折磨。

在「病理」部門的例行公事撫慰了豪斯泰德的心靈，而到了一八八九年初，他開始幫一些患者看病，並在當地小醫院做做手術。兩年前，他剛回到巴爾的摩時，整個人生支離破碎。慢慢地，這位前大都會的風雲人物，重拾了職業的自豪感，而現在約翰霍普金斯大學正好要作出一個重大決定。要聘誰為新醫院的外科醫師？

約翰霍普金斯醫院於一八八九年五月開業，雖然病理部在韋爾奇的領導下已運作了好幾年，但直到醫院開張前幾個月才聘請了一名全職的外科醫師。今日，美國每家醫院都根據手術量來決定是茁壯成長或是關門大吉。在二十一世紀，外科醫師發現自己的工作收入還算相對優渥，但在一八八九年，美國只有不到十名醫師的執業範圍以外科為主，[21]可說是這個專業的初始特質。毫不意外地，吉爾曼校長聘請了科學家暨病理學家韋爾奇，也聘請了奧斯勒（William Osler）為創院內科醫師。奧斯勒在加拿大出生，從賓夕法尼亞大學轉來，將成為世界上最傑出的醫師，最終定居在牛津擔任雷吉斯醫學教授。

就在醫院開張前幾個月，醫院職員當中還沒有外科醫師。霍普金斯大學的領導人決定，他們剛起步的醫院將成為少數聘用一名全職外科醫師的醫院。梅塞文爵士（Sir William Macewen）是李斯特的信徒，本身也是開創性的外科醫師。作為腦部和骨骼手術的重要創新者，梅塞文堅持要把他的整個照護團隊一起帶來，在未得同意後任命告吹。現在亂成一團，醫院董事會面臨一個艱難的決定，究竟是要聘請他們都認識的那位外科醫師，那個像疣一般存在的人，還是匆匆到歐洲去尋找另一個候選者。

經過一番考慮，豪斯泰德誠惶誠恐地於一八八九年二月受邀成為外科部主任和醫院代理外科主治醫師。三個月後，醫院開業。三年多後，醫學院開始上課。

在巴爾的摩北邊一座小山丘上，天際線錯綜複雜的圓頂紅磚建築一棟一棟建了起來。棲息在校園西邊、帶著圓頂的行政大樓，已成為霍普金斯醫學院的代名詞，而韋爾奇和豪斯泰德將在大學校園這個最不起眼的地方，締造科學的歷史。

一八八五年在貝爾維尤，豪斯泰德負責監督外科手術帳篷的建設，但在霍普金斯大學的前十五年，所有的外科手術都是在G號病房的地下室進行的；那是由煤氣燈照亮的臨時區域。整個歐洲和美國所有早期的解剖與外科手術室都位於校園建物的頂樓，好利用天窗和大型窗戶照進來的自然光。而此刻，豪斯泰德煩悶地在病理學大樓附近的婦女病房簡陋環境下進行手術。

豪斯泰德有一張普法戰爭時期留下來的德國製舊型手術臺：手術臺配有中央水槽，可用來沖洗血液和大量腐蝕性溶液。桌上放著一個擔架，作為運送患者的工具。豪斯泰德選擇了白色鴨毛製的高領短袖手術服，頭戴一頂小棉帽，而非其他外科醫師喜愛的阿爾伯特親王式經典黑羊毛長袍。事實上，類似的服裝至今仍用來保護外科醫師的下半身，相較於沾滿血跡和碎屑的袍子來說，這種打扮仍是一大進步。

豪斯泰德在地下室身著白衣，結合他在維也納、柏林和維爾茨堡學到的技藝，從零開始，拼湊出外科手術的形貌。豪斯泰德開創局部麻醉和科學動物實驗之先河，建立一系列的創新與變革，至今在各大醫院和學術機構中仍有深遠的影響力。在約翰霍普金斯醫院草創的年代，校園中沒有樹木、沒有醫學生，也少有外科同事。「豪斯泰德是個複雜而孤獨的人，難以接近也難以合作。他固執、拘謹、神祕、強勢而忽視他人感受，既發人深省也遺世獨立。一方面成癮，一方面又相當自持，對周邊事務毫無感知，只關注自己喜歡的事物，自始自終關注於外科科學的推進。」[22] 如果你覺得豪斯泰德的故事好像很熟悉，可能是因為你看過《紐約醫情》（*The Knick*）這部電視影集的核心人物約翰．薩克雷醫師，他就是一個非常像豪斯泰德的角色。永遠帶著吸毒的衝動，持續向前，從他到霍普金斯的那一刻起立刻展開革命。這一切都要從他開始照顧一位護理師那雙不斷發炎的手開始。

在約翰霍普金斯醫院開學前二十五年，李斯特開創了無菌手術之先河，開始用海綿將苯酚淋到手術部位上消毒，之後變成使用噴霧器將苯酚噴灑到空氣中。接下來，外科醫師的雙手也被施予特殊的對待，噴上好幾層酸性溶液、氧化劑和氯化汞。為了保持無菌，這樣不斷擦洗、浸濕又重新塗抹的過程，使得每個人的手紅腫發炎。其中一位來自富裕家庭的南方人——護理師卡羅琳，特別對自己那雙紅腫的手感到困擾。

韋爾奇從德國帶回橡膠製的工作手套，用來執行驗屍工作。但這些手套太厚，不適合手指須保持靈活的外科工作。所以，豪斯泰德有一個想法：有沒有哪間美國公司可以開發出一種更適合手術室的產品？豪斯泰德後來回憶說：「由於她（卡羅琳）做事異常有效率，我把這件事放在心上，有天在紐約，我要求固特異橡膠公司做實驗，製作兩雙長版薄橡膠手套。在試驗的時候，所有人都很喜歡這些手套，因此又加訂了不少。」[23] 後來花了幾年的時間，才終於讓手術室裡的每個人都領到卡羅琳的手套。這個「無菌技術史上最大的進步」[24] 竟然源自豪斯泰德對他的護理師萬分關愛而得，而她也在幾個月後成了他的妻子。將近四十歲的黃金單身漢豪斯泰德總算有了終身伴侶，而他的好友韋爾奇（終生單身）成為他的伴郎。

在抵達巴爾的摩之前，豪斯泰德成就了一系列勇敢又離奇的「第一」：他是第一個切除膽結石的外科醫師，而患者是一位上流階級的年長女性，她的膽結石已危及性命，豪斯泰德去到這位婦女家中做了手術。這位婦女是誰呢？就是他的母親。沒多久，他又用皮下針和塑膠管組合而成的新工具，進行了第一次輸血。這位患者產後子宮出血，透過輸血才救了回來。捐血者是誰？就是豪斯泰德本人。受血者？是豪斯泰德自己的妹妹。他還做了史上第一次闌尾切除術，但對象不是親人就是了。

擔任外科部主任的豪斯泰德，在助理外科醫師芬尼和他的第一位住院醫師布羅克韋的協助下，很快就開始進行各種大膽的手術。因伯（Gerald Imber）在他的著作《手術刀下的奇才》（*Genius on the Edge*）中記錄了一八八九年六月，在約翰霍普金斯大學進行的第一次乳腺癌手術。這個手術發生在一位三十八歲的母親身上，她有一名十歲大的孩子，她已默默地和一顆不斷惡化且充滿膿腫的腫瘤搏鬥了六個月之久：

> 豪斯泰德從腋下（即舊膿腫的位置）開始，逆時針地劃了一道長長的切口，一路沿著胸骨劃到乳房下方，包括整個乳房，然後走到側面，最後回到起點，形成一個龐大的、淌著血的淚滴狀切口。
>
> 皮膚由於感染已經變硬，腋下附近的皮膚很難向上剝離，也很難移除腋下淋巴結。最近剛長出來的膿腫，將這些結構全都黏在一起。他們於是決定改天再來處理腋下。豪斯泰德用手術刀將整個乳房和大部分的胸大肌分離出來。他用血管鉗夾住動脈和靜脈，並用細絲仔細地結紮血管，盡可能減少失血或造成組織粉碎。他完整取下整個解剖標本，並在手術臺上仔細檢查了它。由於擔心癌症擴散，豪斯泰德非常小心地避免切到腫瘤。現在，他把腫塊繞在裸露的手指間，並將腫瘤切開，牢記腫瘤的質地與外觀，然後和助手分享他的想法。他在感興趣的區域用縫線做了許多記號，然後將標本送到韋爾奇的病理實驗室，在那裡做成顯微切片供日後進一步檢視。[25]

豪斯泰德，就像他在維也納和哈勒的老師一樣，正嘗試打贏這場抗癌首役。像菲爾紹這樣的先驅者，已發現腫瘤那怪異與扭曲的細胞特性。這些強盜細胞看起來就不太正常，它們會聚集成一群，然後變成一整個細胞團，並以宿主為食，繁殖，佔領，最終讓宿主屈服，完成自殺式的叛變。沃爾克曼（Richard von Volkmann）、比勒斯和現在的豪斯泰德，全都相信切口更寬、更深、更積極的手術，就是讓患者遠離入侵者的正確解答。

古希臘文 *karkinos* 或 *crab* 的意思就是癌症。西元前四○○年，希波克拉底觀察到一團腫瘤會「鉗住周圍腫脹的血管，讓希波克拉底（聯想到）一隻藏在沙裡的螃蟹散開所有腿的樣子」。[26] 後來的作家更進一步形容癌症有如外星入侵者一般，具有螃蟹強硬的甲殼和好戰的鉗子。有了這種想像後，豪斯泰德認為外科醫師應該擔當解放者的概念，最主要的工作就是將患者和這個疾病分離開來。與沒有顯微鏡也沒有細胞病理學概念的希臘人不同，豪斯泰德明白癌症是由異常細胞組成的。至於他和其他勇敢的外科醫師所不能理解的，則是癌症如何經由血管轉移的病理變化。癌細胞會透過血液循環傳播到全身，而不僅僅是逐漸蔓延到鄰近部位。

此刻距意識到癌症其實是細胞不斷的惡化與生長才不過數十年，距離化療和放療出現也還有幾十年。豪斯泰德意識到他的偉大任務就是撕爛、趕走和驅逐癌細胞（還加上毀滅和肢解，如有必要）。在醫院成立到一八九三年醫學院開學的幾年當中，豪斯泰德擴大了切除區域，最終將整片胸肌切除，甚至擴及肋骨、鎖骨和淋巴結。他想找到癌症的根部，並稱這種手術為乳房根除術（*radical mastectomy*），拉丁文 *radix* 代表根部。如果你用「嚴重」或「深入」來瞭解他的命名的話，可能會誤解它的含義。顯然，豪斯泰德對乳房根除術相當認真且無法妥協，但他在概念上挖得更深。

現在的腫瘤外科醫師不再那麼喜歡乳房根除術，有一些勇敢的外科醫師，像是凱恩斯（Geoffrey Keynes）、小喬治克里勒（George Crile Jr.）和費雪（Bernard Fisher）反對這個傳統，認為簡單且不那麼積極切除的手術也同樣有效，而且相對乳房根除術比較不那麼誇張（在《萬病之王》中，穆克吉優雅記錄了這項轉變）。雖然我們已不太執行這項手術，但還是可以藉此理解為什麼豪斯泰德預設這種療法有其效果。大幅切除仍是固態瘤的主要處理方式，切除的肌肉、皮膚和骨頭範圍非常廣泛。豪斯泰德確實顯著改善了癌症死亡率，但現代化的治療法還未出現。

雖然乳房根除術並沒有持續受到喜愛，但豪斯泰德的其他貢獻廣受歡迎。受到德國培訓外科醫師方法的啟發，尤其是蘭根貝克和比勒斯要求穩定、嚴苛的思想，豪斯特德提出了住院醫師制度。在奧斯勒的同意下，美國第一批正式的住院醫師誕生於霍普金斯大學。到了一八九三年，豪斯泰德被授予「教授」的稱號，正式確立了沉浸式的訓練系統，讓年輕人（必須未婚）住在醫院裡，每週七天、每天二十四小時地接受訓練。老外科醫師總愛嘲笑那些抱怨必須「住在醫院」的年輕美國受訓醫師，但實際上他們受到聯邦法律的限制，每週「只」能工作八十個小時（我的妻子在我當住院醫師期間，告訴我一個令人驚訝的故事：在法律生效的前幾年，我每週經常工作一百多個小時。開車穿過賓州州立大學醫院，我年幼的女兒喊道：「媽媽，爸爸就住在那裡！」聽到這個故事，我流下了眼淚，內疚和悔恨壓垮了我）。

豪斯泰德發掘潛力、注入信念和磨練手術技巧的特殊技能，使他在美國各地擁有好幾十年的影響力，他的許多學生後來也成為外科的領袖。那些根本沒接受過科學培訓的郎中再也不能假裝是外科醫師。「實驗室被整合進大醫院體系，無菌手術慢慢為醫師所接受，也開始提供畢業後的訓練。」[27]「豪斯泰德的典範，建立在兩個在改變世界上同樣重要且不可質疑的平臺上。首先是建立講求科學、安全與正確解剖的外科手術學校。其次是透過塑造好幾世代外科醫師的教育，促成美國外科手術在世界上取得優異地位的工作環境。前者帶來不可否認的外科革命，不斷取得的優異成績證明了這一點。」[28]

當我還是年輕的外科住院醫師、正努力學習精細的手術技巧時，我的一位教授對我差勁的處理方式感到不滿意。有一次，他甚至說：「你剛才聽到了嗎？」

我一臉困惑地說：「沒有。我什麼也沒聽到。」

我的教授回答：「我想那是豪斯泰德醫師的鬼魂在墳墓裡翻滾的聲音，就像你把鉗子裡的組織捏碎一樣。」

經過多年小心翼翼的努力，我們都學會如何成為更優雅的外科醫師。「無菌技術、對組織溫和處理、一絲不苟的止血技術，以及無張力、無碎屑和符合解剖學的外科手術已是基本準則。而且還是豪斯泰德建立的準則。雖然『豪斯泰德』並非家喻戶曉的名字，但每個在美國接受成功手術的人都應該向豪斯泰德致意，並深深地感激他。」[29]

豪斯泰德除了將「外科這頭原先被醫界排斥的黑羊，成功轉型為能有效且大幅減輕人類痛苦的專業」，[30] 有助於重塑紀律和手術哲學之外，[31] 他的另外一個同樣重要、甚至可能是最偉大的創新，就是執行常規手術。

打從有人類史以來，典型的外科醫師就忙著排除膿腫、上藥或是處理各種跌打損傷。這些原始的治癒者對抗著鬼神與邪靈，總覺得這一切與厄運有關。外科手術的真正前輩是格鬥士的醫師與軍醫。後來隨著時代進步，外科醫師逐漸從某些希望不大的急診病患，轉向一旦外科介入就可能真正產生改變的患者。在比勒斯之前，病人只有在極端的狀況下住進醫院，但維也納的癌症患者，即使身懷重症，也可以進行切除腸道的手術。外科醫師對手術的信心正逐漸增加。

就在豪斯泰德在霍普金斯做完第一次乳房根除術的那個月，他做了他最重要的一場常規手術。

嬰兒出生時可能罹患腹股溝疝氣，發生率約為五%，但成人的發生率則將近一五%，男性罹病人數又比女性多了八倍。只要「轉過頭咳嗽」就會好，絕對是鄉野傳說。在外科手術成功之前，疝氣已導致全世界數百萬人死亡。在安全的手術發明之前，疝氣帶（或「支架」）和姿勢運動是唯一的補救措施，即便後來證實這些全都毫無效用。

所謂疝氣，是指有一圈腸子向腹壁脆弱部位擠出的現象。這可能發生在腹股溝或任何手術切口，但最常見的還是在胯下。當「下腹部上腹股溝管或股管的開口不自然地打開，導致腸子掉入，精索也可能會穿過外環進入陰囊」時，就會發生腹股溝疝氣（*inguinal hernia*）。[32] 簡單來說，下腹部壁的弱點就是會讓你的「腸子」掉進去。每個醫學生都記得一個男人的照片，他的疝氣非常龐大，至少有幾十磅的腸子掉到陰囊中，甚至需要一台手推車在他的前方幫忙撐著。我光想到那張照片就會害怕。

穿過腹壁的那圈腸子很有可能會被勒住，加速壞死。不過對那些沒有生命威脅的疝氣患者來說，多半抱怨的是疼痛以及腫了一大包有礙觀瞻。由於缺乏有效的治療，而且看起來患者並

「沒有死」，醫師們多半傾向把患者趕回家。這一切在一八八九年六月十三日後完全轉變。

豪斯泰德並不是第一個嘗試處理疝氣的人，但他是第一個（用英文）發表一種非常有效的手術技巧之人。當然，這方法是基於對解剖結構進行科學分析而得的結果。他進行了多次仔細的解剖，發現對粗壯的腹股溝韌帶和強韌的筋膜及肌肉進行深度修復，並加強腹股溝管內環，是成功修復的關鍵。在腹股溝進行切口時，豪斯泰德會仔細將組織層分開、保護精索、切除疝氣囊，並將適當的組織縫合在一起。「豪斯泰德修復法」於此誕生。

豪斯泰德於一八八九年底在約翰霍普金斯醫學會介紹了他的技巧，並在一八九〇年一月發表報告。仔細回顧的話，義大利帕多瓦的外科醫師巴西尼（Edoardo Bassini）也在幾個月前（用義大利文）獨立發表了類似的手術，讓一些學者把這個手術的功勞同時歸給巴西尼和豪斯泰德。很快地，患者從全國各地湧來，讓豪斯泰德修復他們的疝氣。

豪斯泰德和他的明星住院醫師進一步改進方法，使成功率甚至更高。豪斯泰德最得意的門生，是畢業於耶魯大學的庫欣（Henry Cushing），他導入了可卡因麻醉，並改進豪斯泰德修復疝氣的方式（庫欣將成為神經外科之父，你可以在美國神經外科醫師協會的標誌上看到他的頭像）。如今修復疝氣的技巧已經與豪斯泰德／巴西尼的方法不大一樣，但豪斯泰德處理嚴重疾病的做法產生了深遠影響，使得常規手術大幅改變醫院照護患者的方式。就在幾十年前，醫院還只是死亡之所，沒有任何（頭腦清醒的）人會在身體狀況相對不錯時諮詢外科醫師。

到了十九世紀九〇年代，這位教授身旁有數十名住院醫師，形成龐大的外科帝國。只有極少數的知情者知道，豪斯泰德對海洛因和嗎啡成癮的痛苦。每年夏天他都會消失幾個月，留下助理外科醫師和外科住院醫師負責這間世上最複雜的醫院。他偶爾缺席時，就是外科（當時最孤獨的職業）學徒們最佳的訓練時間。

二十世紀，美國只有幾家醫院成為手術聖地，例如約翰霍普金斯大學和梅約診所。醫學和外科手術由德國思想家領導，透過獻身於這行業的美國醫師精益求精，已不再依賴神話和巫術。根據弗萊克斯納一九一〇年的報告，醫學教育的改革徹底改變了醫學院的運作方式，並讓美國一半的（非正規）醫學院在一九二〇年關閉。胡扯瞎掰不再為醫學界所容忍，只有真正具備學術使命的學校才能獲得認證，從而加速了讓外科手術的話語權從歐洲轉移到美國。一直到世界大戰的災難降臨，這次的典範轉移才大功告成。

豪斯泰德一九二二年在約翰霍普金斯醫院去世。去世時離他七十歲生日還剩下幾天，他雖然沒有孩子，但有著無數繼承他的專業和哲學的學生。因為他，在抗生素問世之前，患者就知道該要相信科學醫學。這種信心，很大程度上要歸功於豪斯泰德教授。「對於少數知道他在海妖於身邊唱歌的未知水域（吸毒）中航行的人來說，他的旅程簡直是英雄故事。如果還有其他人可以被認為是現代手術之父，那麼唯一的競爭者就是豪斯泰德。」33

7 Siddhartha Mukherjee, *The Emperor of All Maladies* (New York: Scribner, 2010), p. 58.
8 Sherwin Nuland, *Doctors: The Biography of Medicine* (New York: Vintage Books, 1995), p. 391.
9 R. Kazi and R. Peter, "Christian Albert Theodor Billroth: Master of Surgery," *Journal of Postgraduate Medicine*, 2004; 50: 82–3.
10 Sherwin Nuland, *Doctors: The Biography of Medicine* (New York: Vintage Books, 1995), p. 391.
11 M. Goerig, et al., "Carl Koller, Cocaine, and Local Anesthesia. Some less known and forgotten facts," *Regional Anesthesia and Pain Medicine*, 37(3, May-June): 318, 2012.
12 Ibid.
13 G. Gaertner, *Die Entdeckung der Lokalanasthesia* (Vienna: Der neue Tag, 1919), 6.
14 Ibid.
15 H. D. Noyes, "The Ophthalmological Congress in Heidelberg," *Medical Record*. 1884; 26: 417–18.
16 Gerald Imber, *Genius on the Edge: The Bizarre Double Life of Dr. William Stewart Halsted* (New York: Kaplan, 2011), p. 55.
17 Howard Markel, *An Anatomy of Addiction: Sigmund Freud, William Halsted, and the Miracle Drug, Cocaine* (New York: Vintage, 2012), p. 108.
18 Ibid., p. 111.
19 Gerald Imber, *Genius on the Edge: The Bizarre Double Life of Dr. William Stewart Halsted* (New York: Kaplan, 2011), p. 80.
20 Ibid., p. 87.
21 Ibid., p. 98.
22 Ibid., p. 349.
23 Sherwin Nuland, *Doctors: The Biography of Medicine* (New York: Vintage Books, 1995), p. 414.
24 Gerald Imber, *Genius on the Edge: The Bizarre Double Life of Dr. William Stewart Halsted* (New York: Kaplan, 2011), p. 115.
25 Ibid., p. 118.
26 Siddhartha Mukherjee, *The Emperor of All Maladies* (New York: Scribner, 2010), p. 47.
27 Gerald Imber, *Genius on the Edge: The Bizarre Double Life of Dr. William Stewart Halsted* (New York: Kaplan, 2011), p. 228.
28 Ibid., p. 233.
29 Ibid., p. 349.
30 Ibid., p. 296.
31 Ibid., p. 348.
32 Ibid., p. 146.
33 Ibid., p. 350.

10 Ibid.
11 Henry Guerlac, "Joseph Black and Fixed Air, a Bicentenary Retrospective, with some New or Little Known Material," *Isis*, vol. 48, No. 2, 1957, p. 125.
12 https://www.acs.org/content/acs/en/education/whatischemistry/landmarks/josephpriestleyoxygen.html. Accessed October 9, 2019.
13 Humphry Davy, *Researches, Chemical and Philosophical: Chiefly Concerning Nitrous Oxide* (Bristol, UK: Biggs and Cottle, 1800), p. 556.
14 Sherwin Nuland, *The Origins of Anesthesia* (Birmingham: Classics of Modern Medicine, 1983), p. 54.
15 Ibid., p. 55.
16 Ibid., p. 63.
17 https://archive.org/stream/101495446.nlm.nih.gov/101495446#page/n1/mode/2up. Accessed October 9, 2019.
18 Sherwin Nuland, *The Origins of Anesthesia* (Birmingham: Classics of Modern Medicine, 1983), p. 65.
19 Ibid., p. 67.
20 Ibid., p. 68.
21 John Collins Warren, "Inhalation of ethereal vapor for the prevention of pain in surgical
22 operations," *Boston Medical and Surgical Journal*, December 9, 1846. Sherwin Nuland, *The Origins of Anesthesia* (Birmingham: Classics of Modern Medicine, 1983), p. 99.
23 Gordon, H. Laing, quoted in Sherwin Nuland, *The Origins of Anesthesia* (Birmingham: Classics of Modern Medicine, 1983), p. 108.
24 http://www.ph.ucla.edu/epi/snow/victoria.html. Accessed October 9, 2019.

第 10 章 常規手術

1 Gerald Imber, *Genius on the Edge: The Bizarre Double Life of Dr. William Stewart Halsted* (New York: Kaplan, 2011), p. 66.
2 James Thomas Flexner and Simon Flexner, "William Henry Welch and the Heroic Age of American Medicine," *New England Journal of Medicine*, 1942; 227: 152–54, July 23, 1942.
3 Gerald Imber, *Genius on the Edge: The Bizarre Double Life of Dr. William Stewart Halsted* (New York: Kaplan, 2011), p. 42.
4 Joshua Berrett, "Doctors Afield: Theodor Billroth," *New England Journal of Medicine*, 264; Jan. 5, 1961, p. 38.
5 5 A. Cesmebasi, et al., "A Historical Perspective: Bernhard von Langenbeck German Surgeon (1810–1887)," *Clinical Anatomy* 27: 972–75, 2014.
6 Ibid.

(New York: Viking, 2017), p. 192.

19 Ibid.

20 Selman Waksman and H. Boyd Woodruff, "Streptothricin, a New Selective Bacteriostatic and Bactericidal Agent, Particularly Active Against Gram-Negative Bacteria" *Proceedings of the Society for Experimental Biology and Medicine*, Feb. 1, 1942, 49(2), pp. 207–10.

21 Albert Schatz, Elizabeth Bugle, and Selman Waksman "Streptomycin, A Substance Exhibiting Antibiotic Activity Against Gram-Positive and Gram-Negative Bacteria," *Proceedings of the Society for Experimental Biology and Medicine*, Jan. 1, 1944, 55(1) pp. 66–9.

22 William Rosen, *Miracle Cure: The Creation of Antibiotics and the Birth of Modern Medicine* (New York: Viking, 2017), p. 211.

23 Ibid., p. 268.

24 Ibid., p. 303.

25 Paul Starr, *The Social Transformation of American Medicine: The Rise of a Sovereign Profession and the Making of a Vast Industry* (New York: Basic Books, 1982), p. 336.

26 William Rosen, *Miracle Cure: The Creation of Antibiotics and the Birth of Modern Medicine* (New York: Viking, 2017), p. 256.

第 09 章　麻醉

1 William Mayo, Collected Papers of the Mayo Clinic and the Mayo Foundation, vol. 13, (New York, Saunders, 1922), p. 1274.

2 J. Ashhurst Jr., "Surgery Before the Days of Anesthesia," in J. C. Warren, J. C. White, W. I. Richardson, H. H. Beach, F. C. Shattuck, W. S. Bigelow, eds. *The Semi-Centennial of Anesthesia*, October 16, 1846–October 16, 1896, (Boston: Massachusetts General Hospital, 1897), 27–37.

3 Ann Ellis Hanson, "'Your mother nursed you with bile': anger in babies and small children," in Susanna Braund, and Glenn W. Most, eds., *Ancient Anger, Perspectives from Homer to Galen* (Cambridge, UK: University of Cambridge Press, 2004), p. 185.

4 https://www.greekmyths-greekmythology.com/morpheus-the-god-of-dreams/. Accessed October 4, 2018.

5 M. L. Meldrum, "A capsule history of pain management," *JAMA*, 290(18), Nov. 12, 2003.

6 Ibid., p. 2.

7 Sherwin Nuland, *The Origins of Anesthesia* (Birmingham: Classics of Modern Medicine, 1983), p. 25.

8 https://www.acs.org/content/acs/en/education/whatischemistry/landmarks/josephpriestleyoxygen.html. Accessed October 9, 2019.

9 Ibid.

41 Thomas Goetz, *The Remedy: Robert Koch, Arthur Conan Doyle, and the Quest to Cure Tuberculosis* (New York: Gotham Books, 2014), p. 88.

42 Ibid., p. 87.

43 David Wootton, *Bad Medicine: Doctors Doing Harm Since Hippocrates* (Oxford, UK: Oxford University Press, 2006), p. 227.

44 Sherwin Nuland, *Doctors: The Biography of Medicine* (New York: Vintage Books, 1995), p. 379.

第08章　抗生素

1 William Rosen, *Miracle Cure: The Creation of Antibiotics and the Birth of Modern Medicine* (New York: Viking, 2017), p. 41.

2 Ibid., p. 39.

3 H. Maruta, "From chemotherapy to signal therapy (1909–2009): A century pioneered by Paul Ehrlich," *Drug Discoveries Therapeutics*, 2009; 3(2): 37–40.

4 William Rosen, *Miracle Cure: The Creation of Antibiotics and the Birth of Modern Medicine* (New York: Viking, 2017), p. 57.

5 Ibid., p. 62.

6 Ibid., p. 63.

7 William Rosen, *Miracle Cure: The Creation of Antibiotics and the Birth of Modern Medicine* (New York: Viking, 2017), p. 53.

8 Ibid., p. 63.

9 Ibid., p. 68.

10 Ibid., p. 107.

11 Ibid., p. 113.

12 Eric Lax, *The Mold in Dr. Florey's Coat: The Story of the Penicillin Miracle* (New York: Henry Holt and Company, 2015), chapter 8.

13 William Rosen, *Miracle Cure: The Creation of Antibiotics and the Birth of Modern Medicine* (New York: Viking, 2017), p. 131.

14 Ibid., p. 135.

15 Robert Bud, *Penicillin: Triumph and Tragedy* (Oxford, UK: Oxford University Press, 2007), p. 36.

16 William Rosen, *Miracle Cure: The Creation of Antibiotics and the Birth of Modern Medicine* (New York: Viking, 2017), p. 135.

17 Paul Starr, *The Social Transformation of American Medicine: The Rise of a Sovereign Profession and the Making of a Vast Industry* (New York: Basic Books, 1982), p. 341.

18 William Rosen, *Miracle Cure: The Creation of Antibiotics and the Birth of Modern Medicine*

16 Ibid., p. 355.
17 Ibid., p. 356.
18 Richard A. Fisher, *Joseph Lister 1827–1912* (New York: Stein and Day, 1977), p. 52.
19 Melvin Santer, *Confronting Contagion: Our Evolving Understanding of Disease* (Oxford, UK: Oxford University Press, 2014), p. 211.
20 Jacob Henle, *On Miasmata and Contagia*, trans. George Rosen (Baltimore: Johns Hopkins Press, 1938), p. 14.
21 Ibid., p. 19.
22 Richard A. Fisher, *Joseph Lister 1827–1912* (New York: Stein and Day, 1977), p. 132.
23 Sherwin Nuland, *Doctors: The Biography of Medicine* (New York: Vintage Books, 1995), p. 362.
24 Ibid., p. 363.
25 Richard A. Fisher, *Joseph Lister 1827–1912* (New York: Stein and Day, 1977), p. 134.
26 Ibid.
27 Edwin S. Gaillard, *The American Medical Weekly*, vols. 8–9, 1878, p. 243.
28 Richard A. Fisher, *Joseph Lister 1827–1912* (New York: Stein and Day, 1977), p. 131–2.
29 Francis Darwin, *The Eugenics Review*, vol. 6:1, 1914, p. 1.
30 Thomas Goetz, *The Remedy: Robert Koch, Arthur Conan Doyle, and the Quest to Cure Tuberculosis* (New York: Gotham Books, 2014), p. 11.
31 Ibid., p. 13.
32 Ibid., p. 6.
33 http://www.merckvetmanual.com/generalized-conditions/anthrax/overview-of-anthrax. Accessed July 23, 2017.
34 Thomas Goetz, *The Remedy: Robert Koch, Arthur Conan Doyle, and the Quest to Cure Tuberculosis* (New York: Gotham Books, 2014), p. 23.
35 Jacob Henle, *On Miasmata and Contagia*, trans. George Rosen (Baltimore: Johns Hopkins Press, 1938), p. 42.
36 Thomas Goetz, *The Remedy: Robert Koch, Arthur Conan Doyle, and the Quest to Cure Tuberculosis* (New York: Gotham Books, 2014), p. 39.
37 Ibid., p. 40.
38 https://www.britannica.com/biography/Robert-Koch. Accessed July 29, 2017.
39 Thomas Goetz, *The Remedy: Robert Koch, Arthur Conan Doyle, and the Quest to Cure Tuberculosis* (New York: Gotham Books, 2014), p. 87.
40 E. Cambau and M. Drancourt, "Steps Towards the Discovery of Mycobacterium Tuberculosis by Robert Koch, 1882" *Clinical Microbiology and Infection*, vol. 20, Issue 3, March 2014, pp. 196–201.

Dermatology, 2017, 153(3), p. 328.

15 Gary W. Gill, *Cytopreparation: Principles & Practice; Essentials in Cytopathology* (New York: Springer, 2012), p. 207.

16 Johannes Steudel, Johannes Muller, German Physiologist, in *Encyclopedia Britannica* online, https://www.britannica.com/biography/Johannes-Muller. Accessed October 9, 2019.

17 Sherwin Nuland, *Doctors: The Biography of Medicine* (New York: Vintage Books, 1995), p. 310.

18 Ibid., p. 320.

19 Ibid., p. 306.

20 Ibid., p. 307.

21 Ibid., p. 325.

第 07 章　細菌

1 http://en.muvs.org/topic/the-gate-for-the-secretly-pregnant.pdf. Accessed October 9, 2019.

2 Sherwin Nuland, *The Doctor's Plague: Germs, Childbed Fever, and the Strange Story of Ignác Semmelweis* (New York: Atlas Books, 2003), p. 96.

3 Ibid., p. 96.

4 Ibid., p. 94.

5 Ibid., p. 90.

6 Ibid., pp. 99–100.

7 Ibid., p. 100.

8 Edward Huth and T. J. Murray, *Medicine in Quotations: Views of Health and Disease Through the Ages* (Philadelphia: American College of Physicians, 2006), p. 176.

9 Lane, Nick "The Unseen World: Reflections on Leeuwenhoek (1677) 'Concerning Little Animals'" *Philosophical Transactions of the Royal Society*, 370: 20140344, 2015, pp. 1–10.

10 Sherwin Nuland, *The Doctor's Plague: Germs, Childbed Fever, and the Strange Story of Ignác Semmelweis* (New York: Atlas Books, 2003), p. 156.

11 Ibid., pp. 159–61.

12 Thomas Hodgkin, "On Some Morbid Appearances of the Absorbent Glands and Spleen" *Medico-Chirurgical Transactions*, 1832. 17:68–114.

13 Sherwin Nuland, *Doctors: The Biography of Medicine* (New York: Vintage Books, 1995), p. 352.

14 David Wootton, *Bad Medicine: Doctors Doing Harm Since Hippocrates* (Oxford, UK: Oxford University Press, 2006), p. 234.

15 Sherwin Nuland, *Doctors: The Biography of Medicine* (New York: Vintage Books, 1995), p. 354.

37 Ibid., p. 177.
38 Ibid.
39 Ibid., p. 269.
40 Ibid., p. 170.
41 Ibid., p. 171.
42 Ibid., p. 223.
43 Thomas Wright, *Circulation: William Harvey's Revolutionary Idea* (London: Vintage, 2013), p. 225.
44 Ibid.

第 06 章　病理學

1 Sherwin Nuland, *Doctors: The Biography of Medicine* (New York: Vintage Books, 1995), p. 156.
2 Ibid., p. 157.
3 Ibid., p. 159.
4 Ibid., p. 147.
5 Rudolf Virchow, "Morgagni and the Anatomic Concept," *Bulletin of the History of Medicine*, Oct. 1939; vol. 7, pp. 975-90.
6 Antoni Lewenhoeck, "De Natis'e E Semine Genitali Animalculis," *Philosophical Transactions* (1665–1678). 1753-01-01. 12:1040–1046.
7 Catherine Wilson, *The Invisible World: Early Modern Philosophy and the Invention of the Microscope* (Princeton, New Jersey: Princeton University Press, 1995), p. 36.
8 Ibid., p. 37.
9 Bernard de Fontenelle, p. 9. https://books.google.com/books?id=VOqbtFnjR0C&printsec=frontcover&source=gbs_ge_summary_r&cad=0#v=onepage&q&f=false. Accessed October 9, 2019.
10 https://www.nationalgallery.org.uk/paintings/vincent-van-gogh-sunflowers. Accessed October 9, 2019.
11 http://ursula.chem.yale.edu/~chem220/chem220js/STUDYAIDS/history/chemists/perkin.html. Accessed October 9, 2019.
12 "The Top Pharmaceuticals that Changed the World," *Chemical and Engineering News,* vol. 83, Issue 25, June 2005, https://pubs.acs.org/cen/coverstory/83/8325/8325emergence.html. Accessed October 9, 2019.
13 S. I. Hajdu, "Microscopic contributions of pioneer pathologists," *Annals of Clinical & Laboratory Science*, vol. 41(2), 2011, p. 201.
14 R. Ali Faisal, et al., "Hematoxylin in History—The Heritage of Histology," *JAMA*

14 Ibid., p. 39.
15 Ibid., p. 41.
16 Ibid., p. 43.
17 William Hunter, Two Introductory Lectures (London: printed on the order of the trustees for J. Johnson, 1784), p. 73.
18 John Hunter, *The Works of John Hunter*, ed. James Palmer, vol. 4, (London: Longman, Rees, Orme, Brown, Breem, 1835), pp. 81–116.
19 John Hunter, *Essays and Observations on Natural History, Anatomy, Physiology, Psychology and Geology*, ed. Richard Owen, (London: John Van Voorst, 1861), vol. 1, p. 189.
20 Megan Oaten, Richard Stevenson, et al., "Disgust as a Disease-Avoidance Mechanism," *Psychological Bulletin*, vol. 135, No. 2, pp. 303–21.
21 Wendy Moore, *The Knife Man: Blood, Body Snatching, and the Birth of Modern Surgery* (New York: Broadway Books, 2005), p. 62.
22 Ibid., p. 149.
23 Benjamin Franklin, *The Autobiography of Benjamin Franklin* (New York: P.F. Collier, 1909), p. 157.
24 http://www.archives.upenn.edu/people/1700s/shippen_wm.html. Accessed October 9, 2019.
25 Betsy Copping Corner, ed. *William Shippen Jr., Pioneer in American Medical Education, With Notes, and the Original Text of His Edinburgh Dissertation*, 1761, (Philadelphia, PA: American Philosophical Society, 1951), p. 7.
26 Wendy Moore, *The Knife Man: Blood, Body Snatching, and the Birth of Modern Surgery* (New York: Broadway Books, 2005), p. 84.
27 Jessé Foot, *The Life of John Hunter* (London: T. Becket, 1794), pp. 81–2.
28 Wendy Moore, *The Knife Man: Blood, Body Snatching, and the Birth of Modern Surgery* (New York: Broadway Books, 2005), p. 7.
29 Ibid., p. 89.
30 Ibid.
31 Ibid., p. 112.
32 Royal Society Journal Book Copy, vol. 26, 1767–1770, February 5, 1767 (no page numbers).
33 John Hunter, *The Works of John Hunter,* ed. James Palmer, vol. 4, (London: Longman, Rees, Orme, Brown, Breem, 1835), p. 417.
34 Ibid., pp. 417–19.
35 Wendy Moore, *The Knife Man: Blood, Body Snatching, and the Birth of Modern Surgery* (New York: Broadway Books, 2005), p. 6.
36 Ibid., p. 176.

York: HarperCollins, 2015), p. 35.

23 Bill Bryson, ed., *Seeing Further: The Story of Science and the Royal Society* (London, HarperPress, 2010), p. 3.

24 James Gleick, *Isaac Newton* (New York: Harper Perennial, 2004), p. 3.

25 25 Edward Dolnick, *The Clockwork Universe: Isaac Newton, the Royal Society, and the Birth of the Modern World* (New York: HarperCollins, 2011), p. 5.

26 Bill Bryson, ed., *Seeing Further: The Story of Science and the Royal Society* (London, HarperPress, 2010), p. 33.

27 Gerek Gjertsen, *The Newton Handbook* (London: Routledge Kegan & Paul, 1987), p. 24.

28 Matthew Green, http://www.telegraph.co.uk/travel/destinations/europe/united-kingdom/england/london/articles/London-cafes-the-surprising-history-of-Londons-lost-coffeehouses/. Accessed October 9, 2019.

29 Ibid.

30 John Maynard Keynes, quoted in James Gleick, *Isaac Newton* (New York: Harper Perennial, 2004), p. 188.

31 Perez Zagorin, *Francis Bacon* (Princeton, NJ: Princeton University Press, 1998), p. 95.

第 05 章　哈維和杭特

1 Stephen Paget, *John Hunter, Man of Science and Surgeon* (London: Fischer Unwin, 1924), p. 27.

2 Wendy Moore, *The Knife Man: Blood, Body Snatching, and the Birth of Modern Surgery* (New York: Broadway Books, 2005), p. 177.

3 Thomas Wright, *Circulation: William Harvey's Revolutionary Idea* (London: Vintage, 2013), pp. 41–42.

4 Ibid., p. 91.

5 Ibid., p. 119.

6 Ibid., p. 110.

7 Ibid., p. 121.

8 Ibid., p. xiii.

9 Finch, Ernest, "The Influence of the Hunters on Medical Education," *Annals of the Royal College of Surgeons of England*, 1957, vol. 20, pp. 205–48.

10 Wendy Moore, *The Knife Man: Blood, Body Snatching, and the Birth of Modern Surgery* (New York: Broadway Books, 2005), p. 14.

11 Ibid.

12 Ibid., p. 28.

13 Ibid., p. 37.

32 S. W. Lambert, W. Wiegand, and W. M. Ivins, *Three Vesalian Essays to Accompany the Icones Anatomicae of 1934* (New York: Macmillan, 1952), p. 27.

33 Ibid., pp. 3–24.

34 C. D. O'Malley, *Andreas Vesalius of Brussels 1514–1564* (Berkeley: University of California Press, 1964), p. 323.

第 04 章　科學崛起

1 Thomas Sprat, *The History of the Royal Society of London for the Improving of Natural Knowledge* (London: 1667), p. 53.

2 David Wootton, *The Invention of Science: A New History of the Scientific Revolution* (New York: HarperCollins, 2015), p. 24.

3 Ibid., p. 12.

4 Ibid., p. 199.

5 Galilei, Galileo, *Sidereus Nuncius, or the Sidereal Messenger*, Albert van Heiden (trans) (Chicago: University of Chicago Press, 2016), p. 6.

6 David Wootton, *The Invention of Science: A New History of the Scientific Revolution* (New York: HarperCollins, 2015), p. 215.

7 Ibid., p. 39.

8 Perez Zagorin, *Francis Bacon* (Princeton, NJ: Princeton University Press, 1998), p. 122.

9 Ibid., p. 3.

10 John Sutton, *Encyclopedia of the Life Sciences* (New York: Macmillan, 2001), p. 471.

11 David Wootton, *The Invention of Science: A New History of the Scientific Revolution* (New York: HarperCollins, 2015), p. 83.

12 Ibid., p. 75.

13 Perez Zagorin, *Francis Bacon* (Princeton, NJ: Princeton University Press, 1998), p. 79.

14 Ibid., p. 3.

15 David Wootton, *The Invention of Science: A New History of the Scientific Revolution* (New York: HarperCollins, 2015), p. 84.

16 Perez Zagorin, *Francis Bacon* (Princeton, NJ: Princeton University Press, 1998), p. 100.

17 Ibid., p. 123.

18 Francis Bacon, *New Atlantis* (1627), 5:415.

19 Perez Zagorin, *Francis Bacon* (Princeton, NJ: Princeton University Press, 1998), p. 123.

20 Ibid., p. 224.

21 Bill Bryson, ed., *Seeing Further: The Story of Science and the Royal Society* (London, HarperPress, 2010), p. 9.

22 David Wootton, *The Invention of Science: A New History of the Scientific Revolution* (New

York: HarperCollins, 2015), p. 58.
2 Ibid., p. 106.
3 Ibid., p. 75.
4 Ibid., p. 78.
5 Paul Strathern, *The Medici: Power, Money, and Ambition in the Italian Renaissance* (New York: Pegasus Books, 2016), p. 46.
6 Steven Johnson, *How We Got to Now: Six Innovations That Made the Modern World* (New York: Riverhead Books, 2014), p. 17.
7 Ibid., p. 19.
8 Ibid., p. 32.
9 Ibid.
10 Ibid., p. 8.
11 Lewis Mumford, *Technics and Civilization* (Chicago: University of Chicago Press, 2010), p. 129.
12 Steven Johnson, *How We Got to Now: Six Innovations That Made the Modern World* (New York: Riverhead Books, 2014), p. 35.
13 C. D. O'Malley, *Andreas Vesalius of Brussels 1514–1564* (Berkeley: University of California Press, 1964), p. 6.
14 Ibid., p. 10.
15 Ibid., p. 14.
16 Ibid.
17 Ibid., p. 19.
18 Ibid., p. 20.
19 Ibid., p. 44.
20 Ibid., p. 49.
21 Ibid., p. 59.
22 Ibid., p. 64.
23 Ibid., p. 77.
24 Ibid., p. 106.
25 Ibid., p. 113.
26 Ibid., p. 114.
27 Ibid., p. 321.
28 Ibid., p. 317.
29 Ibid., p. 318.
30 Ibid.
31 Ibid., p. 323.

13 Ibid., p. 124.
14 Ibid., p. 164.
15 Ibid., p. 8.
16 Mark Kurlansky, *Paper: Paging Through History* (New York: W.W. Norton, 2016), p. 51.
17 Ibid., p. 26.
18 Ibid., p. 160.
19 Steven Weinberg, *To Explain the World: The Discovery of Modern Science* (New York: HarperCollins, 2015), p. 101.
20 Ibid., p. 104.
21 P. K. Hitti, *History of the Arabs* (London: Macmillan, 1937), p. 315.
22 Hillel Ofek, "Why the Arabic World Turned Away from Science," *The New Atlantis*, Winter 2011, pp. 3–23.
23 Ibid., p. 50.
24 Hillel Ofek, "Why the Arabic World Turned Away from Science," *The New Atlantis*, Winter 2011, p. 7.
25 David Wootton, Bad Medicine: *Doctors Doing Harm Since Hippocrates* (Oxford, UK: Oxford University Press, 2006), p. 50.
26 Michael Flannery, Avicenna entry, *Encyclopedia Britannica* online, quoted August 11, 2016.
27 Sherwin Nuland, *Doctors: The Biography of Medicine* (New York: Vintage Books, 1988), p. 57.
28 Steven Weinberg, *To Explain the World: The Discovery of Modern Science* (New York: HarperCollins, 2015), p. 112.
29 Charles Burnett and Danielle Jacquart, eds., *Constantine the African and Ali ibn al-Abbas al-Magusi*; The Pantegni *and Related Texts* (Leiden, Netherlands: E. J. Brill, 1994), Preface vii–viii.
30 Nicholas Ostler, *Ad Infinitum: A Biography of Latin* (New York: HarperPress, 2009), p. 211.
31 David Osborn, "Constantine the African and Gerard of Cremona," in GreekMedicine. Net, quoted August 20, 2016, http://www.greekmedicine.net/whos_who/Constantine_the_African_Gerard_of_Cremona.html.
32 Christopher de Hamel, "The European Medieval Book," in *The Book: A Global History*, M. F. Suarez and H. R. Woudhuysen, eds. (Oxford, UK: Oxford University Press, 2013), p. 59.
33 John Man, *Gutenberg: How One Man Remade the World with Words* (New York: MJF Books, 2002), p. 88.

第 03 章　維薩里和《人體的構造》

1 David Wootton, *The Invention of Science: A New History of the Scientific Revolution* (New

18 Galen, *On the Natural Faculties*, trans. Arthur John Brock (London: William Heinemann, 1928), p. xix.

第 01 章 困境

1 R. I. Harris, "Arthrodesis for Tuberculosis of the Hip," *Journal of Bone and Joint Surgery*, vol. 17, No. 2, 1935

2 E. A. Codman, *The Shoulder* (Boston: Thomas Todd Co., 1934).

3 Charles S. Neer, *Shoulder Reconstruction* (New York: W.B. Saunders, 1990), p. vii.

4 Ibid., p. 146.

5 E. A. Codman, *The Shoulder* (Boston: Thomas Todd Co., 1934), p. 331.

6 Arthur Steindler, *The Traumatic Deformities and Disabilities of the Upper Extremity* (Springfield, Ill.: Charles C. Thomas, 1946), p. 126.

7 A. F. DePalma, *Surgery of the Shoulder* (Philadelphia: J.B. Lippincott, 1950), p. 272.

8 Ibid., p. 423.

9 C. S. Neer, T. H. Brown, H. L. McLaughlin, "Fracture of the neck of the humerus with dislocation of the head fragment," *American Journal of Surgery*, March 1953, pp. 252–58.

第 02 章 紙張、先知和印刷機

1 Sven Beckert, *Empire of Cotton. A Global History* (New York: Knopf, 2014).

2 Matt Ridley, *The Evolution of Everything: How New Ideas Emerge* (New York: Harper Collins, 2015), p. 120.

3 Ibid., p. 125.

4 Kumar Srivastava, "The 'Adjacent Possible' of Big Data: What Evolution Teaches about Insights Generation," *Wired*, Dec. 2014.

5 Steven Johnson, *Where Good Ideas Come From: The Natural History of Innovation* (New York: Riverhead Books, 2010), p. 31.

6 Elizabeth Eisenstein, *The Printing Revolution in Early Modern Europe* (Cambridge, UK: Cambridge University Press, 1983), p. 4.

7 Mark Kurlansky, *Paper: Paging Through History* (New York: W.W. Norton, 2016), p. 13.

8 Craig Kallendorf, "Ancient Book," in *The Book: A Global History*, M. F. Suarez and H. R. Woudhuysen, eds. (Oxford, UK: Oxford University Press, 2013), p. 49.

9 Mark Kurlansky, *Paper: Paging Through History* (New York: W.W. Norton, 2016), p. 14.

10 John Man, *Gutenberg: How One Man Remade the World with Words* (New York: MJF Books, 2002), p. 24.

11 Ibid., p. 48.

12 Ibid., p. 124.

注釋

前言

1 Galen, *On the Natural Faculties*, trans. Arthur John Brock (London: William Heinemann, 1928), p. 279.
2 Walter Isaacson, *Leonardo da Vinci* (New York: Simon & Schuster, 2017), p. 9.
3 Stephen Greenblatt, *The Swerve: How the World Became Modern* (New York: W.W. Norton, 2011), p. x.
4 Ibid., p. 186.
5 Ibid., p. x.
6 Galen, *On the Natural Faculties*, trans. Arthur John Brock (London: William Heinemann, 1928), p. x.
7 Owsei Temkin, *Hippocrates in a World of Pagans and Christians* (Baltimore: Johns Hopkins University Press, 1991), p. 10.
8 Siddhartha Mukherjee, *The Emperor of All Maladies* (New York: Scribner, 2010), p. x.
9 Owsei Temkin, *Hippocrates in a World of Pagans and Christians* (Baltimore: Johns Hopkins University Press, 1991), p. x.
10 David Wootton, *Bad Medicine: Doctors Doing Harm Since Hippocrates* (Oxford, UK: Oxford University Press, 2006), p. 42.
11 Ibid., p. 31.
12 Owsei Temkin, *Hippocrates in a World of Pagans and Christians* (Baltimore: Johns Hopkins University Press, 1991), p. 11.
13 Ibid., p. 5.
14 Steven Johnson, *How We Got to Now: Six Innovations That Made the Modern World* (New York: Riverhead Books, 2014), pp. 5–6.
15 Owsei Temkin, *Galenism: Rise and Decline of a Medical Philosophy* (Ithaca, N.Y.: Cornell University Press, 1973), p. 14.
16 Owsei Temkin, *Hippocrates in a World of Pagans and Christians* (Baltimore: Johns Hopkins University Press, 1991), p. 3.
17 Ibid., p. 4.

鷹之眼 12

手術的發明（上）：

從對身體蒙昧無知到人體解剖，從細菌理論到抗生素，從忍痛到麻醉，從救急到常規手術，一段為現代醫學鋪路的歷史

The Invention of Surgery: A History of Modern Medicine: From the Renaissance to the Implant Revolution

作　　者　大衛・史耐德 醫師　DAVID SCHNEIDER, MD
譯　　者　黃馨弘

副總編輯　成怡夏
責任編輯　成怡夏
助理編輯　李仲哲
行銷總監　蔡慧華
行銷企劃　張意婷
封面設計　莊謹銘
內頁排版　宸遠彩藝

社　　長　郭重興
發 行 人　曾大福
出　　版　遠足文化事業股份有限公司 鷹出版
發　　行　遠足文化事業股份有限公司
231 新北市新店區民權路 108 之 2 號 9 樓
客服信箱　gusa0601@gmail.com
電話　02-22181417
傳真　02-86611891
客服專線　0800-221029

法律顧問　華洋法律事務所 蘇文生律師
印　　刷　成陽印刷股份有限公司

初版一刷　2022 年 12 月
定　　價　420 元
I S B N　9786269613762（平裝）
9786269613786（ePub）
9786269613779（PDF）

國家圖書館出版品預行編目 (CIP) 資料

手術的發明 . 上 : 從對身體蒙昧無知到人體解剖，從細菌理論到抗生素，從忍痛到麻醉，從救急到常規手術，一段為現代醫學鋪路的歷史 / 大衛 . 史耐德 (David Schneider) 作 ; 黃馨弘譯 . -- 初版 . -- 新北市 : 遠足文化事業股份有限公司鷹出版 : 遠足文化事業股份有限公司發行 , 2022.12
面； 公分
譯自 : The invention of surgery : a history of modern medicine: from the renaissance to the implant revolution.
ISBN 978-626-96137-6-2(平裝)
1. 外科　2. 醫學史

416.09　　111018381